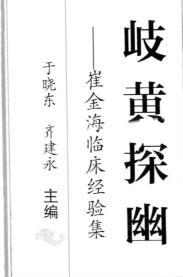

岐黄探幽

——崔金海临床经验集

于晓东 齐建永 主编

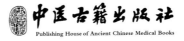

中医古籍出版社

Publishing House of Ancient Chinese Medical Books

图书在版编目（CIP）数据

岐黄探幽：崔金海临床经验集 / 于晓东，齐建永主编 . -- 北京：中医古籍出版社，2021.6
ISBN 978-7-5152-1753-6

Ⅰ.①岐… Ⅱ.①于… ②齐… Ⅲ.①中医临床—经验—中国—现代 Ⅳ.① R249.7

中国版本图书馆 CIP 数据核字（2021）第 076003 号

岐黄探幽——崔金海临床经验集
于晓东　齐建永　主编

责任编辑	刘　婷　张　威	
封面设计	杨志敏	
出版发行	中医古籍出版社	
社　　址	北京市东城区东直门内南小街 16 号（100700）	
电　　话	010-64089446（总编室）010-64002949（发行部）	
网　　址	www.zhongyiguji.com.cn	
印　　刷	北京市泰锐印刷有限责任公司	
开　　本	880mm×1230mm　1/32	
印　　张	12　彩插 8 页	
字　　数	237 千字	
版　　次	2021 年 6 月第 1 版　2021 年 6 月第 1 次印刷	
书　　号	ISBN 978-7-5152-1753-6	
定　　价	58.00 元	

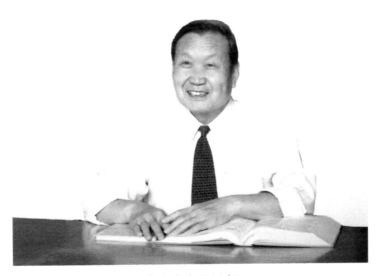

崔金海主任医师

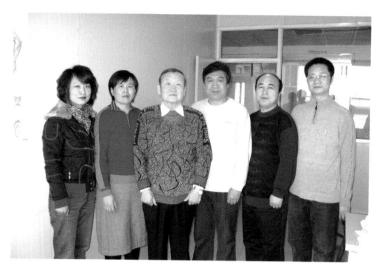

崔金海主任医师与学生们

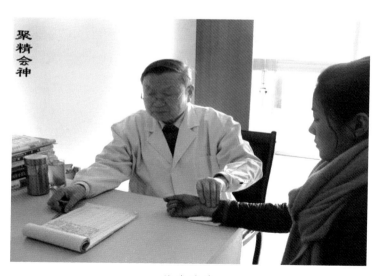

临床诊疗

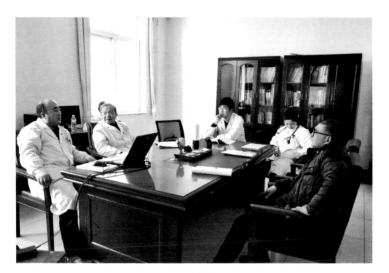

经验交流

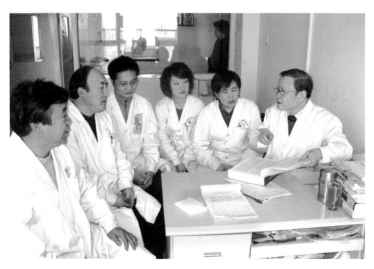

业务讨论

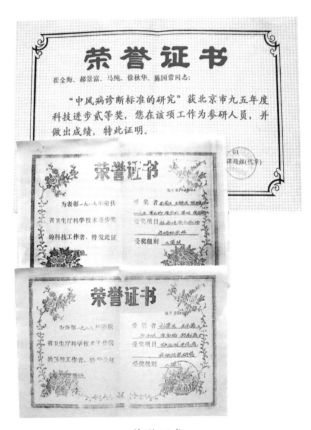

荣誉证书

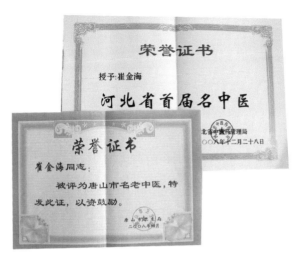

荣誉证书

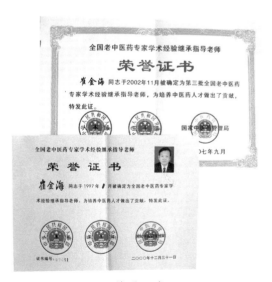

荣誉证书

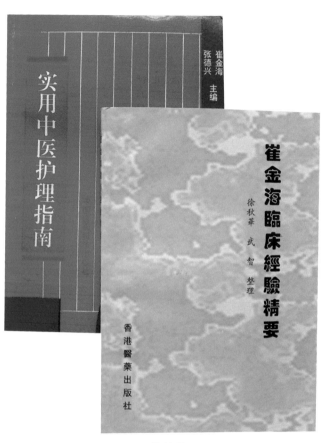

实用中医护理指南

崔金海
张德兴 主编

崔金海临床經驗精要

徐秋華 武 智 整理

香港醫藥出版社

医学著作

《岐黄探幽：崔金海临床经验集》
编委会

主　编　于晓东　齐建永

副主编　梁海英

编　委（按姓氏笔画排序）

于　欢　王开成　王智慧　刘春杰

张洪品　武　智　徐秋华

名医之路

崔金海生于1939年7月，1962年毕业于河北中医学院，先后在河北省武强县医院、唐山市丰润区人民医院、丰润区中医医院工作。1993年晋升为中医主任医师。曾任唐山市中医药学会理事会副会长，河北省中医药学会第三、四届理事，唐山市政协委员。曾被评为河北省首届名中医，全国第二、三批老中医药专家学术经验继承工作指导老师，唐山市丰润区科技拔尖人才，唐山市名老中医。"中风病诊断标准的研究"获北京市科技进步二等奖。"缺血性中风急症的临床研究""祛瘀清热合剂治疗肺经实热"两项研究均获河北省卫生厅科学技术进步奖。与于晓东等弟子共同研制了治疗中风的"开窍丸"系列中药，"开窍丸治疗中风病临床疗效研究"获河北省中医药学会科学技术进步二等奖，参与了全国中医脑病急症协作组"全国中风病诊断标准"的研究制定。发表论文20余篇，出版专著一部。

勤学苦练，夯实基础

崔金海的伯父就是一名医生，日常扎针灸、开中药，为乡亲邻里治病，效果颇佳，这使幼年的崔金海向往不已。但是直到高中时，崔金海对中医学一无所知。后来机缘巧合，崔金海考入河北中医学院，日常学习的不再是语文、数学，而是《黄帝内经》《难经》等中医学著作。中医古籍博大精深，难记难懂，难免让崔金海望之生畏。

幸好，大学里的各位老师对他谆谆教导，并给了他亲切热情的鼓励。崔金海的老师多是江苏、河北的名老中医，如夏锦堂、王少华、杨医亚、张香楠等，均是学验俱丰的中医大家。夏锦堂先生曾任河北中医学院校长，是研究《金匮要略》的专家；杨医亚先生是伤寒名家，其著作曾名扬日本；张香楠先生是易水学派传人，医术精湛，享誉京畿。众位老师的名家风范，治病救人的优良品德，在崔金海的心灵深处留下了不可磨灭的印记。

于是崔金海下定决心，排除万难，每日勤学苦练，将中医经典条文、药性歌诀等基础知识背得滚瓜烂熟。除此以外，为了提高针灸取穴能力和操作技术，他和同学们忍着疼痛互相进行练习，以提高针灸水平。

功夫不负有心人，在多年之后的今天，崔老回忆起当时的情景，笑称"虽然辛苦了一点，但是为以后打下了坚实的基础"。不懈努力造就的扎实基本功，使崔金海受益匪浅。到后来，崔老在临床上对中药性能了如指掌，增减药味时得心应手，汤头歌诀可脱口而出，经典条文能信手拈来，这些无不得益于他扎实的中医基本功，也保证了良好的临床疗效。

按部就班，脱颖而出

20世纪60年代初期，大学毕业后的崔金海被分配到河北省武强县医院工作。那时的医院只有20余间砖坯房，设备简陋，医生短缺，但危重症的患者很多。崔金海不辞辛劳，整天在病房工作，临床能力日益提高。1963年夏天，太行山山洪暴发，黑龙港流域大面积洪涝。青年医师们奉命组成医疗队下乡救灾治病，崔金海和其他医生一样，每天徒步涉水几十里路，跨激流，越浅滩，走村串户，积极为灾民救治各类疾病。灾后，乙脑、肠伤寒等传染病广泛流行，而当时西医没有很好的治疗方法。于是，崔金海重温了叶桂的《温热论》、吴鞠通的《温病条辨》、薛生白的《湿热篇》等诸多著作，从中得到了深刻的启发。他借鉴郭可明先生治疗乙脑的经验进行诊治，使许多高热、昏迷、抽搐的危重病人转危为安。

20世纪70年代中期，国家提倡以中西医结合的疗法治疗急腹症，作为内科医师的崔金海勇敢地承担起这项外科任务。他刻苦地研读《伤寒论》《金匮要略》等著作中关于肠痈、结石等病症的内容，并借鉴其他医疗机构治疗急腹症的经验，经过几年的努力，终于熟练掌握了急腹症的中医诊断、治疗、抢救技术，并摸索出一套中医治疗急腹症的特色经验。如急性水肿型胰腺炎、胃十二指肠溃疡穿孔、急性化脓性胆管炎、阑尾炎及周围脓肿、肠梗阻、胆囊炎、胆石症、尿石症、宫外孕等急性病，崔金海都可以应用中医中药进行治疗，大多数患者都能够恢复健康，也免受手术之苦。一位58岁的女患者，患有化脓性胆管炎合并感染性休克，经抗生素输液治疗7天无效，崔金海应用龙胆泻肝汤合四逆散加减治疗，仅仅一周后患者体温、血压恢复正常，两周后痊愈出院；一名28岁的青年因阑尾炎周围脓肿入院，脓肿面积已达10cm×10cm，崔金海投以附子薏苡败酱散加减并重用大黄，之后患者每日大便6次，3天后肿块几乎全部消失。

20世纪80年代初期，丰润区中医医院建立，当时医院只有30余张病床。崔金海作为早期医师，在治疗以中风为代表的急危重症方面做出了卓越的贡献。80年代中期，全国中医脑病急症协作组成立，丰润区中医医院也是协作组成员单位之一。在协作组中，崔金海经常与全国各地的名医大师进行学术交流，共商中医脑病学的发展大计。多年来，他在与王永炎、任继学、张学文等中医名家的交流中得到很大收获，为医院脑病科的发展创造了良好的外部条件，也使科室的医疗水平在河北省同级医院中处于领先地位。

20世纪末，犀牛角被禁止入药，虽然在环保方便具有积极的意义，但客观上也为中医脑病的治疗造成了不便。崔金海带领弟子们总结了中风的中医治疗经验，对于中风的病机提出"外风引动内风，肝气引动肝风"的观点，确立了疏肝、潜阳、息风以及内外同治的治疗思路，并研制出不含犀角成分的开窍丸系列药品。多年的临床实践证明，开窍丸疗效可靠，使得对中风的治愈率、好转率达到国内先进水平。后来，开窍丸系列研究获得了省卫生厅科学技术进步二等奖。

大医精诚，厚德济生

中医学是民族文化的优秀代表。经过两千多年的发展，中医学形成了系统而完整的理论体系，是中华民族的宝贵精神财富。崔金海精研经典，博览群书，临床上善于抓住重点，以简驭繁。在精细之处知常达变，继承与创新并重，撷古代之精华解决现今之难题。更难得的是他品格谦逊，虚怀若谷，广纳诸家之长补己之短，聚众智于一身。正因为他具有扎实的理论基础、纯熟的诊治技术，以及将理论与实践结合的能力，这使他在临床上遇疑难病症也能左右逢源，治疗常见疾病更是游刃有余。处危而不乱，遇急心沉稳，这正是名医大师的风范。

崔金海从医以来都在为群众解除疾病痛苦。无论是作为默默无闻的青年医师，还是国内知名的医学专家，他的身份在变，但初心不变，仍然成天在门诊、病房忙碌，几十年如一日。他用自己一身精湛的医术，换来了广大患者感激的笑容。

1965年，崔金海正在查房，突然来了一位老人，从农村赤足徒步几十里路，专程来感谢他的救命恩人崔医生，并称赞其为"白求恩式的好医生"。这时崔金海回忆起三年前的一段往事，原来这位老人是他到医院接诊的第一位患者。当时老人左足疼痛已有三个月，拇趾已经变黑，被诊断为脉管炎，需要手术截肢。但是，患者拒绝手术，只接受中药保守治疗。此时老人夜间疼痛难忍，呻吟不止，这激发了崔金海的同情心。崔金海查阅无数资料，精心制定了内外同治的治疗方案。后来，患者口服中药，又经过外用汤药泡足两个月，病情终于好转。患者出院后又在门诊坚持治疗，最终坏死的趾骨脱落，伤口得到愈合，恢复了生活、劳动能力。

天资、勤奋、毅力，是人生成功不可或缺的品质，机遇总是被有准备的人抓住。崔金海天资聪慧，品性善良，工作业务能力突出，既能为国家、社会做出贡献，也是个人立身之本。他有正确的人生观、价值观和荣誉观，一生淡泊名利，尽可能为人民多做好事，为社会留下美好。医术被称为仁术，指的是医师要对患者有仁爱之心。即使是在价值观多元化的当代社会，崔金海仍然牢记初心，不忘使命，惦念着群众的疾苦，临床上尽量精简不必要的检查，为患者减轻经济负担，处方用药也以疗效为标准，而非追求经济利益。诊疗之余，他仍然不厌其烦地嘱咐患者养成良好的生活习惯，向患者传授起居有时、饮食有节、房事有度、吐纳静心、推拿按摩等养生保健知识，使患者受益匪浅。

如今，崔金海已然年逾古稀，但壮志豪情不减当年，每天仍然精神饱满地投身于临床一线工作。每日除接诊几十位患者以外，还经常带着徒弟查阅文献，整理资料，留下更多的理论财富。夕阳无限好，余辉映宇红，崔金海先生博深的学识，精湛的技术，崇高的医德，执着的精神，必然能为后辈医师树立光辉的榜样，为岐黄之术惠及世界奉献出一份力量。

医论医话

选方用药

经典解析

临床验案

医论医话

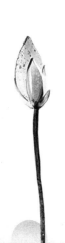

情志致病

崔金海主任医师认为，要想在临证中得到满意的效果，首先要掌握内伤七情致病的原理。情志不同于六淫，因此要认真地分析病机与辨证施治，临床才能奏效。

一、情志与内脏的关系

崔金海主任医师认为，七情即怒、喜、思、悲、恐、忧、惊。在一般情况下，七情是人体对外界客观事物的反应，属于正常的精神活动。但是如果长时期受精神刺激或突然受到剧烈的精神创伤，超过了人体生理活动所能调节的范围，就会引起体内阴阳、气血的失调，脏腑、经络功能活动的紊乱，从而导致疾病的发生。

情志致病因素作用于机体，不同于六淫邪气从口鼻、皮毛肌腠入侵，而是直接影响有关内脏而发病，所以它是造成内伤病的主要因素之一。《素问·阴阳应象大论》说："人有五脏，化五气，以生喜怒悲忧恐。"此外，又有"肝在志为怒""心在志为喜""脾在志为思""肺在志为忧""肾在志为恐"的说法，这说明了情志活动和相应内脏具有密切关系。所以古人认为，情志所伤很可能会病及相关的脏腑，《素问·阴阳应象大论》所说的"怒伤肝""喜伤心""思伤脾""忧伤肺""恐伤肾"就是这个道理。情志的异常变化伤及内脏，主要是影响内脏的气机，使其功能活动紊乱而发病。如《素问·举痛论》说："百病生于气也，怒则气上，喜则气缓，悲则气消，恐则气下，惊则气乱，思则气结。"这里不仅指出了情志为病皆伤人身之气，而且还说明了不同的精神致病因素对人体内脏气机的影响不一样。怒则气上，是说愤怒可使肝气上逆，血气亦随之上升；喜则气缓，是说过于喜悦反能使心气涣散而不藏；悲则气消，是说悲伤能伤肺耗气；恐则气下，是说恐惧可使肾气受伤而气陷于下；惊则气乱，是说惊慌时心无所依，神无所附；思则气结，是说思虑可使气留而不行。

肝气的疏泄功能正常与否，直接影响到人的精神情志活动。人的精神状态，除了心所主外，与肝气也有着密切关系。只有在肝气疏泄正常、气机调畅的情况下，人体才能气血平和，心情舒畅。如果肝气失其疏泄之职，气机不调就可以引起情志方面的异常变化，这种异常变化主要表现在抑郁和亢奋两方面。如肝气抑郁，则可见胸胁胀满、郁郁不乐、多疑、善虑，甚至出现沉闷欲哭、月经不调等症；肝气过亢，则可见急躁易怒、失眠多梦、目眩头晕、耳鸣耳聋等症。《灵枢·口问》云"心者，五脏六腑之主也……故悲哀愁忧则心动，心动则五脏六腑皆摇"，正说明了这个道理。

二、情志所致的病证

情志因素所致的病证中，临床上以心、肝、脾的病证为多见。如人体受到精神刺激影响，轻则血压升高、心绞痛发作，重则出现心肌梗死、癌变等。如果心脏功能失调，则可见惊悸、怔忡、失眠、健忘、心神不宁等表现。按病证虚实的不同，还可出现精神恍惚、哭笑无常的脏躁或是狂躁不安、打人骂人、精神错乱的癫狂等。如果肝脏功能失调，常见精神抑郁，烦躁易怒，胁肋胀痛，嗳气太息，咽中如梗塞状。妇女可见乳房结块、少腹胀痛、月经不调等症。

总之，精神因素所致的病证常表现有情志的异常变化，而病情又往往随着情志状态转轻或加重。因此，一定要牢记情志因素的致病特点及其与内脏的规律关系，这对于有效地防治疾病具有重要的意义。

论气机

气机就是气的运动，人体各脏腑、组织、器官的功能活动都是通过气的运动、变化而产生的。因此气机调畅是人体生命活动的根本。气机郁滞，失于调畅则脏腑功能失调，百病丛生。

《素问·痿论》说"心主身之血脉"，指心脏具有推动血液在脉管内运行的作用。心居胸中，心包护卫其外。因心主血脉，故为人体生命活动的中心。心脏功能正常，五脏六腑才能进行协调统一的生理活动，人才能精神饱满。身体健康，若心为邪侵，心阳被遏，气机不畅就会产生胸闷、心悸、气短等症。

《素问·五脏生成》指出"诸气者，皆属于肺"，肺的主要生理功能为肺主气。首先肺有司呼吸的功能，另外体内的水谷之气与肺吸入的自然界清气在胸中结合成为宗气，宗气的作用为走息道以司呼吸，贯心脉以行气血。因此肺主气的含义不仅指肺主呼吸的作用，而是指整个人体上下表里之气均为肺所主。另外肺还有主治节和主肃降、通调水道的作用。肺的功能正常，则呼吸正常，协助心脏运行气血，维持各脏腑组织器官的机能活动及其相互间的正常关系，如《灵枢·邪客》说"宗气积于胸中，出于喉咙，以贯心脉而行呼吸焉"。若肺气肃降失常，可使肺气上逆为喘为咳，也可导致水液停留为痰为饮，甚则出现水肿、小便不利。一般来说外邪犯肺，致使肺气壅滞则发为喘证。

脾胃居中焦，为气机升降的枢纽。脾为"后天之本""气血生化之源"，有运化输布水谷精微、升清降浊、化生营血、充养五脏六腑和四肢百骸以及益气统血、主肌肉四肢、化痰化湿等重要生理功能。脾与胃在消化和吸收食物、输布津液方面虽各有所主，却又是相互配合、彼此影响的。胃主受纳，为阳土，主降，喜润恶燥；脾属阴土，主运化，主升，喜燥恶湿。胃燥脾湿，燥湿相济，升降相因。胃性主降，故水谷得以下行；脾性主升，故津液赖以上输。脾胃相互合作，才能完成水谷的运化。若气机升降失调，则胃失受纳，脾失健运，产生腹胀、痞满、纳呆等症。

《素问·灵兰秘典论》指出"肝者，将军之官，谋虑出焉"，说明肝为刚脏，喜条达而恶抑郁。在生理状态下肝气既不抑郁，也不亢奋，保持着平衡的状态。肝主疏泄，在志为怒，若肝气调畅则人心平气和，心情舒畅；若情志所伤，肝郁气滞，则出现胸胁满闷、不欲进食、恶心、呕吐、烦躁易怒等症。

肾为"先天之本"和"生长发育之源"，其功能是藏精，主水，主骨生髓，开窍于耳。肾为气之根，元气由肾化生，能推动各脏腑组织器官的生理功能。元气通过三焦流行于全身到达各脏腑，到达某个脏腑就称为某脏之气，如脾气、胃气、肺气等。若肾气郁滞会产生腹部、腰部坠胀不适，出现各脏腑功能失调的表现。

由于气机郁滞是导致各脏腑功能失调的根本原因，故理气是治疗诸郁之通法。理气即为调畅气机，使脏腑之气宜升则升，宜降则降，运行通利，各脏腑组织器官保持正常的生理功能。

病案一

赵某，女，39岁，有慢性支气管炎病史10余年。7天前感冒后始发喘息，在当地予青霉素、先锋霉素静点治疗，效差。本次就诊时喘息，气短，胸闷如窒，痰白量多，黏稠难咯。咳声频作，精神不振，脘闷纳呆，夜寐差，便秘、尿可，舌淡红，苔白，脉滑数。诊断为喘证，辨证为肺气壅滞，痰浊内盛，治以祛痰降气，平喘。

处方：三子养亲汤合二陈汤加减。

紫苏子15g	莱菔子10g	白芥子30g	半夏12g
陈皮15g	厚朴10g	桔梗9g	杏仁9g
茯苓15g	生甘草10g		

水煎服，日1剂。

服药7剂，喘息轻微，吐白痰，量少，纳香。

二诊：再服7剂咳喘已平。予人参健脾丸1丸，日2次，口服，健脾化湿善后。治疗月余，随访1年咳喘未作。

按：脾气虚，痰湿内盛，上壅于肺，气道被阻，肺失宣降，因而咳喘痰多胸闷。方以陈皮、半夏、茯苓化痰，紫苏子、莱菔子、厚朴、白芥子化痰降气平喘。桔梗、杏仁、甘草止咳化痰，共同宣通肺气、平冲降逆以止喘。

病案二

患者，女，54岁，因情志不遂而发病2天，症见：胸闷，胸痛，自觉胸中沉闷不舒，体胖，精神可，乏力，寐差，二便调，舌暗有瘀斑，苔薄白，脉弦滑，心电图示：窦性心律，广泛心肌供血不足。诊断为胸痹，辨证为心气郁滞，治以理气止痛，宣痹通阳。

处方：枳实薤白桂枝汤加减。

枳实 12g	薤白 10g	桂枝 9g	厚朴 10g
瓜蒌 12g	半夏 10g	丹参 10g	五灵脂 10g
蒲黄 12g			

水煎服，日 1 剂。

服药 5 剂，病愈。

009

按：心气郁滞，心阳被遏，血行不利则胸闷、胸痛，诸药共奏行气散结，通阳开痹，活血止痛之效。

病案三

患者，男，34 岁，嗜烟酒，形体肥胖，近半个月来胃脘胀满，嗳气，纳呆，精神可，夜寐安，二便调，舌淡红，苔白，脉缓。西医诊断为脂肪肝，中医诊断为胃胀，辨证为脾胃气滞，治以理气健脾。

处方：二陈汤加味。

陈皮 15g	木香 6g	半夏 10g	茯苓 15g
苍术 12g	藿香 9g	砂仁 6g	甘草 6g
鸡内金 9g	山楂 9g		

水煎服，日 1 剂。

服药 3 剂，嗳气止，胀满减轻，食纳增，共服药半个月病愈。

按：患者体胖，平时过食肥甘，碍胃伤脾，湿盛困阻脾阳致脾胃气滞，纳化失常，故胃脘胀满，嗳气，纳呆。方用二陈汤理气健脾，木香、砂仁行气和胃，苍术、藿香燥湿醒脾，鸡内金、山楂消食健脾。

病案四

患者，女性，37岁，病史两个月，两胁疼痛，乳房胀痛，常因情志不遂而诱发或加重，胸闷不适，嗳气，口干而苦，烦躁易怒，寐可，二便调，舌淡红，苔薄黄，脉弦。诊断为胁痛，辨证为肝郁气滞，治以疏肝理气。

处方：柴胡疏肝散加味。

柴胡 9g	陈皮 12g	白芍 10g	甘草 6g
川芎 9g	香附 6g	枳壳 9g	龙胆草 5g
栀子 7g	当归 10g		

水煎服，日1剂。

服药2剂诸症大减，5剂而愈，随访3个月未发。

按： 情志不遂致肝气郁结，肝气失于条达则胁痛，乳房胀痛。龙胆草、栀子、当归泻热养肝，助柴胡疏肝调理气机。

病案五

患者，女，35岁，近3个月来反复发作尿频、尿急、尿痛，伴排尿未尽感，腰腹胀痛，多次查双肾、输尿管、膀胱B超及尿液分析均未见异常，间断服用各种抗生素治疗，效差，查舌尖红，苔薄腻，脉沉弦。诊断为淋证，辨证为肾气郁滞，治以疏通肾气，利尿通淋。

处方：四逆散加味。

| 柴胡 9g | 枳壳 9g | 白芍 10g | 乌药 9g |
| 小茴香 9g | 木香 6g | 淡竹叶 12g | 木通 6g |

黄柏 9g　　　生甘草 12g

水煎服，日 1 剂。

服药 4 剂，尿频、尿急、尿痛明显减轻，再服 8 剂诸症全消，疾病痊愈。

按：肾主气，与膀胱相表里。若肾气郁滞，气化失常，化火生热移于膀胱则尿频、尿急、尿痛。方以四逆散加乌药、小茴香、木香疏通肾气，木通、黄柏清热利湿通淋，淡竹叶、甘草清心利水导火。

临证要诀

临床病证错综复杂，初学者常常不知从何入手，崔金海主任医师总结出"分清表里上下，辨别寒热虚实，重视病因病机，抓重点顾整体"四句临证要诀，简单实用。临床实践中严格遵循要诀，才能在繁杂疾病的诊治过程中思路清楚，条理分明，抓住病证的肯綮，正确立法选方遣药。

"六变者，表里寒热虚实也，是即医中之关键。明此六者，万病皆指诸掌矣"（《景岳全书·传忠录·六变辨》）。临证要诀体现了中医对"六变"重要性的认识，是辨证的精髓。中医疗效是硬道理，疗效的取得靠的是中医理论的正确指导和临床技术的熟练运用，辨证准确是取得疗效的先决条件。

一、分清表里上下

普通内科门诊就诊的人群中约有 50%～70% 的患者是因为外邪侵犯机体或是外邪引发旧病而发病，这就需要接诊的医生首先要分清疾病的表里上下。崔金海主任医师诊病时重视四诊合参，尤重切脉，"有诸形于内，必形于外"。一般来说，疾病有其表象，而脉象是机体患病后正邪交争的状况在脉搏的表现。它不但反映心脉气血本身的病证，并且反映人体邪正盛衰的变化，反映出疾病的部位及病情的轻重浅深。何廉臣在《增订通俗伤寒论》中指出："如诊外感时病，执定浮沉以辨其寸关尺。盖初感由于经络，病在表，轻者寸浮盛，重者关尺亦浮盛，迨传入里生内热，则沉部盛矣。病在上则见于寸，病在中则见于关，病在下则见于尺。"寥寥数语，总结出了几千年来中医学家诊脉辨病经验的精华。当今临床验之虽不尽然，但十之八九可确定其病的表里、上下、虚实。如1例中年女性患者，近15天以来头痛如劈，于某院做头颅CT、经颅多普勒检查后均按脑血管病治疗，无效。查其脉象浮弦紧，寸脉尤盛，诊断为外感风寒阻遏清阳，以川芎茶调散化裁治之，3剂效，5剂而愈。切脉运用得好，可获得其他检查方法（包括现代医学检查）所不能得到的大量信息，对于诊病辨证颇有价值，甚至有决定性作用。不少患者无症状时脉象早已先发，因此诊脉也为治未病提供了有力依据。

二、辨别寒热虚实

中医学所说的寒热多指疾病辨证中的寒热，它反映了疾病的性质。阳虚则寒，阴虚则热。机体的寒热有温度概念，亦有感觉概念。发热、恶寒、畏寒、肢厥等是反映寒热证的重要症状。寒热分表里虚实、全身局部、单一错杂、上下真假、相互转化等。在辨别寒热时除了运用四诊以外，应引入医用红外热像仪的检查。它可将机体局部、体表、深层、脏腑体窍的寒热（温度异常变化）反映出来，是中医四诊功能的延伸和显微放大，为中医辨别病证提供客观的、不可或缺的证据。比如痹证肢体关节局部或寒，或热，或相互转化，单凭医生的目测、手触或患者的感觉在早期很难分辨出来，而红外热像图则可以将寒热变化直观地呈现出来，为临床治疗时单纯运用温阳散寒或清热滋阴法提供依据，例如可用于关节热肿的局部寒热判断。半夏泻心汤治疗寒热痞证时，红外热像图也可为组方中寒性、热性药物并用提供辨证元素。

虚实是疾病发展过程中正邪交争的一种状态概括，《素问·通评虚实论》指出"邪气盛则实，精气夺则虚"。虚实分局部虚实、整体虚实、虚实夹杂。辨别虚实主要观察患者的体质强弱、病程长短、脉象舌象等。《景岳全书·传忠录》指出"虚实之要，莫逃乎脉。如脉之真有力真有神者，方是真实证""临证者万毋忽此"。实证以邪气盛为主要矛盾，治疗时以祛邪为主，但也应关注"邪之所凑，其气必虚"，即疾病发展过程中邪气伤正。依正气虚损程度，在祛邪同时兼以扶正，以助正祛邪，只有这样疗效才最佳。同样，虚证以正气虚为主要矛盾，应以补法为主，再察其有无余邪缠身，然后决定是否兼以祛邪。

"大实有羸状，至虚有盛候"，明示虚实夹杂的复杂性，应辨明虚实主次正确治疗。如1例男性患者，18岁，发热1周，体温39℃上下波动。崔金海主任医师诊查其脉象浮虚数，舌尖赤，苔薄白，诊断为外感风热兼气虚证，治以益气解表，清热解毒，予补中益气汤加防风12g，荆芥12g，金银花15g，黄芩15g，麦冬15g。服3剂热退。此证为气虚之人外感风热之邪，治疗上故以益气为主法兼以散风清热，轻剂取效。

三、重视病因病机

病因病机直接影响疾病的诊断和防治。内科杂病的病因学尚未脱离宋·陈无择的"三因说"，即六淫（风、寒、暑、湿、燥、火）、七情、饮食劳逸及房室。病因的确定，一方面通过问诊，另一方面需要辨证求因。六淫致病各有特性，如时令季节性、地域环境性、多变性等等。六淫伤人多夹毒邪，损害机体有物理性因素，也有生物性因素。七情太过，气机升降失常，肝郁失条达，从而气滞血瘀。饮食不节多为"饮食自倍，肠胃乃伤"，生湿聚痰蕴热。五劳七伤等诸多病因是发病的必备条件，临床时应审因防治。比如夏季防暑热，更要防风寒湿；秋季防燥，更应注意寒暑交替、暑去寒来等。病机是疾病发生、发展、变化的机制。《素问·至真要大论》中"病机十九条"奠定了中医病机学的基础，等到金·刘完素提出"六气皆能化火"，以及通过历代中医学家的新悟，中医病机学内容得到充实发展。病机的基本病理变化是正邪盛衰、阴阳失调和升降失常，病机的表现形式可为五邪、瘀痰水湿以及脏腑、经络、气血津液的异常变化。疾病的发病机制可以由表入里或邪自内生，也可以内患招致外邪，内外之邪交结为病，外邪激发内毒，浊毒损害机体等。病、证、病机三者的区别在于：病多反映疾病全过程的综合诊断；证多反映疾病全过程中某一阶段的病理变化和临床诊断；病机是疾病发展变化的机制，是机体正邪交争病理生理的改变。"辨机论治"是根据病机变化选（组）方遣药，使机体恢复健康。我们依据刘完素《素问玄机原病式·六气为病》中"诸涩枯涸，干劲皴揭，皆属于燥"的病机，运用滋阴生津为主的方药，治疗局部皮肤脱屑、手足皲裂、舌质深裂纹等病症，取得了理想疗效。

四、抓重点顾整体

就诊患者往往是多种疾病集于一身，如表里同病、上下齐患、脏腑同病、脏窍共病、寒热错杂、虚实并见、病显局部损及全身等，不能一病而概。在繁杂的证候群中分析归纳，判断疾病时要条分缕析，主次分明，病、证、因、机要清楚，通盘考量，抓住重点病证，立法选方遣药，方可药专效显。人体是一个协调统一的有机整体，天人相应，适者生存，内外环境协调平衡，"阴平阳秘，精神乃治"。医者诊治疾病时要抓住主证，兼顾次候，关注正气，以及脏腑之间生克制化，参看时令气候、体质环境等影响疾病的因素，然后施治，效果最佳。比如外风引动内风，发为中风。中风病重笃预后差，治疗时应以化瘀祛痰、开窍息风为主法，兼解表散风。又如中年女性三焦同病者并非罕见，慢性鼻窦炎、慢性胃炎、慢性盆腔炎"三炎"同存，外邪引动内患，症状加重而就诊。究其"三炎"之基本病机为正气虚弱，湿热内蕴，感受外邪，而表现证候不同。在治疗时抓住正虚、湿热、外感等病因病机，择其主证作为主治点，兼顾其他二焦。

"风病"与"风药"

《黄帝内经》中有很多关于风邪的描述。

《素问·玉机真藏论》云:"是故风者,百病之长也。"

《素问·太阴阳明论》云:"伤于风者,上先受也。"

《素问·骨空论》云:"风为百病之始也。"

《素问·阴阳应象大论》云:"故邪风之至,疾如风雨,故善治者治皮毛,其次治肌肤,其次治筋脉,其次治六腑,其次治五脏。治五脏者,半死半生也。"

《灵枢·九害八风》云:"风从其所居之乡来为实风,主生,长养万物。"

《灵枢·五变》云:"一时遇风,同时得病,其病各异。"

总体来说,风邪性开泄,易伤卫表。善行而数变。风为导致百病的初始因素,也是诸外邪入侵机体的先导、载体。风邪四季长在,他邪独主于时。

外感风邪所致的疾病众多,包括肝风、肺风、心风、脾风、肾风、肠风、首风、脑风、目风、寒热、热中、寒中、偏风、漏风、泄风、疠风、内风等。外感六淫,风淫为始,百病治风为先。风药作为主治风病的药物,不但祛散风邪,还能使各种兼夹入侵之邪通过风药的发散从表而解,有"擒贼先擒王"之意,因此风药堪称"百药之长"。

一、风药的特点

风药具有升、散、透、窜、燥、动的特点。

升，即升浮上行之意，风药有升举、升提的作用。

散，即向外发散、布散、宣散之意。风药性味多辛温，具有发散祛邪、发越郁火的作用。

透，即透达、透泄、穿透。风药具有较强的穿透力和开泄的特性。表层发散，里层透泄，向外透发，向内透达，或透里热于外，散郁结于内，使全身脏腑、经络、腠理、窍道通畅，发挥开窍启闭、通络散结等作用，故有"风药大使用，一窍通时百窍通"的说法。

窜，即走窜、行走、走而不守之意。借助风药通行走窜之性，以畅达气血津液输布，疏通脏腑气机升降出入运行，达到调畅气机、活血化瘀、疏肝解郁、通阳化气等目的。

燥，即燥湿、胜湿、化浊、除湿之意。疏通郁阻之气，使津液畅达而解停滞之水湿、醒脾。

动，即活动、流动、鼓动之意。风药"动而升阳"，可鼓动阳气，振奋气化，促进体内气血津液流动畅通。只要是脏腑经络、四肢百骸、五官九窍之闭阻，气血津液之瘀滞，皆可使之畅通，发挥显著的作用。这些是风药成为百药之长的基础所在。

二、风药的功能

1. 发散祛邪

（1）发汗解表

风药不仅能祛除风邪，还能散寒、泄热、祛燥、除湿，使各种入侵之邪通过风药开泄腠理，从表而解。

"解表""解散表邪"与"解除表证"含义是不相同的，风药解表非专为表证而设，其解散表邪之功适用于邪气在表的诸多病证。除了表证外，例如水肿、黄疸、痹证及痛疽、风疹、湿疹等多种皮肤疾患，不论是否兼有表证，均可通过发汗、开泄腠理而逐邪外出。

（2）发汗透里

风药发汗，功能甚多。汗法不仅可以开皮肤之腠理，亦可开五脏六腑之腠理，通利三焦，促进真气流通，推荡邪气出于脏腑、经络、肌肤。即使内伤杂病日久不解，沉寒痼冷闭郁、气血津液凝滞于里，亦可运用风药透泄，使之汗出而解。戴天章说："汗法不专在开表，而在乎通其郁闭，和其阴阳。"如小青龙汤治疗寒饮、荆防败毒饮治疗下痢、麻黄细辛附子汤治疗癃闭等等，不论有无表证，通过发汗透达均可收到良好效果。所谓"腠理一开，寒凝一解，气血乃行，毒亦随之消矣。"（《外科正治全集》）

（3）升阳举陷

李东垣所创的补中升阳法当中，升麻、柴胡、防风、葛根等风药是不可少的，代表方有补中益气汤、升阳益胃汤、益气聪明汤、补脾胃泻阴火汤等。因中气久虚而致陷的脏器下垂，如胃下垂、肾下垂、子宫脱垂、直肠下垂等，皆可在益气健脾的基础上配用风药，起到升提下陷阳气、升举下垂脏器的作用。除补中益气汤中的升麻、柴胡外，如《医林改错》治脱肛之黄芪防风汤中的防风，《医学统旨》清肠散中的荆芥、防风、升麻、川芎等等，均属此用。

（4）开郁散火

郁火，因郁生火，或火邪所郁，皆以郁为主要矛盾。其证候特点在于火热内壅而不得张扬，因其气机郁阻，宣泄无门，若径投寒凉，势必冰遏难解，必须以宣散发越为首务。"火郁发之"提示郁火治以发散。风药发散之性，最能畅气机，解郁结，郁火得散。举凡人体内外上下诸脏火郁之证，皆可治之。

东垣的升阳散火汤（柴胡、升麻、葛根、羌活、独活、甘草、人参、白芍）分别发少阳、阳明、太阳、少阴之火，畅通三焦火邪皆散。又如《兰室秘藏》所载火郁汤（升麻、葛根、柴胡、白芍、防风、甘草、葱白）、《眼科奇书》所载四味大发散（麻黄、蔓荆子、藁本、生姜）与八味大发散（前方加羌活、防风、川芎、白芷），亦有取发散郁火之意。

火必兼郁，除郁火外，风药常用在诸多火热病证中，如泻黄散中用防风，泻青丸中用羌活、防风，普济消毒饮中用升麻、柴胡、牛蒡子、僵蚕，清胃散中用升麻等，其风药运用皆有发散火郁之意。

（5）通窍启闭

利用风药开泄通透之性，开发毛孔、脏腑、经络、官窍，使郁闭之窍道开张畅达。如《日华子本草》记载麻黄"通九窍，活血脉"，李东垣称白芷"通九窍"。《医方考》论羌活胜湿汤"无窍不入，惟风为能，故凡关节之病，非风药不可"。

风药通窍作用可与芳香开窍药比肩。《备急千金要方》所载还魂汤即麻黄汤变方，其醒神、开通脑窍之功值得研究，细辛、白芷可替代麝香，苍耳子、辛夷专开鼻窍。如《古今医鉴》之通窍汤（防风、羌活、藁本、升麻、川芎、苍术、麻黄、白芷、花椒、细辛、生姜、葱白、甘草、葛根）不用苍耳子、辛夷，可谓别具一格。

（6）畅气调肝

风药对气机的调节有两大特点：

一是升散为主，善畅通由下而上、由里达表的气机。

二是作用部位广，可宣肺、升脾、调肝，使三焦气机调畅。"风气通于肝""风药能疏肝"，其性轻灵透泄，可散可升，可内可外，不只柴胡疏肝解郁，多数风药均有此作用，如痛泻要方中的防风、滑氏补肝散中的独活均为畅气调肝而设。

2. 活血通络

风药通过宣畅气机的功能，从而活跃通利血脉，最终达到活血化瘀作用。这方面内容古代记载不少，现代药理研究亦部分证实。对于头面、五官、四肢、肌表等部位因寒凝、气滞、损伤等所致的血瘀证尤为重要。"治血先治风，风去血自通"。叶天士谓"络以辛为泄"，常用桂枝通络。近年来随着络病理论的发展，细辛、麻黄、白芷、防风、紫苏、威灵仙及海风藤等藤类药物均已列入通络的常用药物中。

3. 燥湿胜湿

风药治湿的机理有三方面：一是发散祛湿，使湿邪由表汗出而解；二是升阳祛湿，清阳升，脾运健，浊阴化湿自除；三是宣肺气，通调水道，助水湿分消。因此凭借风药宣、散、升的特性，使湿邪通过发汗、呼浊而解，能缓发肺、脾、肝之气，使其发挥各自功能，有助水湿痰饮的消除，"无湿不成泻"，升麻、柴胡、羌活、防风、葛根之类鼓舞胃气上腾则下注自止。

三、风药的作用

1. 引经报使，引药上行

在治疗皮肤肌表的病证时，为了引药达表，风药不可或缺。治头痛必用风药，李东垣总结了治疗头痛时不同的药物归经："太阳川芎，阳明白芷，少阳柴胡，太阴苍术，少阴细辛，厥阴吴茱萸。"李时珍亦归纳了引经报使药，十二经引经药中除了手太阳小肠经外，十一经不离风药，而头痛引经药中除太阴头痛外各经均有风药。

2. 以动助静

张景岳明确提出药性有走守动静之异，"药有阴阳……性动而走为阳，性静而守为阴。"动静药性与四气五味升降浮沉之间有密切关系。

风药可与寒凉清热药配伍，治疗火热病证除需"热者寒之"外，尚需"火郁发之"。如麻杏石甘汤中的麻黄，泻青丸中的川芎、羌活、防风，泻黄散中的防风。

风药与健脾益气药配伍，可增强补益之力。

风药与滋阴补肾药配伍，将小剂量风药加入大量补肾药当中，可产生增效作用。

3. 通阳化气

风药畅达三焦气机，振奋全身阳气，激发气血阴阳生发之机，则气行则血行，气行则水行。

五苓散、苓桂术甘汤、麻附五皮饮可治一身尽肿，麻黄连翘赤小豆汤可治眼底水肿，其中桂枝、麻黄等风药发挥了"化气行水"的功能。除此以外，根据"治血先治风"的理论，说明风药可起到通阳活血的作用。

宏观辨证与微观辨证

近些年来，随着中医辨证与现代影像学、生化检验学的结合，宏观辨证与微观辨证相结合的原则被提出，并为越来越多的中医工作者所接受。这种理论运用于临床，可显著提高疗效，而这种思维方式或许在某一方面促进了中医辨证理论和实践的发展。

至于对宏观辨证和微观辨证这一概念的理解运用，目前可谓众说纷纭，莫衷一是。笔者在此就崔金海主任医师多年来的临床体会略述如下。

古人运用望、闻、问、切等方法将病人的病史、症状、体征（包括舌苔、脉象）进行了分析归纳，得出相应病证的诊断，以便于医生了解、掌握患者的病情、病势和预后，并将"证"作为论治的依据。人们在长期医疗实践中总结归纳出若干辨证的纲领，如八纲辨证、六经辨证、卫气营血辨证、三焦辨证以及脏腑辨证，以及关注气、血、痰、瘀、湿、饮、水、毒等致病因素的变化。这些辨证理论的形成是基于中医学对天体、人体认识。总的来说，八纲辨证为第一层次，是从整体而言；六经辨证、正气营血辨证、三焦辨证、脏腑辨证为第二层次，是对具体疾病而言；气、血、痰、瘀、湿、饮、水毒等为第三层次，是对病机病理更深层次的辨析。辨证理论看上去纲目分明，但在实际操作中纲目交融。在论治的过程中不能脱纲，具体治法中亦要重视目的变化。就人体而言，在辨证中既要重视整体，又不可忽视局部辨证，局部可影响整体，整体可概括局部。整体辨证与局部辨证相结合，不可偏执一方。随着科学的发展，人们的视觉得到了延伸，如影像学、检验学的发展令人们对人体的深层次变化可以一目了然或略知一二。根据局部变化，结合整体情况进行辨证，之后权衡用药。

例如：发热有全身发热，也有局部发热而未影响全身者，在治法上就应区别对待。又如，炎症有急性炎症、慢性炎症之分，有的涉及全身，出现发热、中毒、败血病、脏器和功能损害，有的炎症只局限于某一个部位，不同的情况治疗方法迥异。炎症从临床表现来看是出现红、肿、热、痛、功能障碍，基本病理改变即变质、渗出。急性炎症过程中，病理生理的变化即为血流动力学改变、血管通透性增加以及白细胞的渗出。变质即细胞变性、坏死或产生致炎因子等，渗出即产生痰、饮、水肿，局部血流减慢可发生血瘀，血流速度增快、代谢旺盛和毒素作用于局部可产热。在治疗学上，从局部来看应该选择清热解毒、凉血活血、化痰逐饮、渗湿等治法；从全身来看，应该权衡正气的衰减、津液的耗伤以及有无并发症或宿疾，以确定扶正祛邪或祛邪扶正。慢性炎症局部发生病理改变，活动性炎症、组织破坏和修复增生同时存在。活动性炎症具有炎症的特点，组织破坏时炎症反应会损耗正气，纤维细胞或实质细胞增生发生炎症性息肉或瘢痕，治疗方法上应该考虑到病程长、病邪缠绵留恋、气阴消耗、局部或热或冷等情况，应该益气养阴、活血化瘀、化痰软坚，兼以清热解毒或温和祛寒之法。

又如胃镜可以直接观察到胃黏膜的炎症（充血、出血、缺血等）、溃疡或肿瘤，以及胃蠕动以及胃液潴留、胃汁或胆汁反流状况。根据局部的状况，治疗上可选择活血、凉血、止血、清热解毒、生肌、渗湿化痰、软坚、疏肝降逆等，还必须结合全身情况，如饮食、痞满、喜冷热、反酸烧心、二便、舌脉等症状，以确定健脾益气、理气消痞除满、温中或清胃、中酸等方法，这比单纯外观辨证又更深一步。

沈自尹院士等人研究发现的肾阳虚证病人肾上腺皮质功能低下，从尿中测定的 17- 烃类固醇、17- 羟类固醇均低于正常值下限，近些年来复旦大学华山医院的研究发现肾的功能涵盖了神经和内分泌免疫网络，补肾药可对以下丘脑为中心的众多分子网络群进行调控整合，他们在研究下丘脑 – 垂体 – 肾上腺皮质轴时，认为肾阳虚证主要发病位置在下丘脑，证明唯有补肾药才能提高下丘脑的 CRF 基因表达，使其恢复正常。这在解剖的层面上阐明了肾阳虚的物质基础，对肾作了功能定位。由此可以认为"证"的研究能与处于科学前沿、综合程度很强的系统生物学方法相结合，成为中医现代化重要的研究方法之一，也是微观辨证的凡例。

至此，崔金海主任医师认为宏观辨证与微观辨证相结合是当前中医辨证的必然。宏观辨证即在人体整体层面（包括季节、气候环境、社会、心理等因素对人体或疾病的影响）获得的信息，运用中医辨证的理论归纳的证候；局部辨证即凭借医师感观或现代科学仪器观察、感觉、检测到人体内、外局部的症状、体征或病理、生理变化，运用中医辨证理论得出的概念、结论；微观辨证即在细胞或分子水平，运用系统生物学方法检测到的某些组分和由组分异常而产生宏观证候的"证"，整体、局部和微观三者是互相影响的，整体统领局部和微观，局部和微观影响整体。在论治时应以整体的证为主，兼顾局部的变化，如果整体证候不明显，论治时应重视局部或微观的征象。微观辨证是在充分利用先进的科学仪器设备下完成的，客观性较大，受主观影响小。就当前微观辨证而言只是刚刚开始，今后可能有较大发展，微观辨证可以充实宏观辨证，赋予辨证新的内容，提高辨证的客观性和准确性。

辨证论治与治病求本临床应用

　　辨证论治是中医临床治疗疾病的理论基础，是中医学诊治疾病的特色之一，是针对病机、证候治疗的理论，要想对疾病正确治疗必须首先掌握正确的辨证方法。辨证论治是张仲景在《伤寒杂病论》中首先提出并具体应用于临床的，后人发展了仲景理论，共创立出六经辨证、脏腑辨证、八纲辨证、卫气营血辨证、三焦辨证等辨证方法。首先，证是对机体在疾病发展过程中的某一阶段出现的病因病机的概括，辨证论治就是通过望、闻、问、切四诊，广泛收集资料进行分析归纳、综合概括，判定为某种性质的证候，从而确定相应治疗原则的一种诊疗方法。一种疾病可能表现出不同的证，但医者必须抓住主证，并依据主证进行辨证论治，因为主证反映了疾病的本质。解决了主证，兼证常可迎刃而解。另外辨证还须与辨病相结合。病的诊断准确，证的判断才不会偏离方向，这样有利于病因、病位、病性及传变、预后、转归的判定，崔金海主任医师认为临床中在辨证时不仅仅要把中医的病和证相互结合，还须将辨证结果与西医疾病的诊断相结合，先明确西医诊断，再行辨证论治。如咳嗽，可能为支气管炎、肺炎、肺结核，也可能为肺癌等恶性肿瘤，不同的疾病辨证论治效果相差甚远。若为肺结核，应及早应用链霉素等抗结核治疗，若为恶性肿瘤，宜早期手术或及早放疗、化疗，再以中药扶助正气，解毒祛邪，可提高西医治疗效果。一些传染病如麻疹、流脑、脊髓灰质炎等在早期可能仅表现为恶寒、发热、咽痛等类似感冒症状，应及早明确诊断，立即隔离治疗，以免延误病机，给病人造成不应有的痛苦，给社会造成危害。

《黄帝内经》指出"治病必求于本"，就是说在辨证时必须找出导致疾病的根本原因，并根据根本原因进行治疗，中医辨证论治最重视的就是治病求本。《素问·至真要大论》指出"从内之外者，调其内，从外之内者，治其外"，说的就是治病求本之法。内脏气血阴阳失调，邪正偏盛偏衰，表现出体表不适，治疗宜调整脏腑功能。外邪内侵导致脏腑功能失调，治疗宜祛除外邪，邪去则正安。有人认为治病求本就是调整阴阳，有人认为是固护胃气，也有人认为是治疗原发病。崔金海主任医师认为这些说法都有一定道理。治病求本是治疗导致疾病发生的病因和病机，是通过辨证推究出疾病的本质。

历代医家创立了很多行之有效的方剂，后辈学者一味模仿，照抄照搬，只知其然不知其所以然，违背了先贤创立方剂之初衷。崔金海主任医师善用经方治疗许多疑难杂证，更重视辨证论治、治病求本，使我们受益匪浅。

一、心动悸、脉结代，非皆为炙甘草汤证

《伤寒论》云："伤寒脉结代，心动悸，炙甘草汤主之。"炙甘草汤主治气虚血少之心悸、气短、虚烦失眠、舌淡红、少苔、脉结代等症，而临床上有的医师只记条文，不加辨证，不知变通，见心悸、脉结代就用炙甘草汤治疗，结果往往很少见效。不由慨叹：古方今病不相能也。

随师诊一病人，女性，48岁，因情志不遂而发胸闷，心悸，气短，烦躁易怒，多梦易惊，口干苦，精神不振，脘闷纳呆，寐差，舌质红，苔白腻，脉结代。心电图示窦性心律，频发室性早搏。诊断为心悸。辨证为痰热扰心，治以清热化痰，宁心安神。

处方：温胆汤加味。

柴胡 9g	龙骨 20g (先)	牡蛎 20g (先)	栀子 15g
陈皮 15g	半夏 12g	黄芩 9g	胆南星 12g
石菖蒲 15g	远志 10g	丹参 20g	枳实 10g
竹茹 12g	大黄 5g (后下)		

水煎服，日1剂。

服药2剂心悸偶作，5剂后脉诊为弦。心电图示窦性心律，正常心电图。再服7剂，诸症完全缓解。

二、五更泻并非皆属脾肾阳虚

有一男性患者62岁，腹泻已达5年，晨起即泻，泻下稀薄或便溏，无脓血，2～3次而止，无其他不适，食纳如常，腹泻频繁时自服"氟哌酸"治疗，病情减轻。近半个月来晨泻5～6次，量不多，恐患结肠癌而来求治。结肠镜检查未见异常。崔金海主任医师认为患者形盛体丰，过食肥甘厚味，日久湿热积于大肠，发为腹泻。湿邪困阻，脾阳不振，晨起阳气升发不及，故腹泻晨起发作。寅时以后阳气逐渐充盛，湿邪得化，故腹泻止。依舌质红，苔黄厚腻，脉滑，辨证为湿热下注。治以清热利湿。

处方：葛根芩连汤加味。

葛根 9g	黄芩 6g	黄连 15g	赤芍 15g
木香 6g	槟榔 10g	当归 12g	肉桂 3g
枳壳 9g	甘草 10g	生大黄 6g	

水煎服，日 1 剂。

服药 4 剂腹泻减轻，10 剂而泻止。嘱病人加强锻炼，控制体重，清淡饮食。

三、久病低热未必皆内热伤中，阴火炽盛，不可忽视余邪未尽

患者，男，5 岁，低热迁延 8 个月。患者于 8 个月前无明显诱因始发尿频、尿急、尿痛，曾多方求治，诊为泌尿系感染，先后予"诺氟沙星""甲硝唑"等多种抗生素治疗，诸症时轻时重，体温 37.6℃左右，遂求治于师。观之精神萎靡，倦怠，诉低热午后尤甚，尿频尿急尿痛，每 15 分钟排尿 1 次，头痛，头晕，不思饮食，心烦少寐，便秘溲赤，舌质红，苔白厚，脉细。尿液分析＋镜检：白细胞 8～10 个/高倍视野，红细胞满视野。诊断为淋证。辨证为湿热蕴结，治以清热利湿。

处方：八正散合升降散加减。

木通 10g	车前子 15g	蒲公英 20g	滑石 20g
栀子 15g	白僵蚕 10g	生地黄 10g	生黄芪 15g
黄柏 9g	生大黄 10g	姜黄 12g	瞿麦 10g
知母 9g	生甘草 10g		

水煎服，日 1 剂。

服药 5 剂，精神转佳，食纳增，诸症减轻，憋尿最长可达 2 小时，尿常规示潜血（＋），白细胞 3～5 个／高倍视野，红细胞 10～15 个／高倍视野。再服 3 剂患者症状消失，尿中化验仍有少许白细胞。巩固治疗 7 剂，尿液分析连续检验 3 次未见异常，随访 3 个月未发。

关于治病求本，古代医家早有论述。唐代王冰提出的"壮水之主，以制阳光""益火之源，以消阴翳"就是治病求本法则的体现。临床治疗疾病切不可见寒治寒、见热治热，也不能头痛医头、脚痛医脚，经方虽为中医学之精华，也需辨证施用，切不可盲目"但见一证便是，不必悉俱"，还需四诊合参。

辨证治疗眉棱骨痛经验

眉棱骨痛属于中医学头风、头痛范畴，亦有人将其归属于眼耳鼻门，这与现代医学的观点相符。其病因病机有风痰、肝热与肝肾阴虚等。综观其病因有内有外，其病机有虚有实，治法用药应审因施治，辨证论治，因机制宜。

一、病因病机

眼眶上缘眉棱骨疼痛，称为眉棱骨痛，又称阳邪风证。《审视瑶函》谓："眉棱骨痛有二，有肝虚而痛，才见光明则眉骨痛甚……有眉骨痛目不能开，昼静夜剧。"并指出"肝火上炎，怒气甚者，多有此病"。主要表现为眉棱骨部疼痛或伴有额痛，眉棱骨压痛，怕光喜暗，常欲闭目。相当于西医学的眶上神经痛、额窦炎、眉棱骨炎、屈光不正等。

崔金海主任医师认为眉棱骨痛的病因病机多为风寒犯头，阻遏络脉，临床上多分为3型辨证施治。

二、辨证施治

1. 风痰上扰型

证见眉棱骨疼痛伴前额痛，鼻流浊涕，羞明，晨起、中午疼痛渐剧，午后则减，脉浮或浮弦。治以散风祛寒、化痰止痛。方用防风羌活汤加减。本方由半夏、羌活、防风、僵蚕、白芷、天麻、细辛、川芎、白术、天南星、薄荷、甘草等药物组成。鼻塞重者加辛夷、石菖蒲及路路通，鼻塞流浊涕加苍耳子、黄芩、龙胆草及皂角刺，痛甚加制川乌头。

病案

谭某，女，38岁。2010年10月8日就诊。眉棱骨痛1周，痛有定时，始于早晨，中午尤甚，日落时减轻，晚上痛消，第2天又重复出现，痛甚眼睑水肿，流泪羞明，眩晕恶心，舌红苔腻，脉浮弦。X线检查示额窦炎。西医诊断为额窦炎，中医诊断为眉棱骨痛，辨证为风痰闭窍，清道壅塞，治以祛风，化痰，止痛。

处方：防风羌活汤加减。

防风 10g	羌活 10g	白芷 10g	半夏 15g
天麻 10g	川芎 30g	细辛 9g	薄荷 9g
黄芩 15g	甘草 6g	制川乌 6g	

每日1剂，水煎取汁300ml，分早晚2次服。

10天后复诊，疼痛减轻。嘱其继服10剂，复诊时疼痛消失，拍X线片窦腔清晰，停药，随访6个月未复发。

按：额窦炎引起眉棱骨痛，疼痛特点为始于早晨，中午尤甚，日落时减轻，晚上痛消，重复出现，牵扯额部、鼻根部胀痛，伴鼻窍及眼部症状。中医学认为是由于风痰闭窍，清道壅塞或久病入络伤及骨髓所致。方中白芷、防风、羌活祛风散寒；天麻、半夏、胆南星化痰开窍；川芎、细辛、制川乌散风活血，祛寒止痛；黄芩、薄荷辛凉苦寒，清头明目，以制风药之温燥偏性。诸药协调，共奏散风、化痰、止痛之功效。

2. 肝经郁热型

证见眉棱骨刺痛，拒按，头痛，心烦失眠，目不能开，脉弦数。治以清肝解热，散风通络。方用柴胡复生汤加减。本方由柴胡、黄芩、半夏、荆芥、防风、香附、夏枯草、薄荷、甘草组成，胃呆纳少加焦三仙、鸡内金，便秘加大黄、芒硝，疼痛难忍加川芎、白芷、菊花。

病案

王某，男，26岁。2010年3月10日初诊。右侧眉棱骨疼痛5天，伴有头晕，失眠，心烦，指按眶上神经孔处疼痛剧烈。舌质淡，苔白，脉弦数。经眼科检查双眼视力1.5，眼前节及眼底未见异常。西医诊断为眶上神经痛，中医诊断为眉棱骨痛，辨证为肝经郁热，经络闭阻，治以疏肝解热，祛风通络。

处方：柴胡复生汤加减。

柴胡12g	黄芩15g	半夏15g	荆芥12g
防风12g	香附15g	川芎30g	夏枯草20g
白芷20g	菊花20g	甘草6g	蔓荆子20g

日1剂，水煎取汁300ml，分早晚2次服。

5天后复诊，眉棱骨疼痛减轻，失眠、心烦消失，继服原方5剂后疼痛消失，停药。

按：本例眉棱骨疼痛，头晕目眩，心烦失眠，脉弦数为肝经郁热之象。以柴胡复生汤加减清肝解热，取风类药物之性散郁结，通络导滞，祛风止痛。方中柴胡、黄芩、夏枯草、半夏及菊花清肝明目，荆芥、防风及白芷祛风散郁，佐以川芎、蔓荆子及香附活血止痛，甘草调和诸药。本病虽不影响视力，但患者十分痛苦，有些患者多处求医，久治无效，而采用清肝和解、祛风止痛之法，每每取得较好疗效。

3. 肝肾不足型

证见眉棱骨绵绵作痛，眼珠酸痛，羞明紧涩，多有黏性分泌物，咽干口燥，久视疲劳，甚者视物不清，头晕失眠，五心烦热，腰膝酸软，舌红少津，脉数。治以滋补肝肾。方用杞菊地黄丸加减。药物组成：熟地黄、五味子、枸杞子、山药、山茱萸、女贞子、车前子、泽泻、牡丹皮。加减：若有心悸、失眠加酸枣仁、柏子仁、夜交藤、远志，五心烦热加知母、黄柏，血虚者加当归、白芍、阿胶。

病案

张某，男，48 岁。2010 年 9 月 20 日初诊。眉棱骨痛，眼珠酸痛干涩 1 个月。伴有咽干口燥，久视疲劳，甚者视物不清，休息后减轻。舌红少津，脉数。中医诊断为眉棱骨痛，辨证为肝肾阴虚，目睛失养，西医诊断为眶上神经痛。治以补益肝肾。

处方：杞菊地黄丸加减。

熟地黄 15g　　山茱萸 15g　　枸杞子 15g　　当归 15g

五味子 9g　　菟丝子 15g　　女贞子 12g　　白芍 20g

天冬 10g　　车前子 10g　　牡丹皮 10g　　泽泻 6g

制何首乌 12g

日 1 剂，水煎取汁 300ml，早晚分 2 次服。

10 天后复诊，诸症减轻，服药 30 剂，诸症消除，又嘱其服用六味地黄丸 1 个月巩固疗效。

按：此疼痛多为隐隐涩痛，视久痛剧，并伴有眼内干涩，视物昏花。此类型多为年老体弱或病后体虚，亦可因长期阅读或近距离工作以致久视伤血，还可因经期产后阴血亏虚所致。肾精亏损，精不养髓，髓虚不能化生气血；肝血虚，目眶失去濡养，故出现眉棱骨及眼珠酸痛、眼目干涩、久视疲劳、视物不清等虚损之症。杞菊地黄丸化裁治疗本例，药症相对，获效必然。

三、体会

眉棱骨位处目眶之上缘，其上由三阳经循布，其内通于肺窍。肝开窍于目，肾精上注于目睛而能视。眉棱骨患病及其治疗选方遣药与上述诸经脏腑密切相关。眉棱骨痛作为头痛中特殊的一类，历代医家都很重视，甚至有些专著将其作为独立一门进行专论，如《丹溪心法》《医学入门》等。崔金海主任医师在治疗眉棱骨疼痛的祛风药中常用羌活、防风。羌活其性辛温，发表力强，主散太阳经风邪及寒湿之邪，善治风寒湿邪袭表；防风辛温发散，气味俱升，以辛为用，功善疗风。二药相伍，一是疏络通阳，使伏邪外散；二是气味俱升可引药达病所，即"高巅之上，唯风可到""凡头痛皆以风药治之者，总其大体而言之也"。清泄肝热之邪常用柴胡、黄芩、龙胆草，使伏热内消，疼痛可止。滋补阴血常用熟地黄、当归、白芍、枸杞子之类，阴血充盛，眼眶清窍得养，疼痛得除。再因病制宜，加减变化，体用不失，每每使患者痛苦消失。

浅谈中风的防治经验

一、中风及其危害

《中医内科学》认为中风是由于气血逆乱，产生风、火、痰、瘀，导致脑脉痹阻或血溢脑脉之外，表现为舌强语謇，口舌歪斜，半身不遂，甚至昏仆，神志不清，常伴有头痛、头晕、恶心呕吐等症状。

中风具有发病率高、死亡率高、致残率高、复发率高、治疗费用高的特点。患中风后，大概有 75% 的患者遗留有不同程度的残疾。这种残疾不只体现在肢体上，还会体现在语言、智力和心理等方面，如血管性痴呆、中风后抑郁等。

目前，中风已经严重危害患者的身体和心理健康，同时给家庭和社会造成沉重的负担。

二、防治结合攻克中风

本人从事中医临床工作近 60 年，在不断的临床实践中，对中风的防治有了一些心得，即用"治未病，重诱因，调气机，化痰瘀，清热毒，开脑窍"的临证思路来防治中风。

1. 控制危险因素，未病先防

中风的发病是有其病理基础的，这些基础是患者几年、几十年多种病证和不良生活方式对机体的损害而形成的。如阴阳失调的阴虚阳亢，气血运行失常导致气滞、气虚、血黏血稠、血瘀，津液运行功能失调导致生湿聚痰、风毒、膏脂、痰浊损害血管，导致血管变硬、变脆、变窄等。这些病证和不良的生活习惯成为中风病人患病的危险因素，医师应当逐一研究相关病证并加以防治，改善不良的生活方式，逐渐根除中风的发病基础，降低中风的发病率。

（1）眩晕（高血压）

在高血压漫长的病程中，患者并不一定会有明显的眩晕症状，只有在外感六淫、肝气郁滞或过度劳倦等因素诱发下才出现眩晕。眩晕是由先天禀赋异常、后天饮食不节、膏粱厚味或长期肝郁、房室无度等因素而引起的。其病机为阴虚、阳亢、痰火损伤脑络。如果血瘀脑络或血溢脑络外，可发为中风。根据不同的病因病机，分别辨证治疗眩晕证，如肝阳上亢证，可选用天麻钩藤饮化裁治疗；阴虚阳亢证，可给予镇肝熄风汤；痰浊内蕴证选半夏白术天麻汤；脾虚痰盛证选用温胆汤；肝郁化火证、肝火上炎证分别选用丹栀逍遥汤、龙胆泻肝汤，众多治疗方法可延缓病程或减少中风的发生。

（2）消渴（糖尿病）

消渴多由先天禀赋异常，或后天饮食失调，或生痰蕴热伤津，或阴亏致瘀，或糖毒损伤脉络等因素而引起。治疗时，上消可选用白虎加人参汤、玉泉丸，中消可选用半夏泻心汤，下消可选用六味地黄丸、金匮肾气丸等药，饮食失调者须严格控制饮食。

（3）小中风（短暂性脑缺血发作）

小中风表现为一过性头晕或意识不清，时作时止。其病机为脉道狭窄，血黏血稠，气虚无力推动血液运行，导致脑络堵塞或时通时堵。小中风是中风形成的主要危险因素之一。有人统计，30%的小中风可在5年内发展为中风。治疗时多用血府逐瘀汤、通窍活血汤等。

（4）胸痹、心痹、惊悸

胸痹、心痹、惊悸均为常见心系疾病，多由胸阳不振、阴寒邪盛、痰饮内停等因素所致。这些疾病与脑血管关系密切，可引起脑络阻塞而诱发中风，因此需要预防治疗。临床时要注意辨证分型，寒痰互结多选用瓜蒌薤白半夏汤治疗，心血痹阻多选用血府逐瘀汤治疗，心阳不振多选用炙甘草汤、桂枝加龙骨牡蛎汤治疗。

（5）肥胖

"仆击偏枯，肥贵人膏粱之疾也"（《素问·通评虚实论》）。肥胖之人多痰多湿多气虚，腠理致密，内生热邪，消烁津液。膏脂痰湿入血入络，血黏血稠血瘀，阴虚热盛可致阳亢，这些因素可诱发中风。治疗时应培养良好的生活习惯，节饮食，少膏脂，倡素食，运动消脂瘦身，并常服化痰软坚、降脂活血之中药，如三七、山楂、决明子、何首乌等。

（6）吸烟、饮酒

烟草中含有多种有害物质，如尼古丁、镉等，点燃后产生一氧化碳能使血管收缩，增高血压，降低血中高密度脂蛋白的含量，增加血小板聚集性，使血液黏稠，导致动脉硬化发展的速度增快。据报道，每天吸 15 支烟，死于心脑血管病的危险性较正常人增加 67%；若每天吸 25 支烟以上，死于心脑血管病的危险性较常人高 3 倍。有人认为吸烟产生的不良影响具有蓄积性，而且不可逆转。一旦吸烟成瘾，其危害作用将会在今后一生中逐渐显现出来，未来即使戒烟，其不良影响在短期内也难以消除。

小量饮酒（白酒每日 50ml 之内）可有活血通络、祛风除湿之功，长期超量饮酒可损害脾、胃、肝的功能，积湿生痰，引起肝阳上亢，损伤脉络，导致中风的形成，因此应当禁烟限酒，以保健康。

（7）高脂血症

现代医学认为血脂分为胆固醇、甘油三酯、各种磷脂及游离脂肪酸等，其中胆固醇与甘油三酯最易沉积在动脉壁上，形成粥样斑块，使动脉硬化。在血液中，胆固醇、甘油三酯及低密度脂蛋白异常增高称为高脂血症。血脂增高能使血浆黏度增高，红细胞变形能力降低，易造成微循环瘀滞。临床上高脂血症可分为两类：一类为原发性，属遗传性脂代谢紊乱，相对少见；另一类为继发性，常见于控制不良的糖尿病、甲状腺功能减退、肾病综合征患者及酗酒者等。对于前一种应在调整饮食、锻炼身体的基础上，比较积极地使用药物治疗。而对后一类通常采用调整生活方式、治疗基础病的方法改善病情，但在上述方法效果不显时也要使用药物。中药如三七、何首乌、山楂、泽泻、决明子、海藻、红花、黄精、柏子仁，以及茶树的根、皮、叶等均有降脂作用，中成药包括藻酸双酯钠片（海藻提炼）、心脑康（三七提炼）、绞股蓝总苷等。

诸多中风危险因素，无论是基础疾病还是不良的生活方式，长期影响机体，造成一系列的病机病理变化，即痰浊、血瘀、气虚、血虚、阴虚、阳亢，以及毒邪导致脉体硬化、脉道狭窄，这些病理变化主要涉及心、肝、脾、肾、脑等脏腑功能的异常。研究这些危险因素及发病前的病机病理基础，可以减缓或截断疾病发展过程，减少或推迟中风的发作。另一方面，研究发病危险因素，对已发病的证候判断、病机分析和治疗方法的确立有指导作用，如肥胖者患中风，因其体质多痰、多湿及气虚，应治以化痰、利湿、益气；嗜酒者患中风，因其体质痰湿蕴热，治以化痰、利湿、清热；眩晕、消渴病人患中风，因其平素肝阳上亢或阴虚阳亢，治以滋阴、潜阳、清热等，以提高治疗效果。

现代医学认为，对于一个已确诊为中风的患者应进一步寻找病因和识别危险因素，因为这不仅有利于治疗，更是二级预防的必要基础。在治疗脑血管病人之时，应根据病人的病因、危险因素及个人体质采取不同的治疗手段。中医学的辨证论治，十分重视病人本身的整体性以及与自然界的统一性，中风的发生是由诸多因素共同作用的结果，因此识别中风危险因素，是治疗和预防中风所必需的，此处指的危险因素是中风发病前的宿疾和不良嗜好。研究和治疗危险因素，以截断或推迟中风的发病为原则，这对于已发病的病人的证候辨认和治疗措施的确立亦有指导作用。

2. 重视先兆，既病防变

中风发病前数小时、数天或几个月内，90%以上的病人有征兆出现，医者应及时发现并抓住中风发病的可疑征象，并做进一步检查，以便于确诊并及早治疗。常见中风的先兆症状包括：突发单眼失明、视物不清或复视、黑蒙，短时间恢复视力；发作性头昏、眩晕、耳鸣、健忘；一过性头痛或加重，或伴有恶心、呕吐；发作性语言謇涩，舌麻舌硬；饮水返呛，打嗝流涎；发作性指、趾、面、半身麻木；一侧肢体无力，握物脱落，行走不稳；一过性意识不清或嗜睡，情绪不稳等。如果上述征象出现，应高度警觉中风有可能即将发生，及时诊查以肯定或排除中风发生的可能，抓住时机阻止中风发生。

3. 知日月，审逆从，慎起居，防中风

"阴阳四时者，万物之终始也，死生之本也，逆之则灾害生，从之则苛疾不起。"气候的异常变化所引发的疾病，是人体不能适应天气的变化，以至于受到损害。在 1 年中，冬夏两季中风发病率、死亡率最高，尤其是冬季，因其寒潮频发，气温低，昼夜温差较大（10℃以上），老年人阳虚不胜寒，寒邪易伤阳气，阳虚加寒冷，血凝泣，脉不通，易患中风。夏天酷暑，多汗散热，泄液伤阴耗气，气阴两虚，血滞血瘀，或暑热之天感受风寒，而发中风。因此，中风易发人群应及时收听天气预报，冬季保暖避寒，夏季防暑调温，择时适量运动，锻炼身体，增强体质，以适应寒暑变化。"治不本四时，不知日月，不审逆从……故病未已，新病复起"。防治中风要考虑季节、气候变化，夏季宜益气养阴，忌辛温燥烈之品，冬季宜温阳散寒，时刻顾护阳气。

4. 重诱因，防发作

中风危险因素长期损害机体，使机体处于发病的临界状态，突遇外风内侵、五志过极、肝阳暴涨、过劳伤脾是中风发病的必备条件，临床上要重视中风诱因的防治。

（1）外风引动内风

风寒（或夹毒）之邪侵犯机体，邪气入里正邪交争，蕴热生痰加重血瘀，耗气伤阴，全身及五脏气机受阻运行不畅，如肺失肃降而咳喘，脾失运化而纳呆腹胀，肝失条达而易怒或情绪不稳，肾脏气化不利导致尿短赤或全身浮肿，心鼓动正气抗邪而脉象洪数。外邪入里激发内毒可蕴热损脏。机体正气抗争外邪是有一定限度的，邪气亢盛，正不胜邪，则气机逆乱，肝阳暴涨，内风旋动。"血之与气，并走于上，则为大厥，厥则暴死，气复返则生，不返则死。"气血并走于上，则血溢脑络之外或血瘀脑络，旋即瘀痰蒙蔽脑窍，主失神明，发而突然昏仆、半身不遂等中风重症出现。

另一方面，平时外风反复侵犯机体，如果正气长期不能驱邪外出，外邪或激发内毒，损害脏腑、体窍、经络、脉络，导致机体蕴热，血瘀生痰，耗阴损气，气机郁滞。可使脉体硬化、脉道狭窄、血流迟滞或瘀滞，成为中风、胸痹的病理基础。"络脉空虚，风邪入中""寒独留，血凝泣，凝则脉不通"（《素问·调经论》），秋冬感寒，诱发脑卒中，发病、死亡人数增多。流感发生后1～2周的时间内，脑中风发病率显著增高，此均为外风引动内风的实证。

对中风病的病因认识，唐、宋以前以外风立论，唐宋以后的中医学家多以内风著说。经过现代临床检验之后可以认为，内风学说着眼于中风患者体内的病理变化（风、火、痰、瘀、气、虚），外风学说强调外风引动内风。部分医师对中风患者的内在变化及内外因的相关性认识不足。内因是根据，外因是条件，外因是通过内因而起作用的。无外因条件，内因无以成病。因而在发病前要预防外因对机体的侵袭和损伤，又要干预其损害机体形成的病理变化，从而"治未病"。

中风发病后，经过调畅气机、开窍息风的治疗，五脏六腑功能恢复正常。中风急性期的治疗在理气、开窍、化痰、祛瘀、清热解毒的基础上，应加入散风祛寒、燥湿通络之品，去除发病之诱因，有助于机体迅速开窍，神清识明，利于语言、肢体功能恢复。常用中药如防风、羌活、秦艽、白芷、葛根、薄荷、麻黄、桂枝、豨莶草等，也可选用大秦艽汤等方剂进行治疗。

（2）肝气激发中风

肝气郁结、五志过极及社会、生活环境的变动均是中风发病的重要因素，不良的生活事件是肝郁、五志过极的源头。性格缺陷或行为方式的异常是中风易患的内在因素。研究肝郁、五志过极激发中风及发病后病人的情志状态对预防和治疗中风颇有帮助。长期的肝气郁结、五志过极均可使机体的气机升降出入失调，气滞、血瘀、痰阻脉络导致中风。《素问·生气通天论》云："阳气者，大怒则形气绝，而血菀于上，使人薄厥。"

生活环境的变迁、社会地位的升降、事业的挫折等均对机体气血脏腑造成损害。这种损害是通过肝气的波动、气机的逆乱而实现的。不良生活事件是中风发病过程中导致情志变化的源头，事件发生的强度、频度和疾病发生的程度相关。事件越多，刺激强度越大，持续时间越长，发生中风的可能性就越大，病情严重程度越高。个人性格缺陷和行为方式异常是先天的禀赋和后天的培养共同作用而形成的，也是后天可以改变的。《黄帝内经》提出阴阳五态人，即太阳人、少阳人、太阴人、少阴人、阴阳平和人，太阳人易患中风。性格缺陷会对人的身心造成不良影响，不同个性的人对事件的反应程度不同，如果机体能够防御并处理好五志过激的波动，则可避免情志对身心的损害。

在临床工作中凡因不良生活事件引发五志过极而激发的中风病人，治疗早期应以疏肝理气、安神镇静、化痰祛瘀为主要治疗方法，达到气顺血畅、阴阳平和的状态。神志清醒的病人要做好心理疏导工作，从抑郁、焦虑、紧张、恐慌的情绪中解脱出来，心平气和地与医生配合共同战胜疾病。

（3）过劳诱发中风

过劳可损伤脾气和心气，脾气虚则运化失司，津液功能失常，生湿聚痰，痰阻脉络，蒙蔽脑窍；心气虚则运血无力而血液瘀滞，脑络阻塞，神机失用则昏迷。过劳可激发肝阳暴亢，血与气并走于上，血溢脑络之外发为中风。

5. 调畅气机为初期治疗原则

发病初期，患者气机逆乱，血瘀脑络或血溢络外，或是痰闭脑窍、蕴热生毒等，治法应以调畅气机为主，兼以化痰祛瘀，开窍醒脑，清热解毒。气机调畅，气顺血和，气畅痰消，毒热易清。气机逆乱则经络阻滞，脉络不通，木失疏泄，瘀血、痰浊、热毒无以清除，故调畅气机之法尤为重要。

6. 解读"开窍丸"

"开窍丸"是上世纪末由我院中风研究组经过临床不断摸索，拟定用于治疗急性中风的中药处方，最终形成具有批准文号的院内制剂，它是崔金海等老一辈中医专家的集体智慧结晶。开窍丸是由安宫牛黄丸化裁而成，原方12味药中只保留4味（牛黄、麝香、郁金、黄连），再加石菖蒲、远志、胆南星、葶苈子、白芥子、枳实、大黄等配伍而成。方中牛黄、麝香均入心经，牛黄苦寒，息风止痉，化痰开窍，清热解毒；麝香辛温，开窍醒神，活血通经，通诸窍开经络，可显著减轻脑水肿。二者性味寒热相佐，防寒凉冰伏，共奏开窍醒神、息风通络之功。

葶苈子、枳实二者性味偏寒，葶苈子泻肺平喘，利水消肿，通利水道。肺主一身之气，泻肺使上逆之气肃降，利水道可使脑窍之痰、饮、水迅速从小便排出体外，使人体气机通畅，神识清醒。枳实破气除痞、化痰活血，脾胃升清降浊之气机恢复正常，全身气机畅顺平稳。痰得气顺而化，瘀得气行而消。石菖蒲、远志二药味苦，性辛温，入心经，豁痰化湿、开窍宁神，开心孔，利九窍，心气通则神昏自宁。牛黄、麝香二药开窍宁神，胆南星、白芥子温凉并用，均为祛痰要药，胆南星入肝经，苦微辛凉，清热化痰，息风定痉；白芥子辛苦温，归肺、胃经，利气豁痰，搜剔内外痰结，二药助以上诸药利气化痰。

大黄苦寒归脾、胃、大肠、心经，其功用泻下攻积、清热泻火、活血祛瘀。《神农本草经》云：大黄"下瘀血""破癥瘕积聚、留饮宿食，荡涤肠胃，推陈致新，通利水谷"。助枳实行气活血，且有醒神开窍之功。郁金辛苦寒，入心经，活血行气，解郁清心。黄连苦寒入心经，清热燥湿，泻火解毒。上11味药共奏开窍醒神、理气化痰、活血化瘀、清热解毒之功效，正合中风发病初期之病机变化。中风病人服用后，气顺痰消，络通毒解，进而风息而神清识明。

三、小结

中风是一种严重威胁人类身心健康的常见病和多发病，在治疗上必须引入中医"治未病"的思想，采取防治结合的临证思路。

开窍丸充分体现了"调气机，化痰瘀，清热毒，开脑窍"的治则，在中风急性期的治疗中发挥了重要的作用。

中风发病与心理因素

现代医学模式已由单纯生物型发展为生物 – 心理 – 社会型，心理因素、社会环境均为中风发病的重要因素。不良的生活事件是中风发生发展过程中的心理应激源，个性特征（或性格的缺陷）和行为方式是中风发病的基础。医师在临床工作中详细了解患者的性格特征和诱发中风的不良事件之后，对防治中风大有裨益。

长期的精神抑郁、剧烈的情绪波动致使人体气机升降失调，气滞、血瘀、痰阻脉络而致中风。《素问·生气通天论》云"阳气者，大怒则形气绝，而血菀于上，使人薄厥"。中医学不但认识到心理因素可致中风，而且也认识到社会因素亦可致病，《素问·疏五过论》指出"故贵脱势，虽不中邪，精神内伤，身必败亡；始富后贫，虽不伤邪，皮焦筋屈，痿躄为挛"，说明生活环境、社会地位、事业发展等均可对机体、气血、脏腑造成影响。现代医学认为社会因素是中风发病的外部条件之一，心理因素对机体的损害是通过情绪的波动而实现的，社会因素又是导致心理疾病的重要起源。因此，对社会因素应给予足够的重视。当今社会生活节奏加快，社会竞争激烈，必然引起精神紧张，情感负担加重。不良的心理刺激反复作用于人体，致使神经肾上腺机能亢进，这是产生高血压的重要原因之一。

不良的生活事件是中风发病过程中的心理应激源，事件的强度、频度和病情相关。生活事件越多，刺激量越大，时间越长，发生中风的可能性越大，严重程度越高。越是消极的、不可预测的、不可控制的生活变动，心理应激越强烈。突发的、持久的、强烈的心理应激可降低人体的免疫力和适应能力。在心理的应激作用下，肾上腺髓质活动增强，致使血脂升高，引起血管内皮损伤，平滑肌细胞增生，这些病理生理反应是导致中风的基础。

个性特征（或缺陷）和行为方式对人体身心具有重要的影响，是导致中风的内在因素。《黄帝内经》中明确提出了阴阳五态人即太阳人、少阳人、太阴人、少阴人、阴阳平和人，这些不同的性格是先天禀赋和后天培养形成的思维行为模式。各种性格类型对身心有着不同的影响，如太阳人易患心脑血管病，现代医学认为 A 型性格与心脑血管病有着特殊的相关性，这型性格的人血脂、血压易增高。A 型性格在不良情绪刺激下，尤其在沮丧、压抑和愤怒时就会发生 A 型行为，表现极度的竞争性、潜在的敌意、忍耐性差和时间紧迫感。

多种性格的缺陷是中风发病的基础，性格表现为多思虑、敏感、不易摆脱烦恼和固执己见、情绪不稳定等。同样的生活事件作用在不同人的身上，可以出现不同的心理反应。因此有专家认为：当个人能够通过心理防御机制来处理不愉快情绪及冲突所致的焦虑时，则不会引起心身疾病；当心理防卫机制不足以减轻个人的焦虑而出现慢性焦虑状态时，可使易感素质的人出现心理、生理功能障碍。此外，心理压抑者易患中风。美国杜克大学心理学家约翰·贝尔富特于 1965 年开始对加州 6676 名成年人进行追踪调查，29 年后，有 4% 的抑郁症患者得了中风，而在非抑郁人群中，这一比例为 2.5%。

每个人的性格不是一成不变的，而是可以改造的，随着阅历的丰富，这个人的性格可以自我完善，以适应处世和事业发展的需要。完善性格要从以下几个方面入手：①充分认识不同人的性格多样性，不同性格是客观存在的。②为人随和一点，学会宽容大度，善解人意，多为别人着想，不要把自己的观点强加于人。③处世超脱。④认识人生不是完美无缺的，是曲折、多变的，但又是幸福的。⑤将注意力集中在发掘自己潜在的价值上，而不是只关注自己拥有的成绩。⑥世上事物是复杂的，遇到困难要高瞻远瞩，相信困难总会被克服的。⑦适应社会的变革，适者生存。综上所述，一个有理想、有抱负的人不会容忍不良性格阻碍事业的发展，也不会放弃改造、完善自己的性格。

在临床中凡因不良生活事件诱发中风的患者，治疗上要加入疏肝理气、安神镇静之药，以调理气机，达到阴阳平和的状态，治疗效果才好。对神志清醒的病人要做好心理疏导工作，使其从紧张、抑郁、焦虑、恐慌的情绪中解脱出来，达到心理平衡，与医生配合共同战胜疾病。

辨治中风先兆

一、概述

短暂性脑缺血发作，中医称之为中风先兆。中风发病前数小时、几日或几个月内，患者多有征兆出现，临床医生应及早发现，及早治疗。常见的先兆症状有：突然单眼失明，视物不清，复视或黑蒙，短时间迅速缓解；突然不能识别颜色或偏盲；发作性头昏，眩晕，耳鸣，记忆力减退；一过性头痛、偏头痛或原有头痛性质改变，头痛剧烈，伴恶心呕吐；发作性吐字不清，舌体麻硬，感觉性失语，命名性失语，注意力不集中，甚则尿失禁；饮水返呛，流涎；发作性肢体麻木无力，手足震颤，走路不稳；一过性意识障碍，且易疲劳，哈欠频频，情绪不稳等。中风先兆多发生于40岁以上的动脉硬化患者，是产生卒中的危险因素，发作越频繁，发生卒中的概率越高。中风先兆的病性为本虚标实，在标表现为风火痰湿壅盛，气血瘀阻；在本表现为肝肾阴虚，气血不足。临床以一过性头晕或意识障碍、脑部局灶症状忽发忽止为特征。研究证实，中风先兆发作者10%以上1年内发生中风，30%在5年内发生中风。

二、辨证论治

中风先兆辨为肝阳上亢、痰浊阻络、虚风内动及气虚血瘀 4 型，分别论治。

1. 肝阳上亢型

证见：面色红赤，头胀痛，目赤口苦，急躁易怒，手足震颤，便秘溲赤，舌质红，苔薄黄或薄燥，脉弦数，治以平肝潜阳。处方：天麻 10g，钩藤 15g，白芍 12g，麦冬 9g，赤芍 15g，川牛膝 30g，夏枯草 30g，生龙骨、生牡蛎各 20g，珍珠母 20g。水煎服，日 1 剂。

2. 痰浊阻络型

证见：眩晕，头昏沉不适，胸闷脘痞，形盛多痰，肢体困重，舌胖大边有齿痕，苔白腻，脉弦滑或濡缓，治以化痰通络。处方：清半夏 12g，天麻 10g，石菖蒲 10g，陈皮 15g，白芥子 30g，姜黄 10g，丹参 10g，赤芍 15g，茯苓 15g，甘草 10g。水煎服，日 1 剂。

3. 虚风内动型

证见：头晕耳鸣，视物昏花，须发早白，记忆力减弱，腰膝酸软无力，心烦少寐，舌嫩红有裂纹，苔剥或少苔，脉沉细，治以滋阴息风。处方：刺蒺藜 15g，枸杞子 12g，何首乌 15g，麦冬 9g，炒山药 12g，熟地黄 20g，山茱萸 10g，盐知母 9g，黄柏 9g，酸枣仁 20g。水煎服，日 1 剂。

4. 气虚血瘀型

证见：平素体弱，发作性肢体麻木无力，精神不振，倦怠乏力，头晕，心悸，气短，纳呆，便溏，舌淡红，有瘀斑或瘀点，苔薄白，脉细涩或结代，治以益气活血通络。

处方：炙黄芪 30g，当归 12g，赤芍 15g，丹参 20g，桃仁 12g，红花 15g，全蝎 5g，炙甘草 10g，川芎 20g，水蛭粉 0.5g（冲）。水煎服，日 1 剂。

三、典型病例

古某，男，59 岁，2006 年 11 月 6 日来诊。高血压病史 1 年，未系统诊治。近 5 日来，时发头晕、语謇，无肢体活动不利、昏仆、二便失禁等，诸症每次发作 15 分钟至 2 小时，5 日内共发作 3 次，均自行缓解。刻诊：头昏沉，精神尚可，纳可，夜寐安，二便调，体丰，面赤，舌大边有齿痕，舌质红，苔黄厚腻，脉弦滑。实验室检查：胆固醇 6.4mmol/L，甘油三酯 2.21mmol/L。经颅多普勒示大脑左前动脉中度痉挛，诊断为中风先兆，辨证为肝阳上亢，浊痰内阻，治以平肝息风，化痰通络。

处方：

珍珠母 30g	生龙骨 30g（先）	生牡蛎 30g（先）	丹参 20g
清半夏 12g	白芥子 30g	水蛭粉 1g（冲）	赤芍 15g
川牛膝 30g	天冬 10g	钩藤 20g	陈皮 15g

水煎服，日 1 剂。

服药 3 剂后，症状未发作，巩固治疗 15 日而愈，随访 1 年未复发。

四、体会

中风先兆常突然发病，可每日发作数次，也可数日或数月发作 1 次，均在 24 小时内完全缓解，与风邪致病特点相符。因患者阳气弛张，虚阳浮越，鼓动血脉，风动而发病，故临床常触及浮脉，治以息风通络，选用天麻、钩藤、全蝎、地龙等。《素问·风论》曰："风者，百病之长也。"风邪能侵犯各个脏腑而致病，外风不仅为外感病的发病因素，也可侵入经脉，深达脏腑，引动内风而发病，若表证已尽，往往易被忽视，还应通过病史、症状及审证求因的方法推断出风邪的存在，若弃其不问，势必使邪气留恋，病情迁延。临床中常于平脉中切见浮脉，追问病史，找出风邪之诱因，加入散风之药秦艽、防风等。医师在中风先兆的治疗中，既要重视内风致病，又要不忽视外风诱因，每获奇效。

健康文明的生活方式是
预防中风病的良药

　　1996年，美国疾病控制中心报道：采用健康的生活方式，可使美国人预期寿命平均延长10年，而如果采用医疗方法要使美国人预期寿命只延长1年就需要数百亿至上千亿美元。世界卫生组织指出：维多利亚宣言的健康四大基石为合理膳食、适量运动、戒烟限酒、心理平衡，他们能使高血压发病率减少55%，脑卒中发病率减少75%，糖尿病发病率减少50%，肿瘤发病率减少33%。总之，健康文明的生活方式能使危害人类健康的主要慢性病发病率减少一半以上，而所需费用不足医疗费的十分之一，并使人们的生活质量大为提高。但是，疾病预防工作的开展在我国几乎可以说是一片空白。

　　北京安贞医院洪昭光教授结合我国群众身体情况提出了四个基石理论：膳食中的一、二、三、四、五，餐桌上的红、黄、绿、白、黑，适量运动三、五、七，心理平衡三个三。简而言之，合理膳食是在保证营养的前提下坚持吃素，多吃蔬菜，适量运动。大约2500年前，希腊名医希波克拉底就曾指出："阳光、空气、水和运动，这就是生命和健康的源泉。"他把运动与阳光、空气、水摆到同等重要的地位。生命需要运动，也需要安静，运动不可过量，过量则有害。

每个人根据年龄不同可采取不同的运动形式，选择适合自己的运动量。老年人步行为宜，提倡有氧运动。最重要的是量力而行，循序渐进，持之以恒，终生相伴。吸烟对人类的危害已经不必赘述，过多饮酒可致高脂血症、动脉硬化等，提倡每人每日饮红葡萄酒 50 ～ 100ml 或白酒 50ml，这有助于活血化瘀，预防动脉硬化。心理平衡是四大基石中最重要的措施，也是最难做到的，而它的保健作用超过一切保健措施与保健品的总和。生活中要做到三乐：助人为乐，知足常乐，自得其乐；六个正确对待：正确对待自己，正确对待他人，正确对待社会，正确对待奉献与索取，正确对待荣誉与地位，正确对待工作与生活。

　　中医学很早以前就提出了预防中风的方法。《证治汇补·中风》篇云："宜慎起居，节饮食，远房帏，调情志。"传统的太极拳、太极剑、气功（尤其是吐纳功）等一些动中有静、静中有动的运动方式适合中老年人锻炼身体、静心养性。值得一提的是"远房帏"，中医学历来非常重视性生活对健康的影响。正常的性生活是健康生理的需要，对身体、心理有益无害。无度的性生活损精伤肾致阴虚阳亢、阳痿。有资料记载：性生活高峰期血压升高 40%，可导致高血压、脑卒中的发生。临床上，性交时突发中风的病人不乏其例，故而中医学对中风病人主张"远房帏"，也就是需要节制性生活。

康复要从发病时开始

据国内有关资料报道，中风病人在急性期后幸存者约有半数留有功能障碍，生活需人照料。不仅病人痛苦，而且给家庭和社会带来沉重负担。因此，在中风病人的防治工作中，采取积极高效的康复方法是十分必要的。

现代的康复概念是指通过治疗和训练最大限度地发挥患者的潜力，以便其能在生理上、心理上、社会上和职业上正常地生活。传统的康复观念是在病人经抢救脱离危险、病情稳定以后才开展的。有些临床医生或医院重治疗而轻康复，这就造成了相当一部分中风病人本可以恢复生活能力，但因失去早期康复机会而终身残疾。从临床实践来看，病人康复治疗越早，效果越好，因而部分学者主张从发病之日起或发病时即开始康复治疗，并将康复纳入中风的综合治疗之中，抢救治疗与康复同步进行。这样既可使病人安全度过危险的急性期，又避免或减轻了中风病人后期的各种功能障碍。早期康复是有其理论基础的，中风是因中枢神经系统损伤而使肢体或器官失去控制不能发挥正常功能所致，如果不在发病时即刻开始康复治疗，而是1～2周或更长的时间再开始康复治疗，病人的肢体、肌肉、关节会发生病变，如萎缩、痉挛、变形或出现失用性瘫痪。如果进行早期康复治疗，可避免或减轻上述病变的发生。反之，通过药物、针刺、按摩等康复手段治疗，可促进中枢神经功能的恢复。

康复分为三个方面，即情志康复、肢体功能康复、语言功能训练。

第一是做好情志康复。一方面使病人从诱发中风的不良生活习惯引发的焦虑、愤怒等情绪中解脱出来，另一方面由于病人突发中风后心理压力较重，如惧怕长期卧床等，要使病人对疾病有正确的认识，"既来之，则安之"，使病人树立战胜疾病、争取康复的信心，与医护人员配合，力争痊愈。

第二是肢体功能康复。肢体功能康复过程可分三个阶段，即卧床期、离床期和步行期。在此阶段，除服中药、进行针灸外，应重点运用肢体按摩和足底反射区按摩。按摩手法有捏、拿、搓、捶、拍、点、按等，足底反射区可选大脑、小脑、脑干反射区。卧床期功能康复的进行时间因病情而异，一般脑梗死在3天至1周或更短时间内，脑出血在1～2周或略长一点时间，即让患者进行功能位置重建治疗。具体方法是：上肢保持伸直状态，髋关节、膝关节稍微屈曲，手握绷带卷防手指畸形，使足与小腿保持90°，在足底放一沙袋或枕头，以防止足下垂，每天按摩1～2次，每日按摩15～20分钟，每个关节活动10次，先大关节后小关节，运动幅度逐渐加大。如果患者神志清楚，则鼓励患者用健肢帮助患肢做自主运动。离床期功能康复可从卧床3～4天时开始坐卧训练，当患者肢体肌力达Ⅱ～Ⅲ级时，协助患者在床上练习躺下、坐起、四肢爬行、向侧方运动等。当患者可独立坐起后就可以进行平衡训练，平衡功能正常后开始进行起立训练。步行期功能康复建立在强化立位平衡基础上，当患者患肢肌力达Ⅳ～Ⅴ级时可练习行走，并着重练习生活自理能力，如起床、穿衣、洗漱、进餐等生活起居动作。

第三是语言功能训练。要根据中风病人失语的性质采取不同的训练方法。感觉性失语患者应从基本的生活语言开始，逐步增加语言听觉辨认，由物品名称开始，再到执行指令，反复刺激；运动性失语患者着重反复训练患者发音，令其复述，适当给予语音纠正；命名性失语患者应在物品名称上反复强化，加深记忆；失写症患者可按抄写、听写、默写等方法反复训练；构音障碍患者从锻炼与发声有关的肌群开始，如令患者反复示齿、咀嚼、伸缩舌体等，促进与发音有关的肌群间的协调运动，逐步过渡到能够进行正常生活。中风康复期的中药治疗与中风急性期抢救的中药治疗融为一体，根据风、火、痰、瘀以及气虚的侧重而选方遣药。早期以风、火、痰机制为主者，应以息风豁痰、泻热通腑之剂治疗为主，后期逐步转为活血化痰、益气通络的治疗，常用方剂如王清任的补阳还五汤，运用得当对肌力的增强效果很明显。

针刺治疗中风偏瘫，是我国劳动人民几千年来与疾病做斗争的经验结晶和伟大创举，不但在国内医学界得到了承认，而且一些发达国家的医生通过自己临床研究证明了针刺治疗对中风病人的运动功能以及日常生活能力的改善也有明显的促进作用。中风的针刺疗法可选用巨刺法和拮抗肌取穴针刺法。巨刺法是根据《灵枢·宫针》中"巨刺者，左取右，右取左"的理论所创立。有报道巨刺法的疗效优于"瘫刺"疗效。中国康复研究中心的王洪忠主任说："根据我们的经验，偏瘫病人在出现联合反应之前属于'真气去，邪气独留'的情况，此时应用巨刺法，在出现自主运动之后宜针刺患侧，在自主运动刚刚出现但相当弱时可针刺双侧。巨刺法对加速联合反应和诱发自主运动可起到促进作用，从而加速偏瘫病人运动功能恢复的进程。"拮抗肌取穴针刺法多用于中风病人肢体瘫痪的恢复过程。在这个过程中大多数患者会出现患肢痉挛，这对病人患肢功能的恢复是一极大障碍。一般来说，在偏瘫患肢中上肢屈肌痉挛、下肢伸肌痉挛的情况比较多。拮抗肌针刺取穴法于上肢伸肌、下肌屈肌取穴较为行之有效。上肢屈肌痉挛，取患肢的天井、清冷渊、消泺、臑会、中渎、三阳络、外关、支沟，腕、指屈曲障碍则取阳池、中渚，每次选穴2～3个，交替使用。如果下肢伸肌痉挛，则取患肢的殷门、委中、委阳、合阳、承山、承筋，每次取2～3穴。足下垂取解溪、冲阳、陷谷、丘墟。足内翻取光明、悬钟、丘墟、昆仑。

开窍法治疗急性缺血性中风病中经络型举隅

《中医内科学》提出中风是由于气血逆乱，产生风、火、痰、瘀，导致脑脉痹阻或血溢脑脉之外。开窍法是中医治疗中风的非常有效的方法，一般多用于有意识障碍的"中脏腑型"病人，崔金海主任医师治疗中风非常推崇开窍法，认为开窍法是治疗急性期缺血性中风的基础疗法，也是及时控制中风病情发展的特效疗法，应在辨证论治的基础上广泛应用于中风治疗，不能只限于中脏腑的患者。崔金海主任医师尤其指出，运用开窍法治疗急性期缺血性中风中经络型，同样能及早控制病情，明显降低患者的残疾程度，对整个家庭和社会很有意义。崔金海主任医师为了方便患者用药，自拟经验方开窍丸（牛黄、麝香、葶苈子、白芥子、枳实、大黄、郁金、黄连、石菖蒲等），临证应用多年，效果显著，现将崔金海主任医师的一些临证验案介绍如下。

病案一

患者贾某，女性，66岁，因言语謇涩、吞咽困难2天于2013年6月14日入院。患者于入院前2天，情绪激动后出现言语謇涩，吞咽困难，口角流涎，右侧口角低垂，右上肢活动略感笨拙，于当地诊所输液治疗，病情逐渐加重，遂来我院。刻下症见：神清，舌强语謇，吞咽困难，饮水呛咳，口角流涎，右上肢活动略显笨拙，咳嗽痰多，头晕，精神食纳可，寐安，二便自控，舌质瘀暗，苔白腻，脉涩。头颅 CT 提示：左侧大脑半球多发腔隙性脑梗死，脑干可疑梗死灶。中医诊断为缺血性中风病（急性期），辨证为中经络－风痰瘀血证，西医诊断为急性脑梗死。

崔金海主任医师指出：患者入院时病情严重，还有继续恶化的趋势，而且患者吞咽困难，痰多，极易并发肺部感染，使病情进一步加重。此时要迅速控制病情发展，需在西医的常规治疗上加用中药，马上予患者留置胃管，急煎化痰通络汤送服开窍丸，每日 2 次，以大便通、病情不再加重为度。此后每日 1 次，每次 1 丸，服用 7 天。2 天后患者大便通畅，病情好转，改为用化痰通络汤原方送服开窍丸半丸，每日 2 次，共 7 天。此后配合针灸治疗，患者 14 天后出院时已能进食粥状食物。

病案二

患者纪某，男，62 岁，因左侧肢体活动不遂 3 小时，于 2013 年 8 月 1 日入院。患者在休息时无明显诱因突发左侧肢体活动不遂，左手持物坠落，行走时左下肢拖曳，伴头沉，在家未行任何处理，急来我院诊治。刻下症见：神清，头晕沉，左侧肢体活动不遂，不能独立行走，时有胸闷气短，喉中痰鸣，纳可，寐安，二便自控，舌质淡暗，有瘀斑，舌苔白腻，脉弦涩。急查头颅 CT 示双侧大脑半球多发腔隙性脑梗死。中医诊断为缺血性中风病（急性期），辨证为中经络－风痰瘀血证，西医诊断为急性脑梗死。

患者正在静脉溶栓时间窗内，急予尿激酶 150 万单位静点，溶栓后病情迅速好转，左侧肢体功能恢复正常，但溶栓后4小时再次出现左侧肢体不遂，且比入院时肌力更差，此为溶栓后再闭，是目前医学的一个难题。崔金海主任医师会诊后指示，患者辨证为风痰瘀阻，治疗上以息风化痰、活血开窍为法，急煎化痰通络汤原方，用药汤送服开窍丸1丸，每日2次。1天后患者大便通畅，病情稳定，改为用化痰通络汤原方药汤送服开窍丸半丸，每日2次，共7天。此后配合针灸康复治疗，患者14天后出院时，能独立行走50米。

病案三

患者张某，男，60岁，无业，突发语謇，右侧肢体活动不利1天，于2018年12月3日入院。患者于1天前无明显诱因突发语謇，发病之初能正常交流，能独立行走，无饮水呛咳，未及时就医，后病情加重而来我院。刻下症见：语謇，交流困难，口角歪斜，头昏，右半身不遂，喉中痰鸣，纳差，腹胀，饮水稍有呛咳，小便色黄，大便4日未排，舌质红，苔黄微腻，脉弦滑。头颅CT示：左侧额叶近皮层处梗死灶。中医诊断：缺血性中风病（急性期），辨证为中经络–痰热腑实证，西医诊断为急性脑梗死。

因为患者错过了溶栓时间窗，故西医治疗只能给予常规二级预防，但患者为进展性中风，病情很可能继续加重，急请会诊。崔金海主任医师看过病人，同意目前的诊断。分析患者病情，下一步很有可能出现中脏腑，因此要及时给予中药治疗。治法上使用清热化痰、通腑开窍之法，这是开窍丸的典型适应证，不必加减，急予开窍丸口服，每日2次，每次1丸。患者在服用2丸开窍丸后，当晚排大便1次。次日崔金海主任医师查看患者病情已得到有效控制，故指示：开窍丸每日 1 次口服，每次 1 丸，共用 7 天。患者后期配合针灸康复治疗，住院 14 天后好转出院，出院时患者已经能和家属简单交流，肢体活动基本正常，无头昏头沉。

崔金海主任医师按：三位患者均为中老年人，平素养生不节，宿疾内蕴，情绪激动和天气变化均能诱发体内气机逆乱突发中风，发病后有两个患者表现为风痰瘀阻证，一个患者表现为痰热腑实证，这两个证型病情极易进展，很有可能由中经络发展成中脏腑，此时应当机立断地在中医辨证论治的基础上加用开窍法。开窍丸以牛黄、大黄、黄连解毒开窍，麝香、石菖蒲、远志、郁金醒脑开窍，白芥子、胆南星涤痰开窍，葶苈子、大黄、枳实调机开窍，诸药共用综合开窍之法，能迅速截断病情恶化之势，并促进脑功能恢复。

小结

中风自古是中医顽疾之一，严重地危害人类的身心健康，不但造成患者身心痛苦，而且给家庭和社会带来沉重负担。崔金海主任医师临证近六十载，提出治疗中风时无论是中脏腑还是中经络，均可在辨证论治的基础上加用开窍法。崔金海主任医师的宝贵经验非常值得我们去继承和发扬，更好地为中风患者服务。

针刺并非只是康复的手段

很多人误以为西医才能救命、中医只能治病，有相当一部分医生认为中风急性期只能用西医西药抢救，而针灸、中药只能用于中风的康复，甚至某些中医大夫对针灸治疗中风急症的疗效也持怀疑态度。追溯中医学史，早在春秋战国时期我国的医生就采用针灸方法抢救昏迷、休克等危重病人，并获得了肯定的疗效，挽救了无数危重患者的生命。几千年来，针灸同中药等其他方法一起为我国劳动人民健康做出了重大贡献，使中华民族繁荣昌盛。

时至今日针灸、中药热潮风靡世界，但在国内仍有一些医务工作者未能充分利用针刺疗法治疗中风急症，而我国的一些杰出的中医学家为他们做出了榜样。例如：天津中医药大学的石学敏教授运用醒神开窍法，取人中、内关、三阴交为主穴，抢救中风急症病人，取得了无可争辩的疗效；广东中医药大学靳瑞教授首创颞三针；黑龙江中医药大学东桂荣教授运用头针疗法抢救中风急症病人，达到了国内领先水平。崔金海主任医师在临床中也非常重视针灸抢救、治疗中风急症病人，常用人中、内关、合谷、曲池、足三里、关元、三阴交、气海、百会等穴醒神开窍、平肝潜阳、调理气机、益气固脱，往往效如桴鼓。

针灸的现代研究成果更进一步坚定了人们运用针刺疗法

抢救、治疗中风急症的信念。深圳贾少微主任运用 ECT 技术探索针刺治病的原理，研究证明，针刺（留针）合谷、曲池、足三里、三阴交等穴位时可提高对侧脑组织的血流量，缩小脑内缺血区，改善脑细胞功能，患者接受治疗产生的反应比正常人更为强烈。第四军医大学西京医院李锋博士的一项研究表明，针刺能使血浆内血栓素 A2 水平下降，6- 酮 - 前列环素 Fla 含量上升，二者达到新的平衡状态，血液的内环境改善，这一作用有别于血液稀释、抗凝疗法，亦同单纯扩血管治疗有差异。因此他认为：针刺对血栓素 A2- 前列环素系统的调节是治疗缺血性中风的机理之一，在中风急性期可采用针刺疗法。黑龙江中医药大学东桂荣教授研究针刺治疗脑出血的机理，结果表明：针刺可以逆转受出血影响的抑制性神经细胞兴奋性，对脑出血后紊乱的神经生物活性物质产生良好的调节作用，并能从生物化学、病理生理学角度修复、重建因出血被破坏的血脑屏障功能，促进血肿的吸收，减轻脑组织的变性和坏死，减少脑出血后脑组织水含量，提高机体抗自由基、抗脂质过氧化的能力，抑制血浆、脑脊液中坏死因子含量的急剧升高及血肿周围脑组织坏死因子的表达，对出血后神经细胞的兴奋性具有良好的调节作用。天津中医药大学的石学敏教授及其博士生翟娜、李平等也揭开针刺治疗中风之谜，他们认为"醒神开窍"针刺法治疗中风的机理是针刺可积极地调动和促进脑及全身的动脉系统向缺血区代偿性供血，明显改善脑细胞形态异常，显著降低脑细胞内钙离子的含量，增强脑组织对有害自由基的清除能力，并抑制有害自由基的产生，从而改善了脑组织细胞结构，阻止了脑功能损伤。

针刺机制的现代研究对于针刺抢救、治疗急性中风提供了理论依据。在我国现有的医疗条件下，当基层医疗机构的中风患者发病后不能迅速送往上级医院时，基层医生可立即采用针灸抢救病人。因此应该在基层医院大力推广运用针灸抢救治疗急性中风病人，这必将大大提高中风病人的治愈率，降低患者死亡率、致残率。

痰饮病穷原竟委

痰饮是指水液在体内因运化输布失常而停于某一部位的一类疾病。痰饮涉及的范围很广，广义的痰饮指《金匮要略》所划分的四饮，即痰饮、悬饮、溢饮、支饮；狭义的痰饮则指四饮中的痰饮。

古代"痰"字本为"淡"，晋唐时期，如《脉经》《千金翼方》中均作"淡饮"。唐代释玄英《一切经音义》云："淡饮，谓膈上液也。""淡"与"澹"通，是水液摇动的意思，《说文》云："澹，水摇也。"日本丹波元坚《杂病广要》云："痰，本作淡，淡，澹水动也，故水走肠间，名曰淡饮。"后世医家多有发挥和阐述，如宋代严用和《济生方》认为："人之气道贵乎顺，顺则津液流通，决无痰饮之患，调摄失宜，气道闭塞，水饮停膈而结成痰。"从气与水的关系来论述本病的病机，甚为精辟。清代叶天士总结了前人的经验，提出了"外饮治脾，内饮治肾"之大法，亦属精当。颜德馨老师从"痰瘀同源"之说，用活血化痰法治疗痰饮，亦取得了一定疗效。

一、探求病因，阳虚为本

痰饮病之成因，历代医家论述甚多，由于痰饮有浓而稠密及清而稀薄的不同，故病机迥异。临床所见，咳嗽多痰、气逆喘息之病证，多属痰饮病。《金匮要略》云"病痰饮者，当以温药和之"，故有苓桂术甘汤、肾气丸之治，若阳气不到之处，即为饮邪停滞所致。饮为阴邪，得阳始化，故将痰饮之成因归咎为脾肾阳气不足。因脾主运化，饮食于中，全赖脾土之运化转输，而脾阳又赖肾阳温煦，肾阳不利则火衰不能蒸土，土不能化物，以致水谷难以化为精微，而为痰饮，故痰饮常由脾及肾或脾肾两伤。同时脾气健运，还赖肝气疏泄正常。如肝脾不和，脾运不健，又是停湿成饮的重要因素，盖木旺必侮土，土郁则水谷不化，湿即化为痰。另外嗜酒多湿，嗜烟酿痰，也为常见原因，更有年近花甲，命门火微，阳不盛阴，火不敌水，则水谷不运，亦可化痰成饮，因此老年命门火衰，肾气衰微，更易罹患痰饮。

水积于阴则为饮，饮凝于阳则为痰，故通阳化饮，当为治痰饮之大法，临床常用苓桂术甘汤加减治疗。患者如形寒肢冷、咳嗽痰稀，苔白脉迟，可加半夏、陈皮以燥湿蠲饮。若饮停而脾虚者，可配以六君子汤健脾化饮。若肝郁气滞、中虚饮停者，则配香附、乌药、沉香、枳壳等理气化饮。中阳不足、寒饮较甚者，则以干姜、细辛助桂枝温运中阳。饮邪上逆、喘咳气促者，与旋覆花、代赭石、紫苏子降气化饮，但总不离温药和之的宗旨。

二、痰瘀同源，活血化痰

痰和瘀是两种不同的致病因素，痰是津液不化而形成的病理产物，所谓"积水成饮，饮凝成痰"，故"痰""饮"名异而实同。瘀是人体血液循行不畅或离经之血着而不去的病理表现，在这种痰瘀认识的指导下，临床上治疗痰、瘀的辨证用药迥然不同。但由于津血同源，很多痰饮病与瘀血相关，应用活血化瘀的方药治疗痰饮，亦可获得较好的疗效。

中医学是一门科学，中医理论的产生和发展必然以实践为依据，临床实践给科学理论提供了取之不竭的源泉，如痰瘀同源、同病、同治的理论和实践由来已久。甘肃汉墓出土一批医简，其中一处方由当归、川芎、牡丹皮、漏芦、贝母组成，此方养血活血，化痰散结，是痰瘀同治的典型方剂。《黄帝内经》中的四乌贼骨一芦茹丸，实际也是痰瘀同治方。

元代朱丹溪对痰瘀相关问题进行了探讨，认为"痰挟瘀血，遂成窠囊"，需痰瘀同治方能收效。清代唐容川则说得更为明确，《血证论》中指出"血积即久，亦能化为痰水""须知痰水之壅，由瘀血使然，但祛瘀血则痰水自消"，故痰饮和瘀血成为病理产物和致病因素。若阳气不运，痰饮停滞，则血行不畅，痰瘀交结不解，可出现痰瘀互相转化的病理变化，临床常见慢性咳喘患者多因心肺功能减退而致口唇、四肢紫绀，青筋怒张。此时常在化痰药中加入赤芍、桃仁、丹参或让患者吞服水蛭粉，以达到祛瘀血而消痰水的目的。另外常用消瘤丸（水蛭、元胡、牡蛎）以治血管瘤而获显效，均为活血化痰之明鉴。

三、外饮治脾，内饮治肾

前贤曾谓"脾为生痰之源，肺为贮痰之器。"叶天士认为痰由脾阳不运而生，饮由肾寒水泛而成，故有"脾阳虚为外饮，肾阳虚为内饮"之说。颜德馨认为内饮属肾，外饮属脾，不仅是指病位不同，更表示病机不同和病情轻重不同。一般认为，痰饮初起，脾虚湿滞为患，病浅而轻，故为外饮，责之脾运不健。

若饮病久发，外湿引动肾水，水泛为饮，病深且重，故属内饮，咎之肾阳。《金匮要略》设苓桂术甘汤通阳化饮、健脾燥湿，但本方温通有余，健运不足，所以治疗痰饮之滞、形瘦体弱、神倦肢重、纳谷不馨、大便溏薄、眩晕、脾运不健者，常加苍术、小半夏汤、泽泻汤或理中汤，使中阳充足，脾胃健运则痰饮化。肾虚水泛为饮，《金匮要略》中使用真武汤、肾气丸治疗。颜氏认为治饮病气短、腰膝酸楚、肢体浮肿、喘促倚息者，常以肾气丸合黑锡丹、紫河车以补下元，利水蠲饮。饮属阴性，为有形之邪，证虽虚而欲补，但须补而不滞，故用附子、补骨脂、巴戟天、胡芦巴、肉苁蓉以补肾助阳、纳气平喘，若年老多病，正气大虚，饮邪难化，则用参附汤、黑锡丹、参蛤散，以峻补下元，扶元镇固，从而转危为安。

四、痰饮兼外感，标本同治

痰饮患者，饮邪充斥，伤及阳气，以致阳不卫外，不能御邪，所以稍一触冒风寒，即可引动伏饮，挟感而发。欲发不止，正气溃散，精气内伤，肾之真元损伤，根本不固，则非一般宣肺化痰药物所能胜任。仲景治疗支饮，拟小青龙汤散寒解表，温肺化饮，实为饮邪挟感所设。然小青龙汤为宣散之剂，温阳不足，只有加入附子一味，温阳散寒，临床见咳喘、咯白色泡沫痰、背恶寒如掌大、苔白腻等，即可投之，若表证重者重用麻桂，水气重者重用姜半夏。至于外邪郁而化热，出现身热、口渴、咳嗽、痰稠、苔黄、脉滑者，又常以小青龙汤加石膏，或用大青龙汤，急则治其标，在散寒蠲饮同时，兼以清热疏表。

五、未病先防，预防为重

饮病多为冬春受寒而发，可知饮病发作常和季节密切相关。饮为阴邪，能阻遏阳气，入冬阳微阴长，则阳气卫外不足，一旦触寒受风，最易引发，故对于饮病防止复发十分重要，颜德馨提倡"冬病夏治"，嘱患者在三伏天服苓桂术甘汤加附子，借天之阳气以助药力，祛除深伏体内之痰饮宿疾，疗效显著，至于饮病日久，肺脾肾三脏俱虚，遵"培土生金""上下焦病，治在中焦"之旨，用香砂六君子汤加苍术、山药等健脾化饮，断绝化痰生饮之源，具有预防作用。

六、背寒探颐，温阳消霾

《金匮要略》中提到"心下有留饮，其人背寒如掌大"，《千金方》将"留饮"解释为"结和留饮成游囊"。参照《陶华六书》"背恶寒者属少阴，附子汤及灸气海"治疗背寒，有一定效验。

颜德馨治愈"背寒冷一片"二则：

镇江金山寺住持久患背寒，当心后侧一片，盖饮留之处，阳气所不到达，脉沉弱，呈现一派脾肾阳虚、阴寒凝滞之象。僧人素食，兼胃阳不足，遂处一方：生附子大者1枚，公丁香49粒，裹煨熟研末，每次1.5g，每日3次，糜粥送下。附子温以助气化，丁香温破留饮，糜粥温胃运脾。方药简洁，一料而愈。

某老翁，背冷一块久治不愈，观前之医用参附、术附无效。细察脉迟细，舌紫苔薄，气血已病，阳失斡旋，取王清任回阳汤加味，处方：党参、附子、干姜、白术、甘草、鹿角、桃仁、红花，5剂。服后其患若失，正所谓"怪病必有瘀"。

从痰饮瘀论治咳痰喘

咳嗽喘息是肺系疾病的主要表现，其中有声无痰谓之咳，有痰无声谓之嗽，喘是以呼吸困难，甚至张口抬肩、鼻翼扇动、不能平稳为特征。《黄帝内经》记载"五脏六腑皆令人咳，非独肺也""故肺病者，喘息鼻张"，强调外邪犯肺或脏腑功能失调、病及于肺均可导致咳嗽、喘息，常见病因为外邪侵袭、饮食不当、情志不调、劳倦等。

咳、痰、喘见于多种慢性肺疾病的患者，病程日久，反复发作。崔金海主任医师根据多年临床经验，从痰饮瘀论治咳痰喘，收到良好疗效，现总结如下：

一、痰饮停聚为标，脾肾阳虚为本

肺为娇脏，容易受到内外因素的影响，所以说五脏六腑皆能令人咳。其中需要我们注意的是：呼吸系统的咳、痰、喘与痰饮水湿密切相关，与肺、脾、肾密切相关。仲景对此也多有论述，如《金匮要略·痰饮咳嗽病》曰："饮后水流在胁下，咳唾引痛，谓之悬饮；咳逆倚息，短气不得卧，其形如肿，谓之支饮。"说明了咳是水饮证的主要症状表现之一。叶天士在《温热经纬·三时伏气外感》曰："水湿久渍，逆行犯肺，必生咳嗽喘促，甚则坐不得卧，俯不得仰，危期速矣。"痰饮水湿停聚于体内，可为有形，亦可为无形。停聚于内，易影响气机升降出入，随气可逆于上而迫于下，上下周流，故有诸多病证。胸中有留饮，其人短气而渴；甚者则悸，微者短气；肺饮不宣，但苦喘短气；支饮亦喘而不能卧……"从上述条文可见各家反复论述了痰饮水湿导致咳、痰、喘等呼吸系统症状。

由于痰饮有浓稠、清稀的不同，临床所见，大凡咳嗽多痰、气逆喘息之病证，多属痰饮病。阳气虚，阴气则壅塞；阳气盛，阴气则缺乏。痰饮为阴邪，得阳始化，故将痰饮之成因归结于脾肾阳气不足。因脾主运化，饮食于胃，游溢精气，上输于脾，脾气散精，全赖脾土之运化转输，而脾阳赖肾阳之温煦，后天之本，赖先天之本温养，肾阳不足则火衰不能温运脾土，土不能化物，以致水谷难以化为精微，而为痰饮，故痰饮病常由脾及肾或脾肾两伤引起。肾阳不足，阳不胜阴，阳化气，阴成形，则水谷所入，亦可成痰成饮，故老年命门火衰，肾气衰惫，更易患痰饮病。

水积于阴则为饮，饮凝于阳则为痰。《金匮要略》云"病痰饮者，当以温药和之"，故有苓桂术甘汤、真武汤、肾气丸之治，通阳化饮当为治痰饮之大法。崔金海主任医师临床常用多种祛饮之法，或解表利饮，或行气利饮，或温化水饮，或攻下水饮等。方虽千变，法却如一，都从痰饮论治，表明了咳喘与痰饮水湿密切相关。崔金海主任医师多用苓桂术甘汤加减，加半夏、橘红以燥湿化饮。中阳不足，寒饮较甚者，则以干姜、细辛助桂枝温运中阳。兼有气虚者多加用太子参、西洋参。饮邪上逆、喘咳气促者，与旋覆花、紫苏子、五味子、莱菔子降气化饮，但总不离"温药和之"之宗旨。

二、外邪内饮，标本兼顾

咳、痰、喘患者，痰饮内伏，阻遏阳气，以致阳不卫外，不能御邪，稍一触冒风寒，即可引动伏痰，挟外感而发。对于新感而发者，多以川芎、防风、白芷、辛夷疏风散寒。肺为华盖，易感受外邪，此类患者本虚标实，本为阳气虚，若久发不止，正气溃散，精气内伤，肾之真元损伤，根本不固，则非一般宣肺化痰药所能胜任。仲景治支饮，拟小青龙汤散寒解表，温肺化饮，实为饮邪挟外感而设。崔金海主任医师认为小青龙汤为宣散之剂，温阳之力不足，可加入附子温补阳气，临床凡见咳喘，咯白色泡沫痰，背寒饮如掌大，苔白腻等，即可投之，若表证重者重用麻黄、桂枝，水气重者重用干姜、半夏。至于外邪郁而化热，出现身热、口渴、咳嗽、痰黄、苔黄者，常以小青龙汤加石膏急则治其标。石膏味辛甘，性寒，辛能发散，寒能清热，故在散寒蠲饮的同时兼以清热疏表。

三、上下交病，治其中焦

痰饮病的形成，与肺、脾、肾三脏均相关。肺失通调水道，脾失散精，肾失封藏、固摄，最终导致精气壅塞，可成痰、成湿、成饮。痰饮水湿与脾失健运相互影响，脾失健运导致痰饮水湿内停，反之遏阻脾胃气机则加重脾失健运，脾气散精最为关键，故健运中焦、固护胃气尤为其要。痰饮壅塞日久，郁而化热，出现寒热错杂之证，崔金海主任医师多用半夏泻心汤加减，黄连、黄芩、法半夏辛开苦降，寒热同调。至于痰饮病日久，肺脾肾三脏俱虚，予"培土生金""上下交病，当治中"之旨，用香砂六君子汤加苍术、怀山药等健脾化饮，断绝化痰生饮之源，具有预防作用。

四、痰瘀同源，活血化瘀

痰和瘀是两种不同的病理产物，亦可以成为致病因素。所谓"积水成饮，饮凝成痰"，故"痰""饮"名异而实同，瘀是离经之血不能及时消散，瘀滞于某一处，或是血流不畅，运行受阻的病理产物。如痰瘀同源、同病、同治的理论和实践由来已久。元代朱丹溪对痰瘀进行了探讨，以为"痰挟瘀血，遂成窠囊"，需痰瘀同治方能收效。清代唐荣川则说得更为明确，他在《血证论》中指出"血积既久，亦能化为痰水，须知痰水之壅，由瘀使然，但祛瘀血则痰水自消"，故痰饮和瘀血成为病理产物和致病因素。若在阳气不运、痰饮停滞的情况下，则血行不畅，痰瘀互结不解，而出现痰瘀相互转化的病理结果。临床常见慢性咳痰喘患者因心肺功能不全而致口唇、四肢紫绀，青筋怒张。崔金海主任医师在临床上常常痰瘀同治，在化痰药中加入僵蚕、地龙、赤芍，或是以水蛭粉吞服，以祛瘀血而消痰水。

五、脾肾同调，提壶揭盖

脾为生痰之源，肺为贮痰之器，叶天士认为痰由脾阳不运而生，饮由肾寒水泛而成，故有"脾阳虚为外饮，肾阳虚为内饮"之说。若饮病久发，外湿引动肾水，水泛为饮，病深且重，故属内饮，责之肾阳，肾为先天之本，脾为后天之本，痰饮病日久，最终导致脾肾阳虚。《金匮要略》中的苓桂术甘汤为治痰饮之祖方，其功效为辛甘通阳，健脾燥湿。崔金海主任医师认为本方温通有余，健运不足，故治疗痰饮之滞的咳痰喘，伴有形体偏胖、神倦肢重、纳谷不香、便溏等脾运不健者，常加苍术、泻心汤、理中汤，使中阳充足，脾胃健运则痰饮得化，咳痰喘自然平息。若肾虚水泛为饮，患者咳喘明显，腰膝酸楚，肢体浮肿，喘促倚息，痰液清稀，水滑苔，多用真武汤、肾气丸加用细辛、干姜、五味子。饮属阴浊，为有形之邪，证虽虚而欲补，但须补而不滞，故用附子、巴戟天、车前子、仙茅以补肾助阳，纳气平喘。

崔金海主任医师认同阳气通畅可使小便通利，而小便通利也标志着阳气通畅。且肺通调水道，下输膀胱，肺脏水道通利，则肺宣发肃降功能才能得以正常。叶天士在《温热论》中说："通阳不在温而在利小便。"即临床治疗不在于给予多少温性药物，而重在温化，使小便通利，湿邪得以祛除。治疗多选用麻黄加术汤或越婢汤加减，苍术辛苦温，燥湿健脾；麻黄辛温，宣肺通阳，发汗利水。崔金海主任医师善用苍术配麻黄，他认为苍术祛湿并无病位表里之分，祛湿邪在表的有麻黄加术汤、九味羌活汤等，祛湿邪在里的有针对中焦痰湿的平胃散、针对湿热下注的二妙散等，此外多用苍术3倍于麻黄，以达到利尿作用。

病案

杨某，女，64岁，2016年2月28日就诊，患者有咳喘病史数十年，近1周受凉后加重，咳嗽，有黄痰。刻下症：精神差，周身乏力，畏寒，咳吐黄白黏痰，口渴，纳差，既往体健。胸部X线片示：左下肺感染。面色偏暗，余无异常。舌象示舌暗红，苔白厚。寸浮关滑。中医诊断为咳喘，辨证为外寒内热，脾胃不和。西医诊断为慢性支气管炎急性加重期，治以解肌发表，降气平喘，和胃。

处方：小青龙加石膏汤和泻心汤加减。

桂枝 12g	白芍 15g	炙甘草 15g	生姜 10g
大枣 20g	石膏 30g	厚朴 15g	杏仁 15g
僵蚕 20g	地龙 20g	法半夏 15g	黄芩 15g
黄连 9g	干姜 10g	旋覆花 20g	

7剂，日1剂，水煎分服。

二诊：患者咳嗽，咳吐白黏痰，无恶寒，口中和，乏力，纳少，舌暗红，苔白，脉濡。予香砂六君子加减健脾和胃，补肺益肾治本。

处方：

木香 8g	砂仁 12g	太子参 10g	茯苓 15g
炒白术 15g	厚朴 15g	僵蚕 20g	地龙 20g
法半夏 15g	黄芩 12g	巴戟天 15g	桔梗 12g

10剂，日1剂，水煎服。

患者咳喘缓解，进食可，嘱其避风寒，呼吸操锻炼。

产后癃闭诊治一得

经云："膀胱不利为癃，不约为遗尿。"临床上产后癃闭并非少见，虽暂无性命之忧，但产妇痛苦异常。现代医学借助导尿之法虽可暂时缓解胀满之苦，但易造成逆行感染，给产妇造成更大的痛苦。盖产后癃闭病机多为肾虚、气虚两端，而气虚者尤多，常因素体虚弱或产程过长，劳倦伤气，或失血较多，气随血脱终致耗气伤血，冲任空虚，元气方损，膀胱气化不利故小便不行。崔金海主任医师以益气活血、暖宫通利之法治疗产后癃闭者50余例无一不效，速者1剂小便自下，缓者2～3剂乃愈。

处方：

黄芪 30g　　当归 12g　　炮姜 9g　　泽泻 5g
车前子 30g
日 1 剂，水煎服。

方义：黄芪甘温，补气升阳利尿，补肺气以开水之上源，助膀胱气化；当归补血活血，与黄芪相伍为当归补血汤，峻补耗伤之气血；炮姜温阳散寒，合当归取生化汤之义，傅青治产后诸症主张攻补兼施，即"频服生化汤，随证加减"；泽泻甘淡，可"逐膀胱三焦停水"（《名医别录》），利水而不伤阴；车前子入肾，利水通淋，与泽泻合用可增强利尿之功。五味同煎，具有益气、活血、暖宫、通利之效。

一村妇，年近三旬，产后 1 日无尿，少腹膨胀，排之不出，连续导尿 3 天仍不能自行排尿。诊之但见产妇卧床，面色白，神疲乏力，言语低微，切其脉沉弱，观之舌淡苔白，少腹膨胀如鼓。妇科检查无尿道产道损伤，尿常规未见异常。诊为气血亏虚，膀胱气化不利。遂予上方。新产服后，顷刻小便自下，患家大悦，深感轩岐之功。

胆囊炎、胆石症辨治五法

胆囊炎、胆石症临床多见，常反复发作，迁延难愈，以腹胀、胁痛、消化不良为主症，如有急性感染、胆石梗阻，患者可伴高热、寒战、恶心呕吐、黄疸、嗳气等症。该病病位在胆，可涉及肝、脾、胃，表现以邪实为主，以气滞、湿热、瘀血、热毒为标。日久不解可伤及正气，出现虚实夹杂、寒热错杂之候。

一、病因病机

该病病因为外邪内侵，饮食不节，情志不遂，劳倦过度，蛔虫袭扰。患者外感六淫，久而不解，直中脏腑，湿热毒邪内生，横犯肝胆，使肝失条达之性，胆失少阳升发之能，导致胆汁排泄障碍而发病。饮食不节损伤脾胃，腑气以降为顺，脾胃居中为气机升降枢纽，胃伤则浊气不降，腑气不通，化热化火。脾虚则运化无力，清气不升，气机壅滞，湿邪内生，湿热蕴蒸肝胆，经脉不畅而致病。《医学入门》云："胃移热于胆则病矣。"说明胃病可以影响到胆。情志不遂致肝气郁结而化火，移热于胆。另劳倦伤脾，蛔虫可阻塞胆道影响胆汁排泄，均使经络瘀滞、气血运行不畅发病。

病理变化主要为：肝胆疏泄失常，肝胆湿热，气滞血瘀，热结胃肠，肝脾不和，邪郁少阳。

二、辨治五法

基于以上的病因、病机、病理特点，依据多年的临床经验，崔金海主任医师总结出疏、通、清、和、化五法，在胆囊炎、胆石症的治疗中取得了较好疗效。

1. 疏：即疏肝

疏肝必理气，疏肝必利胆。本病由肝郁气滞、胆液疏泄失常所致者，表现为情志失宜，胸胁闷胀，胁脘疼痛，脉弦。常以柴胡疏肝散（《景岳全书》）化裁治之。以柴胡为主，配青皮、陈皮、木香、枳壳、元胡等疏肝解郁、理气止痛。木气条达，气机通畅，胆汁疏泄正常，气血运行通利，病可痊愈，疏法贯穿胆系疾病治疗过程的始终。

2. 通：指通导腑气

本病以热结胃肠、腑气不通者居多。腑气不利，胃肠燥热，邪无所出，胆热益甚，肝郁不解，肝火不清。因而患者脘腹胀痛，大便干结，苔黄燥或黄腻，脉弦或弦数。投以调胃承气汤治之，效果显著。大黄通腑泻热，利胆退黄，行瘀活血，常用量15g，后下。便通后减量至10g以下。通腑法在胆囊炎、胆石症的治疗中尤为重要，能促进机体平滑肌蠕动，促进胆汁排泄，胆石排出，使炎症消散。注意寒证禁用。

3. 清：即清热解毒

外邪入里，正气盛者多从热化，临床出现发热恶寒，口苦尿赤，舌质红，苔黄燥，脉弦数或滑数等肝胆实热证。可用龙胆泻肝汤加金银花、蒲公英、重楼、败酱草等泻肝利胆、清热解毒，毒去则热清，热重者柴胡可用至30g以疏肝清热。急性发作时多实多热，施用清法宜早宜重，防热毒伤阴耗气。慢性缓解期宜少宜轻，恐正伤邪恋。木热土寒者，寒热并投或以温中健脾为主，以安中宫。

4. 和：即和解少阳、调和肝脾、调肝和胃之意

邪毒侵及少阳出现往来寒热，胸胁苦满，心下痞硬，脉弦有力时，宜用大柴胡汤调治，以和解少阳，内泻热结。若木乘土导致肝胃不和、肝脾不和之证，出现胸胁闷胀、脘腹痞满、恶心呕吐、嗳气纳呆时，常用厚朴、半夏、陈皮、紫苏梗、旋覆花等药。慢性期肝郁脾虚者以逍遥散加减，既能解肝郁，亦补肝血建中州，改善消化功能。

5. 化：化有化湿、消瘀两端

邪郁肝胆，可生湿化热，湿热裹结交互为患，热宜清解，湿宜清利、淡渗、芳化，临床出现黄疸、胸闷、脘痞、纳呆、溲赤、苔黄腻、脉濡数等湿热蕴结之证，多选茵陈蒿汤加味，以清热化湿，利胆退黄。清热利湿可选黄芩、黄连、栀子，淡渗利湿药可选滑石、茯苓、泽泻，芳香化湿药可选藿香、佩兰，湿困脾胃可用平胃散加味。湿性黏滞，故除湿务尽，湿去则热清。热邪煎熬胆汁而成砂石者，加金钱草、鸡内金以清热化湿排石，金钱草可用至120g，但久用宜防苦寒伤胃之弊。久病邪气入血入络，气机郁滞均可导致血瘀，出现胸胁刺痛；血结于胁下出现癥瘕；内热伤阴动血，可出现皮肤斑疹显露（弥散性血管内凝血）。舌红绛，脉细涩，均属瘀血之候，故需行血化瘀。入血入络者予通络活血，常用旋覆花、香附、郁金、橘络、川芎等；癥瘕形成者予活血破瘀，可选桃仁、红花、赤芍、泽兰、三棱、莪术等或用鳖甲煎丸化裁；耗血动血须凉血散血，选用生地黄、茜草、赤芍、牡丹皮、丹参等药。病至耗血动血已成危候，应及早小剂量投以凉血活血之品，对防止血证的形成，此法确有卓效。

上述诸法不能孤立对待，因病情复杂非一法所能奏效，应审明度势，谨守病机，数法精当配伍，灵活运用。此外，老年人发病者多伴中气亏虚，宜加参、术、芪等补气健脾，中年女性发病居多常伴肝阴不足，因久病耗阴、热灼津液所致，宜加当归、白芍、生地黄、枸杞子、合欢花、佛手以滋阴生津，柔肝解郁。

三、病案举例

刘某，男，48岁，发作性右上腹绞痛2天，伴恶寒发热、皮肤巩膜黄染1天。患者体温最高达39.2℃，伴恶心、呕吐，腹胀纳呆，舌质红，苔黄腻，脉弦数。查：神清合作，痛苦面容，皮肤、巩膜黄染，无出血点及瘀斑，心肺未闻及异常，腹软，肝脾未触及，肝区叩击痛，墨菲征阳性，剑突下压痛，全腹无反跳痛及肌紧张。理化检查：血常规示：白细胞 21×10^9/L，中性粒细胞83%，淋巴细胞13%，肝功能检查示总胆红素98μmol/L，ALT 25mmol/L，HBsAg（－），B超示胆总管结石、胆囊炎。诊断为胁痛。辨证为肝胆湿热，治以疏肝清热，利胆退黄，理气排石。

处方：

柴胡30g　　黄芩5g　　木香10g　　枳壳15g

厚朴 10g　　　竹茹 10g　　　半夏 12g　　　生大黄 15g
（后下）

茵陈 30g　　　紫草 15g　　　牡丹皮 12g　　　金钱草 50g

水煎服，日 1 剂，日 2 服。

服药 1 剂后胁痛减轻，热势渐退。3 剂后胁痛止，发热退，黄疸减轻。7 剂后黄疸完全消退，诸症消失。

肝脏的刚柔辨析

自古至今，情志不遂皆为重要的致病因素。《类证治裁》指出"木郁则化火"，说明肝气郁滞可致肝阳浮动。加之受历代医家"肝为刚脏"学说的影响，临证之时一遇肝病，大家多选用潜镇沉降、平冲泻火之剂，从而损伤了肝体，使病情迁延难愈。故肝脏刚柔的本质需详加辨析，临床用药须时时顾护肝体。

一、肝脏的刚柔辨析

1. 肝为刚脏

肝为刚脏一般是指肝失疏泄，气血不调，气机逆乱所产生的病理变化。临床上如肝血不足，血不养筋，会出现筋脉拘急等症，肝阴虚出现头晕目眩、急躁易怒等症，肝阳化风出现语言不利、步态不稳、肢体震颤等症。由此可以看出肝属风木，以血为体、以气为用，体阴而用阳，性喜条达而恶抑郁，一旦肝脏受侵，肝气郁结，就会产生病变，所以说肝为刚脏是指肝的病理状态而言。

2. 肝为柔脏

肝为柔脏是指肝藏血、主疏泄、主筋、其华在爪和开窍于目的生理功能。张元素在论述肝的正常生理时说："肝脉本部在于筋……与胆为表里，足厥阴也，其经旺于春，乃万物之始生也。其气软而弱，其脉弦长而平。"认为肝属木，于春季升发，代表了人体气机和畅、生机蓬勃的生理状态，肝的生理功能正常，使筋脉濡润，犹如春天万物萌发，徐徐而生。因此认为肝为柔脏。《血证论》指出"肝属木，木气冲和条达不致郁遏，则血脉得畅"，论述的是肝主疏泄的正常功能。古人以木气的升发、冲和条达之象来形容肝的疏泄功能正常，条达代表了肝脏柔和舒适的生理状态。肝的疏泄功能正常，人才能气血平和，心情舒畅。《灵枢·本神》云"肝藏血"，是指肝具有贮藏血液、调节血量的功能。肝藏血的功能正常，肝脏才能濡润筋体、滋养脏腑，使肢体活动自如，两目转动灵活、视物清晰，这充分体现了肝脏柔和濡润的生理特点。

所以肝脏的刚柔之说分别代表了肝脏病理变化和生理状态两个不同方面，这使中医学关于肝脏的论述更全面、更完整。

二、临床意义

因为肝脏有上述的生理功能和病理特点，所以我们在诊治疾病的时候，要注意养肝柔肝，护卫肝体，使肝有所藏，血有所充，筋有所养。

病案一

某女，39岁，以间断头晕7年、发作1天就诊。患者7年前因情志不遂而发头晕，视物旋转，如坐舟船，伴恶心、呕吐，耳鸣如蝉，在当地诊为梅尼埃综合征，经治而愈。其后每年发作1～2次，左耳听力下降。此次因情志不遂头晕又作，伴头胀痛，恶心未吐，口干，烦躁易怒，心烦少寐，便秘溲赤，舌质红，苔薄黄，脉弦滑，诊断为眩晕。辨证为肝火上炎，治以平肝泻火。

处方：

龙胆草 9g　龙牡 各30g（先煎）　　薄荷 9g　　柴胡 9g

车前子 9g　泽泻 6g　　　　　　当归 12g　生地黄 15g

夏枯草 9g　栀子 9g　　　　　　生甘草 6g　生大黄 6g（后下）

水煎服，日 1 剂。

3 剂而头痛止，头晕大减，7 剂而头晕缓解。再服 10 剂巩固疗效，配合杞菊地黄丸口服月余，随访 3 年病未再发。

按：此病例为肝火内盛、上扰清宫之证。方中以当归、生地黄滋阴养血柔肝。既能防邪热耗伤阴血，又能防苦寒重剂再耗其阴。配杞菊地黄丸滋阴柔肝，竟获全效。

病案二

某男，57 岁，农民，以发作性右侧肢体活动不利伴语謇 2 年、发作 3 天来就诊。患者 2 年来时因情志不遂或劳累而发病，均于 10 分钟至 2 小时自行缓解。曾在当地就诊，经颅多普勒示：大脑左中动脉中度狭窄，左前、右中动脉轻度痉挛。诊为短暂性脑缺血发作，平素常服"脉通""维脑路通"等药治疗。此次因情志不遂诸症又作，发作频繁，甚则 1 日数次。患者头晕，步履重滞，形盛神疲，舌质红，苔黄厚而剥，脉弦细。诊断为中风先兆。辨证为肝肾阴虚，风阳上扰，痰浊阻络，治以柔肝滋肾，育阴潜阳，化痰通络。

处方：

生地黄 15g　　天冬 9g　　　　沙苑子 12g　　牛膝 30g

胆南星 9g　　白芍 20g　　石菖蒲 12g　　天麻 10g

钩藤 15g　　珍珠母 30g

水煎服，日 1 剂。

服药 5 剂，诸症未作。再服 7 剂，巩固疗效。配知柏地黄丸口服 2 日滋肾柔肝，随访 1 年，至今未发。

按：此病例为肝肾阴虚，阴不敛阳，风阳上扰，夹痰阻络之证，方以生地黄、天冬、白芍滋阴敛阳、柔肝息风，以达阴平阳秘。

脾胃病法时补泻当明升降浮沉

《脾胃论》的基本观点是人以胃土为本，胃气盛虽有虚邪贼风弗能伤人，胃气一伤则五乱互作。在脾胃病的治疗方法上，崔金海主任医师继承了东垣补脾胃、升阳气的观点，并以现今脾胃病的新特点，增加了清热、解毒、滋阴、活血、理气、下浊等方法，发展了东垣治疗脾胃病的理论和方药，临床验之效若桴鼓。跟师学习体会颇深，今将学之所得总结如下。

崔金海主任医师认为，脾胃病法时补泻，当明升降浮沉。天地生杀之理在升降浮沉之间，"天以阳生阴长，地以阳杀阴藏。"岁半以前天气主之，在于升浮；岁半以后地气主之，在于沉降。即春升、夏浮、秋降、冬沉，"万物之中人一也，呼吸升降效象天地，准绳阴阳。"因而人生摄养、临床治病应依春夏养阳、秋冬养阴之法，以从其根。在具体运作上，应当考虑春夏邪热伤阴，秋冬恶寒折阳之弊。勿失天信，勿伐人和，使人咸达仁寿。崔金海主任医师治疗脾胃病重视脾胃的升降。认为因胃为水谷之海，饮食入胃其气输脾归肺，上行以滋养全身，内伤脾胃则谷气下流，生长之用陷于损杀之中，百病皆起。故而在治法上，重视升腾脾胃之阳气，胃平则万化安。脾胃之病每无定体，应该考虑肝、心、肺、肾的有余与不足。正邪盛衰，或补或泻，唯益脾胃为要。这种指导思想源于《黄帝内经》的生克制化理论，即"至而不至，是为不及，所胜妄行，所不胜乘之"。如脾胃不足、心火亢盛、肝木妄行、肺金受邪、肾水侮土等证，可以此立法组方遣药。如脾胃虚弱之人伤暑之证，取东垣清暑益气汤加减，每每奏功。长夏主气虚，客气旺，客气内侵，发为伤暑，用黄芪甘温补阳气以止汗，人参、当归、陈皮、升麻、葛根补中升阳实脾胃，白术、苍术、泽泻淡渗利湿，黄柏坚阴泻火。暑必夹湿，往往加藿香、佩兰、紫苏梗、厚朴理气化湿，加生脉饮酸甘化阴、补元保肺。本方益气升阳治其本，化湿泻火治其标，保肺生津为随时用药。天时主客，脏气生克制化，均在考虑之中。诸病四时用药之法，如春时有疾酌加清凉风药，夏日患病可加大寒之品，秋天凉滞权加温性行气药，冬月寒降适入温热之物。是为不绝生化之源，驱除外侵之邪。在对脾胃病的护理调养方面，崔金海主任医师强调应注意保养胃气以合升降浮沉。患脾胃病之人宜薄滋味，少进食，以助药力益升浮之气，切不可过食寒凉酒湿之物，以免损药力而助邪气之沉降。可以小役形体，使得胃气运转以发挥药力，慎勿大劳役。脏气法时升降浮沉，论病用药是治疗脾胃病一大法则。

病案

刘某，女，57岁，农民，患慢性胃炎15年，常因饮食不节或情志不遂而发胃脘嘈杂、嗳气泛酸，间断应用"三九胃泰""甲氰咪胍"等口服治疗，诸症时作时止。近8天来，患者感冒后时发呕吐，吐物为酸苦水，食入即吐，伴腹胀，无胃痛、呕血、黑便等，精神不振，尿少色黄，便秘，夜寐差，舌红，苔薄黄，脉沉细。查体：神清合作，皮肤巩膜无黄染，咽部充血，扁桃体不大，心肺听诊未闻及异常，腹软，上腹轻压痛，肝脾未触及，诊断为呕吐。辨证为胃阴亏虚，治以滋阴养胃，降逆止呕。

处方：

生地黄 15g	沙参 15g	当归 12g	麦冬 9g
丹参 15g	砂仁 6g	木香 6g	五灵脂 12g
蒲黄 12g	吴茱萸 3g	桂枝 5g	炙甘草 6g

水煎，日1剂，频服。

1剂后呕吐稍减，能进少量食水，未吐。服药3剂而呕吐止，时嘈杂嗳气，服药7剂而愈。

按：病人年老久病，证属胃阴虚，法当甘寒养阴，然冬季寒甚，故加吴茱萸、桂枝、砂仁用以佐制，以防甘寒药及自然界寒气折伤胃阳。崔金海主任医师在深研东垣用药规律的基础上，根据时令宜禁加减变化，逐渐形成了自己的用药特点，君臣佐使相制相宜，加减法度有章可循。临证治病强调察时、分经辨证，审病而后用药，不失其宜，且知其禁。根据四时升降之理，考虑客气寒温之属，用药以助正气之升浮，泻客气之沉降，用温远温，用热远热，用凉远凉，用寒远寒，不翼其胜，不失其宜。如运用补中益气汤甘温益气、补中升阳为法，治疗内伤脾胃清阳不升、中气下陷诸证，随时加减法中，初春尤寒，稍加辛热补春气不足，如羌活、独活、防风等；夏日可加黄芩、黄连泻时热；长夏湿土当令，客气大旺，加白术、苍术、泽泻上下分消其湿；秋月气涩，食不下，加槟榔、草豆蔻、砂仁行气通滞；冬日寒甚，加益智仁、草豆蔻温中散寒。使补中益气汤之用与四时之气愈相宜，则疗效愈佳。

清热解毒法的有关问题

一、清解勿忘扶正通下

青霉素于 1928 年由英国科学家弗莱明发现，又于 1942年由辉瑞公司大规模开发生产，至今为止已经广泛应用了半个多世纪，为感染性疾病的治疗做出了卓越的贡献。数十年以来，不仅青霉素本身久用不衰，其他抗菌药物也是层出不穷。到目前为止，抗生素的应用非常广泛，大有一统天下之势。但是，由于人类疾病复杂，微生物耐药菌株的明显增多，患者免疫力差别，目前单用抗生素治疗感染性、传染性疾病还存在许多不足之处。比如：对疾病选药不够准确，滥投药，乱用药，造成药物浪费，给患者造成不必要的痛苦和经济损失；有的老药治疗某些疾病，效不如初；有的药物虽然选择无误，但因个体差异疗效不佳；有的疾病在发展的不同阶段病理变化各异，如果应用药物一成不变，往往延误病期或引发多种并发症。随着社会的发展，许多新病种不断被发现，而目前抗生素的应用存在着很多弊端和不足。

在抗生素充斥医药市场、临床滥用抗生素的今天，对于感染性、传染性疾病的治疗，中医药仍不失其优越性，尤其对于一些热性疾病的疗效是西医西药所望尘莫及的。我们跟随崔金海主任医师学习，领略到崔金海主任医师在治疗热性病上的独到之处，在临床上时而取得意想不到的疗效。滴水穿石，铁杵成针，崔金海主任医师的宝贵经验取得并非一日之成，源于《灵》《素》，问道长沙，及至明清的叶、吴及历代医家的经验精华，崔金海主任医师无不专心学习，刻苦钻研，进与病谋，退与心谋，不泥古不非今，在长期实践中形成了自己独到的思路和方法。在辨证上，不论是仲景的六经辨证，还是叶氏的卫、气、营、血辨证，以及吴鞠通的三焦辨证，崔金海主任医师不拘一格，纳为己用，根据不同病种，不同的证候，采用各异的辨证方法。在用药上既用长沙的麻、桂、姜、附，又用叶、吴的辛凉苦寒，因病、因人、因时而异；在临床诊病时重视病因、病位、病性、病势的分析，截断病势以防变证、坏证的发生，又注意病理产物痰、湿、瘀、血等的辨认，并及早清除之。此外重视在邪正交争中正邪盛衰状况，辨虚实以决断扶正以祛邪还是祛邪以扶正等，诸多方面值得我们继承发扬。

二、清解勿忘益气养阴

清热解毒法是感染性热病的主要治疗方法之一，用之得当则效若桴鼓，但从热病病机的分析来看，被感染的患者机体本身相对来说正气不足。"正气存内，邪不可干"，从此语可知，被"邪干"的机体已经受损，这就形成了益气养阴法的理论基础。热邪内侵或寒邪外袭入内化热，初期即可伤津耗气，津伤气耗之症有时被热势所掩盖，难以辨认，治疗上往往被忽视。当病情发展至中后期，阴伤液耗之症明显显露出来，如气短、自汗心悸、口干咽燥、口渴欲饮、脉细数等，这时再采取措施已晚矣！崔金海主任医师主张及早益气养阴，"时时顾护津液""始终以救阴精为主"，发病初期在清解的同时佐以益气养阴之品，否则邪毒传变迅速，或逆传心包或造成厥脱危候，乃至液涸阴竭而亡，常用的益气养阴之品有芦根、沙参、石斛、花粉、天冬、麦冬、玉竹、西洋参、阿胶、太子参、黄芪等，吴鞠通的银翘散、桑菊饮，李东垣的清暑益气汤等颇具其意。吴鞠通提示后人温病"治重救阴"，并立辛凉保津、清热保津、泻下存阴、甘寒救液、凉血滋阴、咸寒育阴等法，值得今人效法。阴无阳无以长，阳无阴无以生，益气养阴不可分离，只是在病程不同阶段有所侧重而已，温热病初期兼有恶寒发热之时，当散寒清热兼用，同时佐以保津之品。外感湿热之邪，古有"温病兼湿者忌柔喜刚，湿退热存之际焉保不用柔哉"之训，实践证明热重兼有湿邪者，除清解化湿之外，亦应佐以益气保津才能取得较好的效果。有人认为输液就可以不用保津滋阴药物，这种想法是片面的，输液可以增加一部分水分和能量，但不能完全代替益气养阴之法，益气养阴可增加免疫力，有抑菌、杀菌、解毒、改善人体微循环等作用。

案例：尹某，男，80岁，离休干部，1999年2月因肺感染住院，半个月来体温始终波动在 $38.5 \sim 39\,^{\circ}\mathrm{C}$ 之间，应用"菌必治"等多种抗生素静点、肌注、口服，用后罔效。延师会诊时，老翁神疲乏力，气促偶咳，痰黄不易出，口干欲饮，便干溲黄，舌质红，苔黄干，脉浮数无力。分析患者年迈体衰复感外邪，邪入里化热，伤阴耗气，病变缠绵于肺，仍在气分，治以益气养阴，清热解毒，化痰通便。

疏方于下：西洋参15g（先煎），沙参15g，麦冬9g，杏仁9g，贝母9g，金银花15g，连翘9g，鱼腥草15g，桑白皮9g，黄芩10g，银柴胡15g，大黄6g，甘草6g。水煎服，日1剂，分4次口服。

服药2剂，体温降至正常。便通纳香，再以益气健脾，滋阴养血药以善其后，一周后痊愈出院。

八旬老人气虚阳衰，复感外邪，正气不能驱邪外出，进一步伤阴耗气，故而体温不降，如不能及时扶正以祛邪，必将阴竭阳亡，故重用西洋参益气养阴，佐以清解润肺之品以挽危候。

三、清解勿忘通里攻下

热病邪气内传，势必影响到少阳、阳明经腑，邪热伤阴耗气，因而早期出现腑气不通，大便秘结。中医学在治疗热性病时有"温病下不厌早"之说，此可谓至理名言。感染性疾病从上焦的急性结膜炎、腮腺炎、扁桃体炎、急性牙龈炎、食管炎、肺感染，至中下焦的急性化脓性腹膜炎、急性胰腺炎、胆囊炎、肝脓肿、阑尾炎、肠系膜淋巴结炎、菌痢、肛周脓肿以及急性泌尿系感染、急性前列腺炎、急性盆腔炎、软组织感染乃至全身感染性疾病，大多影响到肠道，致使胃肠之气升降失调，传导失职，大便燥结，多日大便不行，肠毒不能外泄，外邪与燥屎互结，造成热势弛张，全身中毒症状重笃，甚或浊毒攻心、痰迷心窍，或现厥脱血证，变证、坏证丛生。故在治疗热性病时，须时刻注意大便通畅与否。古人根据不同病机，创立了大承气汤、小承气汤、调胃承气汤、白虎汤、增液汤、星蒌承气汤，还有新加黄龙汤、增液汤、麻仁滋脾丸、舟车丸、大陷胸汤、木香槟榔丸等均以泻下通便为主法，诸方具有清解通便、导水、泻毒活血之功，邪毒从大便而出，中州保持平衡，体内得安。在通下药里，以大黄为优，其性味苦寒，归脾、胃、肝、心、大肠经，其攻下通里、泻积作用强，且有清热解毒泻火、活血散结、建中止血之功，以便秘的不同机理辅以滋阴、行气、软坚、益气、活血等药物通便作用更好。大黄的剂量依病情而定，多则曾用至每日100g，小则每日3～5g，其剂型多用汤剂，尚有丸、散。用药的时机是关键，病人出现便秘、便结、排便间隔延长，甚则痞满燥实坚，热入阳明者可投之，中病即止，不可过用，以免损气伤阴。

案例：刘某，男，26岁，因发热、右下腹痛来就诊，以阑尾炎、局限性腹膜炎收住院，曾静点抗生素治疗1周，效差，延师诊治。查患者形盛体实，体温39℃，纳少，大便7日未行，舌红，苔黄燥，脉滑数。右下腹肿块8cm×10cm大小，触之软，疏以清热解毒、通便排脓之方，选清肠饮加冬瓜子30g，生薏米30g，桔梗15g，败酱草30g，生大黄100g，日1剂，水煎，取汁400ml，分4次服。服药当日排便6次，第2天局部肿块缩小至3cm×4cm，温降至37.5℃。随后大黄减至10g，使大便保持在每日2～3次。肿块局部敷以醋调金黄散，10天后肿块消失，血象正常，痊愈出院。

大黄不但应用于温热病，并广泛应用于内、外、妇、儿等各科，临床应用得当确有斩关夺隘之功。

四、清解勿忘化痰除湿

痰、湿、水、饮从病理产物角度来讲为同源异辙，均为气血运行失常，津液不循常道，渗漏脉外停聚而成。痰湿可有形可无形，湿邪可内生可外侵，二者可布散五脏六腑、四肢百骸以及脑海。饮与水在某种意义上讲可有形，多存于胸腹腔、肠腔、心包、脑室、躯壳等组织之间，外感、内伤均可产生痰、湿、水、饮四种病理产物。在外感热病过程中应该时时想到会产生痰，出现湿。痰湿是病理产物，如不及时清除，又可成为下一步病理变化的致病因素。整个热病过程中，要判断痰湿产生的部位和程度，及时应用祛痰、化痰、化湿、渗湿、利湿、燥湿各法。痰迷心窍可用开窍化痰法，药物可选用牛黄、川贝母、鲜竹沥、天竺黄、石菖蒲、郁金、竹茹、半夏、胆南星、葶苈子等，方可选用安宫牛黄丸、清宫汤、涤痰汤等。痰在肺时应及时化痰止咳，药物可选瓜蒌、杏仁、川贝母、桔梗、冬瓜子、苇茎、陈皮、半夏等，方可选用贝母瓜蒌散、千金苇茎汤、清气化痰丸、金沸草散等。痰湿在心时，可运用益气强心化痰法，药物可选用黄芪、党参、麦冬、桂枝、白芍、杏仁、茯神、半夏、桔梗等，方剂可选用黄芪桂枝五物汤、苓桂术甘汤、葶苈大枣泻肺汤、真武汤等。痰湿在肝胆者，可选用疏肝利胆、镇悸化痰法，方药可选用半夏白术天麻汤、龙胆泻肝汤、温胆汤、小陷胸汤、柴胡疏肝散、止痉散、天麻钩藤饮等。痰湿在脾胃者，可用健脾益气化痰法，方剂可选用半夏泻心汤、二陈汤、三仁汤、平胃散、防己黄芪汤、藿朴夏苓汤等。痰饮在

肠者，可分别选用己椒藤黄丸、羌活胜湿汤、五苓散、枳实
导滞丸等以荡涤肠饮、散风燥湿、利水化饮。痰湿在肾与膀
胱者，可选用八正散、肾着汤、五皮饮、防己黄芪汤、萆薢
分清饮、实脾饮等。痰湿在子宫者，可选用完带汤、易黄散
等。痰湿在皮肤、肌肉、四肢、关节者，运用散风祛湿、散
结化痰法，方剂可选用羌活胜湿汤、二妙散、甘草附子汤
等。痰湿在皮里膜外形成痰核者，可选用白芥子、半夏、贝
母、夏枯草、桔梗、百部、黄药子、山慈菇、海藻、昆布等
软坚化痰消肿。

　　痰湿无处不到，几乎无病不有，不但热病可出现痰湿，
杂病同样可产生痰湿。现代医学的感染性炎症的病理变化无
不有痰和湿的存在，因而在热性病的治疗过程中，应该时时
注意化痰化湿，决定疾病痊愈与否。治痰湿之法重在祛痰化
湿，有形之痰以祛之，无形之痰以化之。祛痰有清化热痰、
温化寒痰、理气化痰、活血化痰、健脾化痰、润燥化痰等多
种治法，化湿亦有健脾化湿、利水渗湿、祛风胜湿、芳香化
湿等多种治法。

五、清解勿忘凉血散血

　　热性病按叶氏的辨证纲领可分为卫、气、营、血四个阶
段，血证往往在热性病的后期出现，也有部分传染病在早、
中期可出现血证。无论晚期还是早、中期，血证都是病重
的征兆，实际在出现血证之前患者已有瘀血存在。热邪伤阴
耗气，阴津耗伤则血液浊稠，气虚则血液运行无力，阴伤气
耗则血运不畅。现代医学认为，当机体受到外来刺激时，机

体则处于应激状态，血液处于高凝状态，由于病情进一步发展，病邪入血入络，如菌血症、败血症等。邪毒损伤血络，损伤脏器组织，进而出现舌红、舌绛、舌紫、斑丘疹、肝脾肿大或尿血、吐衄、皮衄、肌衄等临床表现，甚至微循环障碍、厥脱证出现，形成现代医学的弥散性血管内凝血、感染性休克等。从诊断学角度来讲，在温热病早期就要预见血证的发生，从治疗不同角度来讲，应及早佐用一些散血、活血、凉血之品。疾病发展到不同阶段，出现不同的证候，运用相应的治疗法则，正如叶氏的"在卫汗之可也，到气方可清气，入营犹可透热转气，入血唯恐耗血动血，直须凉血散血"论述，这是治疗温热病的通则。但是，事物内部矛盾的发展变化是有联系的。长期临床实践证明，一个高明的医生，在治病时应了解当时的病机和下一步可能发展的趋势，防病于未然，截断病势的发展，防止危候的发生，此即"见肝之病，知肝传脾，当先实脾"的理论依据。在温热病的早期有血瘀症状出现时，除加大药物用量外，应佐以凉血活血之品，用以散瘀通络解毒，截断血证的形成，以免疾病转入危候。常用药物有丹参注射液、泽兰、生地黄、牡丹皮、赤芍、大蓟、小蓟等凉血活血之品。如果早期没有考虑或意识不到这一点，待血证已成，再扭转病势，难矣！常用的凉血散血方剂有犀角地黄汤、清营汤等，或许可以力挽狂澜。

案例：李某，女，42岁，以急性化脓性胆管炎住院。会诊时，体温39.5℃，黄疸，右上腹疼痛、拒按，静点抗生素治疗5天，大便未行，舌绛，苔黄厚燥，脉细数。刻下血压下降，尿少，肢端冷凉，轻度紫绀，血小板减少。诊为厥证，血证早期。急投以清肝利胆、解毒通便、凉血活血之重剂，选方龙胆泻肝汤合犀角地黄汤加减，配丹参针 20ml 日 1 次静点。服汤药 5 剂后，体温降至 37.8℃，大便通，黄疸明显减轻，血压、血小板恢复正常，肢端红润，尿量增多。又经中西医结合调治 1 周，痊愈出院。

六、温病勿忘扶阳合阴

从广义范围来讲，凡感染、传染性疾病均属温病的范围。扶阳合阴法在某种意义上讲也可分两层意思，一种是热病后期，阴病及阳时，患者由气阴两虚发展为阳衰阴竭之象，因而在阳虚证出现早期就应急用扶阳合阴法，以温阳气、振奋机体功能。这种情况下，不能一味应用清热解毒药或单用滋阴之品，应该急用扶阳合阴之剂以振奋阳气，恢复全身或某一脏器功能，否则患者必以阳衰阴竭、阴阳离绝而告终。常用方剂如三才汤、扶阳合阴汤等。另一层意思是，由于机体正气不足，虽感受外邪，但体温不高，无发热症状，临床表现出一派虚寒不足之象，如神疲乏力，畏寒，气短，头晕耳鸣，或咳嗽、胸痛、纳少，便溏，苔白或薄黄，舌质淡或尖红，脉浮无力。患者虽无发热，久之亦有津伤阴虚之弊，往往病情缠绵不愈。对于这种病人，除根据其证候祛邪解毒之外，可加清解养阴之品，但必须配温阳补品，如人参、黄芪、干姜、附子等以鼓舞阳气、祛邪外出，即扶正以祛邪，截断病邪内传之势。

现代药理研究证明，由于清热解毒药能够治疗感染性疾病，其机理不单纯在于抗菌、抗病毒，而主要是对复杂的细胞网络进行精密调解，使其产生适量抗炎因子，由此抑制炎症介质的合成和释放，从而减轻了炎症反应与组织的损害。清热解毒药通过对机体内部调解（很可能是通过神经系统、内分泌系统以及免疫调节网络）达到其治疗效应。因此，人们需要转变对清热解毒药作用环节的认识，过去人们认为清热解毒药是祛邪以安正，而今却发现清热解毒药物的杀菌灭毒之力不如其调节细胞因子、炎症介质之功效，这是人们始所未料的，因为其中含有扶正以祛邪之意。当然，使用清热解毒药也需辨证，不能一味中药西用，不论寒热虚实，为达清除炎症介质之目的，随意应用清热解毒药。那样则得不偿失。

清热解毒药对感染性炎症和组织损伤导致的炎症反应产生的细胞因子都有下向调节的能力，发挥了类似免疫调节剂的作用。近年来，人们通过对虚证本质和补益药的研究发现，虚证患者普遍具有细胞免疫功能低下的情况存在，而很多补虚药，无论是滋阴壮阳，还是健脾补肾，只要用药对证，都可增加细胞免疫的作用，表现为上向调节，这几乎是补虚药的共性。这说明实证和虚证都可影响到细胞免疫及细胞因子的功能。按"虚则补之""实则泻之"的原则，针对具体证候辨证用药，会通过机体各系统间的相互作用，对免疫起到双相调节的效果，达到治愈疾病的目的。

顺天和益生化升降浮沉

人以胃土为本。胃气盛，虽有邪贼风弗能伤人，胃气一伤则五乱互作。崔金海主任医师在治疗方法上继承东垣补脾胃、升阳气的观点，并在现代社会条件下参以当今脾胃病的新特点，增加了清热解毒、滋阴活血、理气下浊等方法，发展了东垣治疗脾胃病的理论和方药，临床验之，效若桴鼓。笔者随师十几年，将学习所得总结成文，以飨广大读者。

一、法时补泻，当明升降浮沉

中医学认为，天地生杀之理在升降浮沉之间。"天以阳升阴长，地以阳杀阴藏。"岁半以前天气主之，在于升浮；岁半以后地气主之，在于沉降，即春升夏浮，秋降冬沉。有道是"万物之中人一也，呼吸升降效象天地，准绳阴阳"。临床治病应依春夏养阳、秋冬养阴之法，以从其根，在具体运作上应当考虑到春夏邪热伤阴、秋冬恶寒折阳之弊，勿失天信，勿伐天和，使人咸登仁寿。

崔金海主任医师在治疗脾胃病中，重视脾胃的升降，认为胃为水谷之海，饮食入胃，其精气输脾归肺上行，春夏之令，以滋养全身。内伤脾胃则谷气下流，生长之用陷于殒杀之中，百病皆起。故而在治疗之中，重视升腾脾胃之阳气，胃平则万化安。

脾胃之病每无定体，应该考虑肝、心、肺、肾的有余及不足，正邪盛衰，或补或泻，唯益脾胃为切。这种指导思想源于《黄帝内经》生克制化理论，即"至而不至，是为不及，所胜妄行，所生受病，所不胜乘之"。比如"脾胃不足""心火亢盛""肝木妄行""肺金受邪""肾水反来侮土"等证候，以此立法组方遣药。如脾胃虚弱之人伤暑之证，取东垣清暑益气汤之法度加减，常收全功。长夏主气虚而客气旺，客气内侵发为伤暑，用黄芪甘温补气以止汗，人参、当归、陈皮、升麻、葛根补中升阳实脾胃，二术、泽泻淡渗利湿，黄柏坚阴泻火，生脉饮酸甘化阴、补元保肺。暑必挟湿，往往加藿香、佩兰、苏梗、厚朴益气升阳治其本，化湿泻火治其标。天时主客，脏气生克制化均在考虑之中。

诸病四时用药方法，如春季有疾酌加清凉风药，夏季患病可加大寒之品，秋季凉滞权增温性行气药，冬季寒降适入温热之物，是为不绝生化之源，驱除外邪。在对脾胃病的护理调养方面，告诫我们注意保养胃气以合升降浮沉。患脾胃病之人宜薄滋味，少食以助药力，益升浮之气，且不可过食寒凉、黏滞、酒湿之物，以免损药力而助邪气之沉降，可以小役形体，使胃气转运以发挥药力，慎勿大劳役。脏气法时升降浮沉，论病用药，是治疗脾胃病一大法则。

二、益气升阳，甘温除热举陷

脾胃之升降，首先是胃纳正常，化生精微，上输脾归肺，散布周身，营养五脏六腑、四肢百骸。如果饮食不节，寒温不适，劳役过度，喜怒忧恐过极，害胃损脾，耗伤元气，脾气不升，谷气下流，生长之令不行，胃病则万化危，百病丛生。治疗上要重视顾护胃气，治法上突出一个"升"字。《黄帝内经》"劳者温之""损者温之"之法即以甘温之药益气升阳，复胃充元，其病自愈。

内伤发热即东垣所言之"热中"。脾胃气衰，谷气下流，湿热内蕴，阴火乘其土位，始得之时，气高而喘，身热而烦，脉浮大而头痛，或渴或生寒热。本病因属内伤不足，当以甘温之剂补中升阳，佐以甘寒之剂泻火除热，阳气得升，发热自退，此即温能除大热之法。师用东垣补中益气汤化裁，方用人参、黄芪、甘草甘温补气除热，白术、陈皮健脾和胃，升麻、柴胡引清阳之气上升，载补气药上行，并有祛热解毒之力，当归和营阴长阳生。依证化裁，如加知、柏坚阴泻火，芩、连苦寒泻火，除烦宽膈消痞，或加生地黄滋水降火，或合朱砂、远志、石菖蒲镇摄上浮之阴火，开窍安神安志。

脾虚气陷，运化失司，或脾虚久泻，累及清阳，热火不能生土。崔金海主任医师运用益气升阳法，不但治疗内伤发热、脾虚泄泻获效，而且治疗脏器下垂（胃下垂、肝下垂、子宫脱垂、脱肛）、月经不调、久咳等每每建功。胃气虚则元气不足，五脏之气无所奉养，九窍不得通利。益气升阳法治疗慢性鼻炎、老年人小便失禁及癃闭、气虚便秘、耳鸣耳聋等病症亦获得满意效果。

三、风药除湿，升阳散火止泻

崔金海主任医师运用辛温风药独具匠心，其特点主要有两个：一为升阳散火，二为升阳除湿。

升阳散火法是东垣治疗阴火的方法之一。脾胃虚衰，阴火乘其土位或胃弱过食寒凉之品抑遏阳气，证见四肢发热、肌热烙手等，依"损者温之""火郁发之"之法，则立升阳散火处方。人参、甘草、升麻、柴胡升腾脾胃之阳气以除热，防风、羌活、独活辛温散郁，升发阳气，则火可泄，佐以白芍、当归、葛根和阴以配阳，使散火不损阴，寓散于收。

升阳除湿法是风阳药与益气升阳、苦寒燥湿、酸甘敛阴之品相伍，以达到行经气、升阳气、除湿气、止泄泻之目的。临床针对内湿、外湿、外湿引动内湿、湿热浸淫肝肾等证。脾胃虚弱、湿邪困脾之纳呆，兼见肠鸣腹痛腹泻，溲黄肢困，治以健脾升阳，燥湿止泻。长夏季节淫雨绵绵，湿气当令，寒湿累加引动内湿，导致身痛肢困、泄泻溲短之症，反其世俗利小便法，用风药解表除湿止泻。崔金海主任医师认为淡渗利湿之药投之，虽泄泻即止，然复损其阴而遏其阳，阴阳两虚则反助其邪，因此用升阳风药即瘥。予以羌活、独活、防风、升麻、柴胡、人参、甘草之类，寒湿之邪遇风药则去，泄泻得阳气升腾而止矣。风湿客于太阳经者，风湿相搏、经气郁滞而肩背疼痛，不可四顾，项强似拔，腰痛如折，头痛如裂。此为外湿证用羌活胜湿汤化裁升清解表，通经气而除湿。夏令湿热之邪浸淫肝肾，刑金绝寒水之源而成痿躄者，亦当用除湿散风升阳之品。益气升阳药与泻热坚阴药相伍，风药除湿与甘淡利湿法相合，上下分清其湿。临床运用以上诸法颇见其效，列举一二以示之。

一中年女护士，晨泻数年，历用四神丸、参苓白术散、补中益气汤等药，暂取其效，药停病复。笔者遵升阳除湿止泻法，运用羌活胜湿汤化裁，服药40余剂病愈，随访多年病未复发。

又一中年村妇，一周前曾被雨淋，而头痛发热，住院时体温38～39℃，面垢，肢困，身楚。首诊为外感头痛，投以川芎茶调散治之，服4剂罔效。后循崔金海主任医师之升阳除湿法，化裁羌活胜湿汤进服2剂，头痛即止，体温降至正常，痊愈出院。笔者体会：对于发热病的选方用药不能把体温与温药之"温"字混为一谈，要依中医的理论析机追因，辨证遣药，可获奇效。

四、制方遣药，务虑时经宜禁

崔金海主任医师深研东垣用药规律的基础上，逐步形成了自己的特点，君臣佐使，相制相宜，条理井然，加减法度有章可循。临床治疗时强调察时，分经辨证，审病而后用药。不失气宜，必知其禁，时禁必本四时升降之理，恒虑客气寒温之属，用药以助正气之升浮，泻客邪之沉降，用温远温，用热远热，用凉远凉，用寒远寒，不翼其胜，不失其宜。如在运用补中益气汤随时加减，例如初春犹寒，少加辛热之品补春气不足，如益智仁、草蔻；夏季加芩连以泻时热；长夏湿土当令，客邪大旺加二术、泽泻，上下分消其湿；秋季气涩，食不下，加槟榔、草蔻、砂仁行气通滞；冬季加益智仁，草蔻温中散寒等，使补中益气之用与四时之气相宜，效果颇佳。

分经宜禁，师仲景太阳病禁下，阳明病禁汗，少阳病禁汗下利。在具体运用方药中，强调随经用药，如风湿客于太阳经，宜加羌活、独活、防风升阳除湿；升麻、柴胡乃是阳明、太阴之引经药，使诸经右迁；便秘、胃气上逆加大黄以降其浊，加归身润燥通便；肾主下肢，湿热痿躄加知母、黄柏、木防己以除湿热；脾胃热盛加黄连、黄芩、栀子、蒲公英等，以清热解毒；未传寒中以炒白术、制附子、干姜温中散寒等。四时分经随病用药，权衡不失其度。

内伤脾胃，中气下陷、清阳不升为主要病机，则益气补中升阳为基本法则。火与元气不两立，一胜则一负。元气不足、阴火上冲燥热之症，宜甘寒泻火，如知母、黄柏、黄芩、黄连之属，恐过量伤阳，应权衡适宜。升阳除湿宜羌活、防风、独活之品，因辛苦温燥，久伤元气，除佐以酸甘化阴药外，不可久用，中病即止。长夏湿邪客脾胃加二术，辅以泽泻淡渗之品，得利勿再服，因其走阴道，泻阳道，恐益其阴伤其阳。治病者使用"正药""正方"之大法时，亦应随时、随证、随病制方遣药而不失其偏。治脾胃病重温阳不失滋润，在正药中加生地黄、麦冬、五味子、当归、白芍、玄参等；重内伤不失外感，外感于寒用麻、桂；重补气而不失理气破气法，气滞者酌加青皮、陈皮、枳壳、白豆蔻、砂仁、佛手、香橼等品；重补中而不失消导破积，如食滞中焦酌加枳实、三棱等药。上列诸条来自于临床实践，取决于病机病情的变化，病机病情具有两重性，既有元气虚的一面，亦有兼挟邪气的一面，治法上补泻结合，寒热权衡，并行不悖。

糖尿病性胃轻瘫的中医证治

一些病程较长的糖尿病患者，常伴有程度不同的消化系统症状，如腹胀、纳呆、恶心、呕吐等，这是糖尿病自主神经病变的表现，一般称之为糖尿病性胃轻瘫。它的临床特点为：有病程较长的糖尿病史，有明显的腹胀、纳呆、恶心，伴或不伴胃结石形成，胃镜检查无胃黏膜损伤或幽门梗阻，肝功能正常，可合并有周围神经病变或糖尿病视网膜病变，X 线检查证实钡餐后 4 小时仍有不透 X 线标志物存留。消渴的病机为阴虚燥热，因其失治、误治或治疗不当而致的胃瘫一证，病机应以阴虚为本，且常因久病伤及阳气而合并气虚、阳虚证，也可因正虚运化无力而伴气滞、血瘀、湿浊、痰饮、火热等邪气。故治疗要治病求本、辨证施治，以固护阴液、扶助正气为主，不可拘于"六腑以通为用"，一味消导、降气、通里、攻下，以免耗伤胃阴，重伤正气。

一、辨证治疗

1. 胃阴亏虚型

主症：胃脘隐痛有灼热感，饥不欲食，腹胀，胃脘嘈杂不适，心烦，便秘，舌体瘦小，舌红少苔，脉细数。

病机：消渴一证，阴虚为本，又可因肝郁化火或误施汗、吐、下法，或因久病、产后、年高虚弱，或因燥热灼烁，肺胃津枯，均可使胃阴虚进一步加剧。胃的生理特性为"喜润恶燥"，若阴津亏虚，则胃失濡润，虚火上炎，清气不升，浊气上逆而发病。《素问·阴阳应象大论》云："浊气在上，则生膜胀。"阴虚火旺则胃灼痛，饥不欲食。胃居中州，阴虚纳化失常，浊气不降则腹胀，火热内扰则嘈杂、心烦，肠道失于濡润则便秘，舌体瘦小、舌红、少苔、脉细数为阴虚内热征象。治以甘凉濡润，滋阴养胃。

处方：

沙参 30g	玉竹 15g	乌梅 12g	石斛 12g
生地黄 15g	白芍 20g	炙甘草 15g	

2. 气阴两虚型

主症：除胃阴虚症状外，兼见胃脘胀痛，食后尤甚，倦怠无力，面色不华，大便努责无力或便溏，纳呆或恶心、呕吐，形瘦神疲，舌淡苔白，脉沉细。

病机：脾胃为后天之本，气血生化之源。久病胃虚，胃失受纳，气血生化不足，或阴虚不能化气而成气阴两虚之证。胃虚不运，浊气上逆则胃脘胀痛，食后尤甚，纳呆，恶心、呕吐，气虚阴亏，机体失于濡养则形瘦神疲，倦怠无力，面色不华，舌淡苔白，脉沉细，脾虚失运，清浊不分则便溏，大便努责无力为气虚所致。治以益气养阴，健脾和胃。

处方：

党参 20g	黄芪 30g	花粉 15g	黄精 10g
山药 12g	葛根 15g	生地黄 15g	砂仁 10g
陈皮 15g	半夏 12g	炙甘草 15g	

3. 阴阳两虚型

主症：脘腹胀满，隐隐作痛，遇寒痛甚，喜按喜温，纳呆或恶心，呕吐清水痰涎，四肢逆冷或五心烦热，口干咽燥，大便溏泻或便秘，舌红有裂纹，苔薄少津或光剥，脉沉细。

病机：依中医阴阳互根原则，阴虚久不解势必阴损及阳，致阴阳两虚证。且一味滋阴，过用寒凉必使中阳受损。胃阴亏虚，阴虚火旺，脏腑失于濡养而见五心烦热，口干咽燥，便秘，舌红有裂纹，苔薄少津或光剥，脉细。中阳不足，温运无力，痰饮内生，气血运行不利。胃失受纳，脾失健运则脘腹胀满，隐隐作痛，遇寒痛甚，喜按喜温，纳呆或恶心呕吐清水痰涎。阳气不能达于四末则四肢逆冷，清浊不分则大便溏泻。脉沉亦为阳虚之象。治以温阳散寒，滋阴养胃。

处方：

人参 10g	干姜 9g	白术 15g	玄参 12g
玉竹 12g	麦冬 9g	炙甘草 15g	吴茱萸 9g
桂枝 10g			

二、病案举例

病案一

某女，52岁，有糖尿病史7年。合并周围神经病变1年，恶心、纳呆3个月。现症：胃脘胀满灼痛，不欲进食，时恶心、呕吐，吐物酸苦，心烦少寐，便秘，双下肢麻木刺痛，舌红少苔，脉细弱。诊断为胃痛，辨证为胃阴亏虚，治以滋阴清热，和胃止呕。

处方：

生地黄 15g	沙参 20g	黄芪 30g	乌梅 15g
川楝子 9g	木香 6g	竹茹 10g	鸡血藤 10g
茯苓 20g	酸枣仁 20g	丹参 20g	白芍 20g
炙甘草 10g			

水煎服，日 1 剂。

服药 3 剂，呕吐止，下肢疼痛减轻，再服 5 剂，食纳如常。

病案二

某男，48 岁，糖尿病史 4 年，已合并视网膜病变、脑梗死、冠心病。就诊时：面色白，呕吐清水痰涎，肠鸣漉漉，神疲乏力，胃脘隐痛，喜按喜温，口干不欲饮，心烦少寐，舌红少苔，脉沉细，诊断为消渴，辨证为阴阳两虚。

处方：

人参 15g	吴茱萸 10g	黄连 6g	黄芩 6g
半夏 12g	玄参 15g	生地黄 15g	砂仁 10g
白术 10g	当归 12g	龙眼肉 10g	干姜 9g
肉桂 10g			

水煎服，日 1 剂，频饮。

服药 3 剂，呕吐明显减轻，再服 15 剂呕吐止，仍纳呆，再服 17 剂，食纳可。

病案三

某女，50 岁，糖尿病史 15 年。起病时多饮、多食、多尿，未系统诊治，已合并糖尿病肾病、视网膜病变，近半年来饮食锐减，常因饮食不节而恶心、呕吐，时胸闷、心悸、气短，动则加重，精神不振，纳呆，寐差，便秘，尿可，舌红、苔剥，脉细弱。诊断为消渴。辨证为气阴两虚。

处方：

| 黄芪 60g | 麦冬 10g | 葛根 20g | 生地黄 15g |
| 茯苓 15g | 五味子 15g | 木香 6g | 炙甘草 10g |

水煎服，日 1 剂。

服药 5 剂，食纳增，呕吐未作。加减治疗月余，纳香。

三、体会

1）胃阴虚有轻重之分，轻证仅口干咽燥，大便如常，舌红不甚，宜用甘平味薄之太子参、沙参、玉竹、莲子肉等滋阴养胃，重证宜用玄参、生地黄、麦冬、知母、天花粉等。不可轻投熟地黄、生石膏等大寒味厚之品，以免滋腻伤胃。

2.）气阴两虚证既要重视益胃养阴，又要注意健脾益气，治以酸甘养阴，甘温益脾，投药应柔养不腻，温补不燥，刚柔相济，治胃及脾，使气机灵动而不燥伤阴液。

3）阴损及阳、寒热错杂之候，若纯用甘温则阴液难复，一味滋补则虚寒未消，中阳愈损，胃阴益亏，必须寒热并用以和其阴阳。然温补、理气之剂以温燥、香燥之品居多，极易伤津耗液，切勿轻投。

4）补气需贯穿治疗始终，补气还需行气。气具有推动作用，各脏腑、组织、器官都要依靠气的激发推动才能发挥正常的生理功能。胃瘫一证，除胃阴虚、胃体失于濡润以外，还因气的推动作用不足而使胃失受纳。另外，津液的生成、输布都依赖气的升降出入运动，亦离不开脏腑的气化功能。《黄帝内经》云："阳生阴长，阳杀阴藏。"津液来源于脾胃运化的水谷，气旺则津生，脾胃气虚则津液生成不足，使胃阴亏虚加重，故补气需贯穿治疗始终。脾胃居中焦，为气机升降的枢纽，无论正虚还是邪实均影响气机升降，在顾护胃阴时，加温胃行气之藿香、砂仁等，可使诸药滋而不腻，静中有动，使中气健运，增进食欲。

5）胃轻瘫属于中医学"呕吐""胃脘痛""痞证"等范畴，不仅表现为虚证，而且常虚中夹实。合并肝郁气滞选佛手、绿萼梅、香橼、合欢花、枳壳、川楝子等疏肝理气，理气而不伤阴，不可妄用破气、香燥之枳实、厚朴等，使阴伤日重，耗气伤津，病情缠绵难愈。食滞加神曲、山楂、麦芽消食健胃，以免积滞不除，化热伤阴。血瘀加五灵脂、蒲黄、丹参活血通络，使邪祛正复。在辨证治疗胃轻瘫时，要重视原发病的治疗，把血糖控制在正常范围。

胃脘痛

慢性胃炎在临床上颇为多见，包括慢性浅表性胃炎和慢性萎缩性胃炎两大类。临床常表现为胃脘痛、食后加重、腹胀、纳呆、胃脘痞满不适、嗳气、恶心等，属中医学的"胃脘痛""痞证""嘈杂"等范畴。

本病的病因包括情志刺激、饮食不节、劳倦过度、外邪侵袭等。气滞、血瘀、痰凝、郁火、食滞既为病理产物，又为致病因素，其中以血瘀、气滞为主要病因病机。通过临床观察发现，本病病程较长，多数病人痛有定处、拒按，或痛如针刺，并发痛经，月经后期有血块，舌暗有瘀斑，脉弦。患者出现瘀血致病的表现，正符合中医学"久病多瘀"的观点。除此之外，临床发现凡辨为瘀血内阻型的胃炎，其胃镜显示胃黏膜病变广泛，程度重。这说明瘀血是各种致病因素长期作用的病理产物，也是导致本病发生的重要原因。胃居中焦，为气机升降的枢纽，瘀血内停阻碍气机的运行；胃为六腑之一，六腑以通为用，倘胃部受邪则使胃气不降或壅塞中焦或逆乱于上，气滞更加重了血瘀，故治疗胃病在辨证论治的同时，更宜重视活血与理气。

胃病实证多，但阳明为多气多血之经，病久必耗伤气血，导致中焦虚损。本病以邪实为标，正虚为本，因此治疗过程中以祛邪为主。少数正虚明显的情况，在扶正同时也必须配伍理气化瘀之品。《临证指南》云："令胃被肝所乘，法当补胃，但胃属腑阳，凡六腑以通为补。"徐灵胎云："胃痛……必有外邪内积，不宜轻补。"这些观点均说明治疗之法贵在"中焦为衡，非平不安"。脾胃为气机升降的枢纽，脾主升，胃主降，而瘀血既是气机不畅的产物，又是导致气机逆乱的根源。瘀血内阻则使气机升降失常，百病由生。

胃脘痛的治疗当以理气活血为主。基本处方：丹参30g，五灵脂12g，蒲黄15g，木香6g，赤芍9g，甘草10g。加减：伴胁痛、口苦、反酸加牡丹皮、川楝子、柴胡，腹胀、胃脘痞满不适加厚朴、槟榔、莱菔子，胃中灼热不适、口渴多饮加生石膏、黄连，口干、饥不欲食、舌红少苔加沙参、石斛、麦冬，胃脘隐痛，喜按喜温加吴茱萸、干姜，乏力纳呆、便溏加黄芪、党参、白术，恶心呕吐加半夏、砂仁、竹茹，嗳腐吞酸加神曲、麦芽、鸡内金。水煎服，日1剂，3日为1疗程，有效率可达80%以上。在药物治疗的同时也要重视调护，做到饮食有节，起居有常，保持心情舒畅，有利于疾病的康复。

病案一

马某，女，主因胃脘痛1个月，于2016年3月5日就诊于唐山市丰润区中医医院。

患者因情志不遂而发病，口服奥美拉唑、芦荟胶囊效差。刻下症见胃脘隐痛，时作时止，多因情志不遂诱发或加重，烧心反酸，精神不振，倦怠无力，夜寐可，大便黏且难下，小便黄，咽干，偶咯黄痰，月经期间小腹冷痛，平素白带量少色黄有异味。舌边有齿痕，舌质红，苔黄腻，脉滑。患者情志不遂，饮食不节而致肝郁脾虚，湿热内生，弥漫三焦而发病。阳气不足，经期失血，小腹失于温养则小腹冷痛。舌脉为湿热内盛之象。诊断为胃脘痛，辨证为湿热中阻，治以益气健脾，清热利湿，温阳通便。

处方：

白芷 20g	辛夷 15g	黄芩 15g	败酱草 30g
莪术 15g	薏苡仁 30g	生黄芪 30g	乌药 20g
肉苁蓉 30g	熟地黄 15g	何首乌 20g	杜仲 20g
川续断 20g	当归 15g	淫羊藿 30g	玉竹 15g
玄参 20g	枳壳 15g	人参粉 10g (冲)	

7剂，水煎服，日1剂。

二诊（2016年3月14日）：患者无胃痛、鼻塞，白带色白量少无味，口干渴，大便头干后黏滞难下，舌质红，苔薄黄，脉滑。考虑患者湿热已清，便秘原因为阳虚液亏。

处方：增液汤加济川煎加减。

炒白术 90g	生地黄 20g	玄参 15g	麦冬 15g
枳壳 15g	当归 15g	肉苁蓉 30g	何首乌 30g
杏仁 15g	石菖蒲 30g	远志 9g	

7剂，水煎服，日1剂。

病案二

某男，36岁，工人，胃痛2年加重半个月。初诊症见：胃脘胀痛，食后加重，嗳气，反酸，纳呆，时觉胸胁刺痛，舌红有瘀斑，苔黄略厚，脉弦滑，胃镜示浅表性胃炎。诊断为胃痛。辨证为肝气犯胃。治以疏肝理气，活血化瘀。

处方：

丹参 10g	五灵脂 12g	蒲黄 15g	木香 6g
赤芍 15g	柴胡 10g	厚朴 10g	栀子 10g
生石膏 10g	炙甘草 10g		

水煎服，日1剂。

服药3剂后，胀痛大减，嗳气，反酸偶发。守方治疗15天，症状完全缓解。

　　按： 中医认为"不通则痛""气行则血行""气滞则血瘀"，方中以丹参、赤芍、五灵脂、蒲黄活血化瘀，以木香、炙甘草行气止痛助瘀血消散，使邪去正复，气机通利，气血调和，故能改善胃黏膜血供，促进胃炎康复。

治疗反复发作性口腔溃疡经验

复发性口腔溃疡是临床上常见的口腔黏膜病变，发病率高，约占口腔黏膜病变的20%。本病病程长，反复发作，给患者身体健康造成损害，伴疼痛、咀嚼吞咽食物障碍、心神不安等症状。口腔溃疡也可以是某些疑难病的外候表现，如口腔黏膜苔藓、白塞综合征、多发性骨髓瘤等。这些疾病预后较差，应该认真与单纯口腔溃疡进行鉴别，以免延误治疗。复发性口腔溃疡相当于中医学的口疮、口糜、口疡等疾病，始载于《黄帝内经》。《素问·至真要大论》云："岁金不及，炎火乃行，民病口疮。"又云："火气内发，上为口糜。"东汉以后，历代医家对本病的认识逐渐加深，并积累了丰富的治疗经验。至今，中医药治疗复发性口腔溃疡仍具有疗效高、复发率低的特色优势。

崔金海主任医师在治疗本病方面积累了丰富的经验，倡导局部与整体相结合，审症求因，扶下祛邪，以益气养血、泻火解毒为主要原则，对临床治疗很有指导意义。本文兹将其治疗复发性口腔溃疡方面的经验特色归纳如下，以飨同道。

一、局部表现

溃疡多发生在唇、舌、齿龈、颊部、上颚、舌根、咽部等部位。溃疡面大小不一，或成点片状，单个或数个，多为孤立。溃疡表浅，多覆盖黄灰色苔膜，边缘整齐，周边有宽窄不等的红晕，色泽深浅不一，触及或痛，愈合后多不留瘢痕或有硬结。

二、口舌与脏腑的关系

心开窍于舌，"手少阴经之别络上连于舌"；脾开窍于唇，足太阴脾经"连舌本，散舌下"；脾与胃相表里，足阳明胃经入上齿中，"挟口环唇"；足少阴肾经进入肺"沿喉咙到舌根两旁"；足厥阴肝经从目系分出下行颊里，"环绕唇内""络于舌本"。经络是运行气血的通道，感应传导协调信息，脏腑之间及其与体表官窍的协调关系是通过经络而实现的。脏腑之气的盛衰或病变的发生与体表官窍是相互影响的。口舌可以独立发病，也可以是内脏病变的外候。

三、病因病机

复发性口腔溃疡的发病既有当时局部损害的病因，又有机体脏腑经络功能失调或"潜病"的因素。其特点是：外感六淫之邪，特别是风火毒的侵犯；七情过极，重在肝郁气滞化火；劳倦过度，劳心忧思气结，心血暗耗，心火独亢；劳力伤脾，中气虚衰，运化无权，谷气下流，阴火上冲，劳肾竭精，阴虚火旺，元阳衰败，脾肾阳虚；饮食不节，过食肥甘，积热生痰，"饮食倍增，肠胃乃伤"，蕴热伤阴，脾胃伏火；过食辛辣，助火损络。总之，无论六淫侵袭，还是七情过极内伤，首先加重"潜病"或损害脏气的器官。

四、辨证论治

从局部分析，风火毒侵犯口舌黏膜，肉腐溃烂，坏死成疡。局部病变可分为虚实，如疮面色淡红，隐痛者为虚；颜色鲜红肿痛者为实。局部病灶的虚实往往与全身的证候是紧密相关的。根据局部病因病机的变化，立法为祛风解毒、益气养血生肌。崔金海主任医师自拟愈疡汤，屡得奇效。

处方：

生黄芪 30g   金银花 15g   生地黄 15g   升麻 9g

白芷 15g   全当归 15g   生甘草 9g

上七味水煎分服，每天 1 剂，饭后半小时口服，5 天为 1 疗程。

方中黄芪、当归相伍，归心、脾经，益气养血，托脓生肌；金银花、白芷相伍，归心、胃经，散风解毒，消痈化浊；生地黄、升麻为伍，归心、肝、脾胃经，凉血解毒，利咽升阳；生甘草归心、脾、胃经，补中益气，解毒缓急，共奏扶正祛邪、愈疡之功。

临证加减：

1）心火上炎：舌边尖溃疡，色红灼痛，伴有心烦眠差，尿短黄赤，舌尖赤，苔薄黄，脉浮细数。心火可下移小肠，故治以清心火，利小便。愈疡汤加莲子心、黄连、木通、竹叶等。

2）胃火上炎：脾胃之火得外邪相助而发。溃疡多在唇、颊、龈内、口角等处，疮面红肿热痛，伴有口气臭秽，或喜冷饮，舌质红，苔厚浊或黄，关脉滑，治以清热泻火化浊。

愈疡汤加藿香、生石膏、栀子、防风等。

3）脾气虚弱：谷气下流，阴火上冲。疮面多在舌体、唇内，淡红隐痛，伴腹满、纳呆、便溏、乏力等，舌质淡，苔薄，脉象浮缓虚。治以健脾益气，升阳降火，愈疡汤加党参、白术、陈皮、柴胡、防风等。

4）阴虚火旺：虚火可灼伤舌根及咽部黏膜。疮面多在舌根，咽部，绵绵作痛，伴咽干涩，头晕健忘，腰酸腿软，手足心热等，舌质赤，苔少，脉浮细或尺滑。治以滋阴降火。愈疡汤加熟地黄、山萸肉、知母、黄柏、牡丹皮、僵蚕等。

5）肝郁化火：木郁化火伤阴。疮面多在舌边，颊部，隐隐作痛，常伴心烦易怒，胁满等，舌边赤，苔薄或黄，脉浮弦虚细。治以柔肝健脾清火。愈疡汤加牡丹皮、栀子、柴胡、白芍、白术等。

6）肝胆实火：肝胆实火上炎，灼伤口舌。创面多在舌体、颊部，红肿痛剧，常伴有面红目赤，口苦，胁痛，或发热、溲黄便干等，舌质赤，苔黄。治以清肝利胆泻火，愈疡汤加龙胆、栀子、黄芩、大黄、青黛等。

7）脾肾阳虚：天癸将绝，元阳衰败，不能温煦皮肤四末，御邪无力，风火毒邪外袭而致。疮面淡红，绵绵作痛，多伴有畏寒怕冷，四肢不温，腰酸腿软，头晕健忘，下利，舌淡暗，或薄白，脉虚细。治以温阳补肾。愈疡汤加熟地黄、淫羊藿、巴戟天、肉桂、干姜。

五、典型病例

病案一

化某，男，43 岁。于 2011 年 9 月 10 日就诊。患者复发性口腔溃疡 7 年，曾多次赴医院治疗未愈。本次因经济问题心情不悦，加之复感外邪而复发。就诊时症见：舌尖以及舌右侧边缘有 2 处直径 0.5cm 的溃疡面，色泽鲜红，疼痛难忍，伴有纳呆、便溏，苔白，舌淡红，脉浮细虚。其病机为肝郁气结，脾胃气虚，风毒内侵，损伤口腔黏膜，肉腐成疡。治以疏肝健脾，祛风解毒，益气生肌。

处方：愈疡汤加减。

生黄芪 30g	金银花 15g	生地黄 15g	柴胡 12g
升麻 15g	白芷 20g	党参 20g	防风 9g
当归 15g	知母 9g	竹叶 9g	生甘草 9g

5 剂，日 1 剂，水煎分服。除服药外，兼疏导其心理情绪。

二诊（2011 年 10 月 16 日）：患者溃疡面愈合，精神愉悦，纳增，二便正常，脉趋于平和。再按原方 5 剂，巩固疗效，随访半年溃疡未复发。

病案二

赵某，女，41 岁，农民。于 2011 年 11 月 8 日就诊。患者复发性口腔溃疡 10 余年，多处就医未愈。刻下症见：口唇内黏膜溃疡直径 0.5cm，色红，疼痛难忍，咀嚼食物障碍，伴有头晕，面浮肿，小腿指凹性水肿，月经量少，脉浮滑无力，苔薄白，质淡。患者"年四十而阴气自半，起居衰矣"，因过劳复感外邪，风毒入里损及肺、脾、肾气化功能，因而溃疡复发且合并风水之证。治以愈疡汤合防己黄芪汤加减。

处方：

生黄芪 30g	金银花 15g	升麻 12g	白芷 20g
柴胡 9g	防风 12g	防己 20g	当归 15g
泽泻 15g	牛膝 20g	淫羊藿 20g	红花 15g
党参 20g	白术 15g	生甘草 9g	

每日 1 剂，水煎，早晚分服。

共服 10 剂，口腔溃疡愈合，水肿消退，随访半年口腔溃疡未复发。

中医学寒热与医用红外热像图

中医学的寒热是病因病机的概念，是辨别疾病性质的纲领，包括恶寒发热、寒热往来、壮热、微热、畏寒、肢厥等。寒热是机体正邪交争、阴阳盛衰的外在表现，也是辨证的重要因素。由多种原因引起的体温升高，或体温正常而病人自觉有发热感，均称之为发热。而全身或局部的温度变化，可出现寒热。

自《素问·热论》开始，到《伤寒论》六经辨证，以及金元明清时期的温病学，均以发热、畏寒、肢厥为辨证的重要因素，并阐释了病因病机。几千年来，中医学一直是以病人的自觉症状和医生用四诊的方法来诊断寒热，这种方法受主观因素影响较大，且不敏感。现代医学的体温只是反映人体深部血液的平均温度，并不能完全反映出中医学对寒热的认识。1957年，美国首先应用红外扫描仪证实了乳腺癌的皮温增高，引起世界各国的高度重视。20世纪90年代初期，我国成功研制医用红外热像仪，并逐步应用于医学临床、科研和健康体格检查。

医用红外热像图技术是利用红外辐射成像的原理，研究人体体表温度分布状态的一种现代物理学检测技术。机体表层温度低于深部温度，受环境影响波动较大。在环境温度23℃时，足部皮温为27℃，手部皮温30℃，躯干为32℃，额部为 33 ～ 34℃。机体的局部组织、脏器发生病变时可引起局部的血流改变、代谢盛衰和病理反应，致使局部的温度升高或降低，严重者可使体温发生改变。在杂病中有相当多的疾病只有局部的温度改变，这种变化可辐射到体表上来。在疾病的初期，病人、医生很难觉察，而红外热像仪则能摄取体表辐射的红外热能，将其变成可视热像图。根据热像图的部位、分布状况、温差及动态变化来诊断疾病，分析正邪的盛衰。

寒热的病因多种多样。六淫入里化热、七情化火、饮食不节蕴久化热、理化损伤、阴阳失衡等均可化热致寒。"阳胜则热，阴胜则寒""阳虚则外寒，阴虚则内热"，阐明了寒热的病机。

一、寒热的诊断

1. 局部发热

在杂病中，皮肤、肌肉、组织、脏腑很多病变可致局部发热，热像图可灵敏地显现出来，以助诊断。这也是热像图的优势所在。比如头颈疼痛中的外感、五官病变、脑血管病变、瘿瘤病等，胸胁疼痛中的乳腺病变、胸痹心痛、肺系感染、肿物、肝胆疾病等，胃脘疼痛中胃、胆、胰病变等，腹部疼痛中的肠、盆腔、泌尿生殖器官的感染以及肿瘤病等，腰背疼痛中的损伤、痹证、肿物等，以及四肢肌肉、关节的损伤，痹证、血管病变等，均可被热像图发现。

2. 全身发热（体温升高）

在全身体温升高时，热像图对中医辨证仍有优势。比如，表证除体温变化外多有头部、肺系、关节、尺肤、手背、中指等位置的热像图改变；里证壮热，除胸腹温度升高外，往往伴有肺、胃、肠、肝、胆、胰、尿道、盆腔、阑尾等局部热像图的改变；寒热往来，应注意观察肝胆、泌尿系统等处的热像图变化；低热应注意手足心温度、甲状腺、上呼吸道、胆囊、盆腔等区的热像图变化。

3. 畏寒、肢厥、局部寒凉

畏寒多指阳虚体质或心肾阳虚、外感寒湿、寒邪直中等因素导致的全身、四肢温度降低。所谓肢厥，"厥者，手足逆冷是也""凡厥者，阴阳气不相顺接，便为厥"。所谓热厥，热邪极盛，阳气被遏不达四末，四肢温度降低，而胸腹或某一脏器温度升高，此时应注意脱证的早期表现。所谓寒厥，寒邪内盛，阳气衰微不达四末。所谓气厥，除四肢一时低温以外，一般有情绪波动史。所谓血虚致厥，多因血虚感寒，寒凝经脉，气血运行不畅，四末失于温养，手足温低，脉微欲绝。

局部寒凉，一是在全身阳虚的基础上，又见内脏局部寒凉，如胃寒、宫寒等热像图表现为局部低温；二是体表局部感受寒湿或有寒性病变，如寒湿痹的患者关节、肌肉、组织局部低温。

4. 寒热错杂

在同一机体内寒热同时存在，如上热下寒、上寒下热、表寒里热、表热里寒、寒热转化、全身阳虚而局部有邪热，或同一脏器寒热并存等，都可表现为相应热像图。

二、指导临床，立法选药

寒热是辨证的重要证素，结合舌、脉、二便等表现可以判定证候寒热，此外寒热又是正邪交争、阴阳盛衰的表现。热像图可确定疾病的部位、性质、正气的强弱、邪气的盛衰。根据寒者热之、热者寒之、虚者补之、实则泻之的治则，可确立清热解毒、温阳祛寒、解表清里、扶正补虚、寒热并用等治法。

例1：冠心病热像图为胸前低温热区，应该运用温阳祛寒、活血通络之法。《金匮要略》治心痛方剂，多为温阳药。当代国医大师裘沛然治寒凝心绞痛，采用乌头赤石脂丸合丹参饮化裁，立除痼疾。

例2：肠痈（阑尾炎）脓未成，发热，局部为高温热像图，适合用大黄牡丹皮汤；脓已成，身无热，脉濡，局部热像图为高温热区兼中央有片状低温图，适合应用附子薏苡败酱草散。

三、指导疾病预后及肿瘤预警

《伤寒论》云：

"少阴病，手足反温，脉紧反去者，为欲解也。"

"少阴病，下利，若利自止，恶寒而蜷卧，手足温者，可治。"

"少阴病，恶寒，身蜷而利，手足逆冷者，不治。"

恶寒、手足逆冷、手足温均可用热像图显现出来。红外热像图对于肿瘤不但能够早发现，并可早期预警转移。肿瘤细胞通过淋巴、血液管道或种植等途径转移，在红外热像图的检查中可早期发现肿瘤转移病灶，提示临床要早期采取治疗措施。

四、健康体格检查

由于红外热像图信息量大，无伤害，可以检测出人的感官和其他影像技术难以发现的大量生理、病理信息，所以广泛应用于体格检查。为有病早治、无病早防的"治未病"思想提供客观依据，对于肿瘤的发现也比其他影像技术大约早3～6个月。

医用红外热像仪有待改进之处，如机器的稳定性能，测温的灵敏度、空间的分辨率有待提高，应加入经络行走图，优化软件，使热像图成为三维图像，以提高对疾病的诊断效果。红外热像图是四诊的延伸，其诊断疾病符合中医学的理论和思维方法，符合"有诸内必形诸外""司外揣内"诊断原则，对于人类的生理、病理现象具有本质的认识，对于疾病的诊断、治疗、预防、养生等具有重要价值。红外热像图在中医学的应用必将推动中医学的大发展。

甘温除癌热

甘温除热法始创于东垣。他认为"火与气，势不两立"，元气不足时，阴火则亢盛，元气若充沛，阴火自敛降，而人体元气是由脾胃所化生的。只有谷气上升，脾气升发，元气才能充沛，阴火才能收敛潜藏。若谷气不升，脾气下流，则元气亏虚，阴火可因之上冲为病，因而李东垣创立了补中益气汤以补气升阳。脾胃之气充盛，阳气得以升发，元气得以化生，则阴火下潜，热邪自除。方以黄芪大补肺气，益皮毛固腠理，不令自汗损其元气，是为补气之本；人参、甘草补脾元，使元气生化有源；白术、当归除湿和阴；升麻、柴胡升清阳之气，并引黄芪、甘草等甘温之性上升，以补中气，实肌表。临床中师以甘温之法，治疗癌性发热 10 余例，无不效验，兹举验案如下：

郑某，男，70 岁，间断发热已年余，曾因感冒、陈旧性肺结核复发用退热药、链霉素、异烟肼，治疗半年无效。近 3 个月来出现吞咽不利，已由病理检查确诊为食管癌。经多家医院诊治，发热仍不退，遂延师诊治。观患者面色萎黄，精神疲惫，形瘦体癯。声低气弱，倦卧于床。恶心纳少，只进流食，口干，便燥，溲短。大肉脱削，肌肤甲错，双足浮肿，舌质淡有裂纹，苔少而干，脉沉细。诊断为噎膈。久热必伤阴耗气，拟益气养阴、退热之剂治其标。

处方：

沙参 12g　　麦冬 10g　　生地黄 10g　　人参 10g

五味子 10g　　胡黄连 12g　　桃仁 12g　　半枝莲 15g

白花蛇舌草 15g

方以沙参、麦冬、生地黄、五味子甘寒滋阴，人参益气固元，胡黄连退虚热，桃仁活血通便，半枝莲、白花蛇舌草解毒消癌肿。诸药协调，共奏其效。上药水煎服共进 10 剂，热势稍退，体温在 37.5～38.5℃之间。口干便燥缓解，精神稍振，常进行室外活动。

某患者耄耋之年，肾气已绝，中气衰败，卫气不支，正不御邪。一日雨后天凉，起居不慎感受寒邪，突发咳嗽，高热（40℃以上）。胃脘灼热不适，恶心纳少，噎阻，便溏日 2～3 次。以青霉素、柴胡针治疗，热势稍减，1 周未退。仔细揣度其病机，以为癌肿易损元气，高热伤津耗气，脾胃之气重伤，运化失调，脾气下流，阴火上冲，正合东垣气虚发热之理，主甘温除热之法，取补中益气汤化裁。

处方：

黄芪 20g　　白术 10g　　人参 10g　　茯苓 12g

陈皮 9g　　柴胡 12g　　升麻 5g　　当归 9g

鸡内金 12g　　焦三仙各10g　　甘草 5g

方用人参、黄芪、白术、茯苓、甘草益气补脾复元，柴胡、升麻升阳散火，陈皮、鸡内金、焦三仙开胃消食，当归补血以和阳。

服药 3 剂，纳增溏止，体温降至 37.5℃以下，继服 3 剂体温未复升。

按：岁余之癌热，诸法罔效，仅仅几味草药热退泻止，竟获奇功。可谓岐黄之术妙哉！近人以白虎汤加味退癌热屡载不鲜，崔金海主任医师以甘温之法退癌热，诚显中医学宝库蕴藏无穷。现代研究证实，人参、白术、黄芪、茯苓之类具有升高红细胞、白细胞、血小板数量的作用，还可增强免疫力和肾上腺皮质功能，可用于遏制癌细胞之始动、启动和突变。

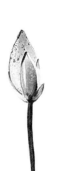

选方用药

从玄府理论新视角认识风药

一、玄府理论简介

刘完素在《黄帝内经》"玄府"论述的基础上，吸纳古代道学、儒学等有关内容，结合自身体验与认识，提出了一个全新的玄府理论，成为河间"火热"学说的重要组成部分，丰富完善了中医藏象、病机、治则学说的内容，是对人体结构和功能认识的一次深化。为临床各科疾病，尤其是疑难病症的治疗提供了新的切入点，具有重要的理论指导意义和临床使用价值。

二、玄府概念——遍布人体各处的微关窍道

《素问·水热论》云："所谓玄府者，汗孔也。"直至金元时期，刘完素赋予玄府全新的概念。他在《素问玄机原病式》中指出："皮肤之汗孔者，谓泄气液之孔窍也，一名气门，泄气之门；一名腠理，谓气液出行之腠道纹理也；一名鬼神门者，谓幽冥之门也；一名玄府者，谓玄微之府也。然玄府者，无物不有，人之脏腑皮毛，肌肉筋膜，骨髓爪牙，至于世间万物，尽皆有之，乃气出入升降之道路门户也。"归纳玄府有如下特性：分布广泛，无处不有，形态细微，肉眼难见，性能独特，贵开忌阖。

三、玄府功用——气血津液精神运行的微细通道

玄府的功能包括：

1）流通气液。

2）渗灌气血。

3）运转神机。如《宣明论方》云："人形精神与营卫血气津液，出入流通。"

4）调理阴阳。

四、玄府闭塞——百病共有的基本病机

刘完素《素问玄机原病式》中指出："人之眼、耳、鼻、舌、身、意、神识能为用者，皆由升降出入之通利也；有所闭塞者，不能为用也。"不论六淫侵袭、七情失调、饮食劳倦所伤，还是气血津液失养，均可影响玄府畅通，造成闭塞，而玄府一旦失其畅通，又必然导致气血津液以及神的升降出入障碍，表现出气失宣通、津液不布、痰阻血瘀、神无所用的四类基本病变，形成恶性循环，其病理变化的本质可归属于玄府闭塞。

五、风药发挥治疗作用的基点——开通玄府

风药既能开启肤表的毛孔，也能开通四肢百骸、五官九窍、脏腑经络的玄府。如《本草疏正》称麻黄"彻上彻下，彻内彻外，故在里则使精血津液流通，在表使骨节肌肉毛窍不闭"；《神农本草经百种录》称麻黄"能透出皮肤毛孔之处，又能深入积痰凝血之中。风药力所不到之处，此能无微

不至"。

风药具有辛散、开发、走窜、宣通、鼓动之性，不仅善于开玄府郁闭，而且能激活脏腑活力，振奋人体气化，鼓舞气血流通，促进玄府气液畅利，神机运转，治疗各种气液、血脉、精神郁滞之病。

大量临床实践表明，开通玄府的治法为疑难病证的治疗开辟了一条新的途径。刘完素论述"目无所视，耳无所闻，鼻不闻臭，舌不知味，筋痿骨痹，齿腐，毛发堕落，皮肤不仁，肠不能渗泄"等诸多病症，皆与玄府密闭而致气液、血脉、荣卫、精神不能升降出入相关。治疗皆可使用风药开启玄府孔窍，宣通郁结闭塞而收到良好效果。

六、常用风药

常用风药 28 种，与相关中药配伍治疗 1368 种疾病（有的是两味或多味风药在一个方子中）。参与治疗病种最多的是羌活，共 86 种，分布于内科、外科、妇科、儿科、男科、五官科的多种疾病中。

七、风药在脑病中的运用

1. 头痛

李东垣治头痛时特别重视风药，创立治头痛的方剂数种，如清宣膏、川芎散、细辛散，分别治不同类型的头痛；朱丹溪提出治头痛须用川芎，不用再加引经药；孙一奎提出治头风的主方为愈风饼子，其中亦多用风药。

2. 眩晕

整理历代有关治眩晕的主要医籍文献，分析其用药频率及分布规律，风药在总体药物中的比例位居第二位。这表明历代医家重视外感邪气致眩的病机，也强调在各种眩晕的治疗中应当多用风药。孙思邈治眩晕的方剂，如大续命散、大八风汤、防风汤等，像防风、桂心、细辛、独活、生姜、秦艽、麻黄等风药随处可见。

宋代《太平圣惠方》中，治头风眩的方剂有18首，治头风耳眩的方剂有14首，其中防风出现了25次，川芎出现了18次。排名靠前的风药包括细辛、菊花、独活、防己、麻黄、藁本、荆芥、白芷、羌活等。明代《证治准绳》对治疗外感眩晕之方药进行总结，风邪为患可予消风散、川芎散，寒邪为患可予三五七散，湿邪为患可用除湿汤，火热之邪可用羌活汤、钩藤散。到了清代，眩晕证"风"的定义逐渐向阴虚阳亢所致内风和内火转化，治疗侧重滋阴涵木、清热息风，风药的使用频率虽有下降，但仍然为部分医家所常用。

3. 中风

本病在金元之前多认为正虚风邪入中所致，因此应用风药治中风较多。《金匮要略·中风历节病脉证并治》载续命汤、侯氏黑散诸方，以麻黄、桂枝辛温发散之发散风邪。唐代孙思邈重视风药治疗中风，小续命汤方下云："诸风之皆验。"大续命汤方下云："依古法用大、小续命二汤，通治五脏偏枯贼风……效如神。"《普济本事方》载防己汤治"言语不传（利）"，防风汤治"脚弱语謇"。严氏豨莶丸治"中风偏风，口眼㖞斜"。金元以后倡内风说，对中风的认识由"外"转"内"，风药应用日趋减少，但亦有医家一直坚持使用。《素问病机气宜保命集·中风论》中的大秦艽汤、愈风汤等均用不少风药。朱丹溪认为："中风大率主血虚有痰……当以治痰为先，次养血行血。"但仍然使用风药。

近代程门雪治中风主张使用祛风药，意在祛风通络，宣通机窍，补益气血，直达病所，促进患者肢体功能恢复。赵锡武治疗中风每用风药，可调节血管功能，如脑出血用录验续命汤（麻黄、桂枝、当归、人参、石膏、干姜、川芎、杏仁），脑血栓形成可用小续命汤（防风、桂枝、黄芩、杏仁、白芍、甘草、川芎、麻黄、人参、防己、附子），半身不遂兼高血压者，予潜阳通络的风引汤（麻黄、石膏、独活、茯苓、吴茱萸、秦艽、细辛、桂枝、人参、防风、川芎、防己、甘草、生姜、白术、杏仁、附子）加磁石、龟板、鳖甲、生铁落，血压过高，给予天麻钩藤饮合录验续命汤，半身不遂善后选用侯氏黑散（菊花、白术、细辛、茯苓、牡丹皮、桂枝、防风、人参、矾石、黄芩、当归、干姜、川芎、肉桂）冷服。赵锡武认为活血药与风药相伍，具有明显协同作用，提高活血化瘀药的疗效。王明杰使用麻葛全蝎汤（麻黄 10g，葛根 30g，全蝎 5g，地龙 15g，秦艽 15g，防风 10g，桂枝 10g，黄芩 12g）治疗中风（急性脑梗死）疗效确切。

4. 重症肌无力

陈金亮等根据《络病学》中奇经和络病的标准，选择脾阳虚患者，采用参茸强力散（鹿茸、人参、淫羊藿、马钱子、麻黄、菟丝子、枳实等），对照组口服强的松，结果治疗组有效率为92.50%，对照组为68.42%，治疗组明显优于对照组。王明杰认为，本病病机不单纯是脾胃气血亏虚，更关键在于经隧不通，玄府郁闭，神机不遂，以致神机失用而出现肌肉痿弱无力，治疗上不但要补，更重在通，临床注重运用风药透达玄府神机，常用麻黄、葛根、羌活、防风、细辛及马钱子等配合补中益气药物协同增效，取得满意效果。

142

九、风药在心病中的运用

1. 胸痹

《素问·举痛论》云："寒气客于脉外则脉寒，脉寒则缩蜷，缩蜷则脉绌急，绌急则外引小络，故卒然而痛……"《诸病源候论·痛病诸候》云："心痛者，风冷邪气乘于心也。"

张仲景治疗本病应用风药发挥多种效用。如治疗"胸痹心中痞气，气结在胸，胸满，胁下逆抢心"之枳实薤白桂枝汤等方剂中的风药桂枝、生姜，有辛散温通、活血化瘀之功。

孙思邈治心痛大量用风药，在治心病方剂中，风药以及发散风寒药占第三位，其作用不是发汗解表，而是以其味辛能散、能升、能行，起到开窍、补阳气、通经络等作用。

宋代《太平圣惠方·治胸痹短气诸方》应用细辛散方（细辛、生地黄、甘草、桂心、赤苓、枳实、五味子、瓜蒌、青陈皮）治胸痹，细辛用一两，功能温阳通痹，足见对风药的重视。

2. 心悸

张仲景认为心悸有气虚血弱、水饮凌心的不同。以炙甘草汤治疗心血亏少之心悸，方中桂枝、生姜温散寒邪、宣阳化阴，与诸药合用共奏益气养血、滋阴复脉之功。以桂枝救逆汤方（桂枝、甘草、干姜、大枣、龙骨、牡蛎、蜀漆）治"伤寒脉浮，医以火迫劫之，亡阳必惊狂，卧起不安者"，用风药桂枝、生姜之温振奋阳气。以半夏麻黄丸（半夏、麻黄）治疗寒水心下悸，半夏燥水饮于内，麻黄辛升引阳，宣水饮于外。孙思邈认为，风邪是惊悸的主要致病因素。《备急千金要方·风虚惊悸》载方23首，使用风药者18首，远志汤方中除了运用人参、黄芪、茯苓、当归、麦冬、五味子、大枣、甘草等补益之品外，配伍了桂枝、防风、羌活、川芎四味风药。

3. 冠心病

黄淑芬等认为，冠心病、心绞痛用辛温通阳、宣痹通络的祛风药十分必要，如桂枝、细辛、羌活、葛根、柴胡、防风等广泛用于诸多冠心病专方中，疗效可靠。对于使用复方丹参片、速效救心丸、血府逐瘀汤等效果不佳的顽固性心绞痛病人改用风药为主的复方灵仙胶囊（威灵仙、防风、全蝎等），治疗多例每获良效、作用稳定。祝谌予治疗冠心病创制"葛红汤"（葛根、红花、丹参、川芎、当归、赤芍、菊花、羌活、党参、麦冬、五味子），选用葛根、菊花、羌活等风药。他曾说："葛根、菊花扩张血管，羌活通络止痛最良。"李达祥选用羌活、防风、威灵仙、细辛等具有温通作用的风药。风药除具有祛风、通络、止痛的作用外，尚有通脉、活血、开心窍等功能，配伍可增加疗效。

4. 病毒性心肌炎

刘建荣自拟芪附汤（附子、炙甘草、桂枝、黄芪、丹参、水蛭、生姜、杏叶）并结合辨证分型加减治疗 100 例，治疗效果明显优于西药对照组。

十、风药在肺病中的运用

1. 咳嗽

咳嗽的治疗以祛邪宣肺为要，张仲景提出："咳而上气，喉中水鸡声，射干麻黄汤（射干、麻黄、紫菀、款冬花、细辛、五味、大枣、半夏、生姜）主之。"又云："咳而脉浮者，厚朴麻黄汤（厚朴、麻黄、石膏、杏仁、半夏、干姜、细辛、小麦、五味子）主之。"又云："脉沉者，泽漆汤（半夏、紫苏、泽漆、生姜、白前、甘草、黄芩、人参、桂枝）主之。"方中用到麻黄、桂枝、细辛等风药，意义不在解表而在于治咳，发泄肺中郁饮。

阳虚咳嗽者，元代医家孙仁存拟用桂心汤（人参、桂枝、白茯苓、麻黄、贝母、远志、甘草）治疗。桂枝温通血脉，又助阳气升发，宣肺止咳，伍麻黄在方中治疗咳嗽。

阴虚咳嗽者，宋代王贶以天冬汤（天冬、紫菀、知母、桑白皮、五味子、桔梗）或杏子仁汤（杏仁、干姜、细辛、甘草、五味子、桂枝）治疗。在养阴止咳的同时，运用止咳化痰的桔梗，辛散温肺化饮的桂枝、细辛，取风药之开宣布散津液，即"辛以润燥"之义。

144

2. 哮病

王焘《外台秘要》中治久咳兼喘，坐卧不得，喉里呀声气欲绝，用药包括麻黄、苏叶、橘皮、柴胡、杏仁等。清代医家何其伟治哮用定喘汤（白果、黄芩、紫苏子、半夏、款冬花、麻黄、杏仁、甘草、桑皮），治寒哮方（桂枝、麻黄、茯苓、五味子、橘红、川厚朴、干姜、白芥子、杏仁、甘草、半夏）均不离风药之用。

3. 肺胀

张仲景提出："肺胀咳而上气，烦躁而喘，脉浮者，心下水气，小青龙加石膏汤主之。""咳而上气，此为肺胀，其人喘，目如脱状，脉浮大者，越婢加半夏汤主之。"又云："咳而上气，喉中水鸡声，射干麻黄汤主之。"诸方中麻黄、桂枝、细辛等辛温发散之风药，不在于发表而在于宣发肺气，复肺之宣降。

4. 咳嗽变异型哮喘

罗杜文用风咳汤（麻黄、杏仁、紫菀、款冬花、炙枇杷叶、地龙、蝉衣、白僵蚕、苏叶）治疗慢性咳嗽变异型哮喘。治疗组130例，总有效率为95.14%；对照组130例，用舒氟美加必可酮总有效率84.17%。两组疗程为4周，在咳嗽、咽痒、咯痰、气道反应性、外周血嗜酸性粒细胞计数、白介素-5（IL-5）等的变化上，治疗组明显优于对照组。

张李兴等运用人参败毒饮加减（党参、茯苓、川芎、羌活、独活、柴胡、前胡、枳壳、桔梗、蝉蜕、白前）治疗 72 例，总有效率为 94.40%。方中风药运用广泛，疗效较佳。

5. 哮喘

晁恩祥认为，该病多发于冬春季节，且发病迅速，时发时止，反复发作与"善行而数变"和"风性主动"的风邪性质相符，提出了"风盛痰阻，气道挛急"，是哮喘急性发作期的主要病机，"风盛"是哮喘病的主要因素，而发作时病人主要表现的痰壅、气管挛急、肺道不利、痰鸣之状，是风邪侵袭机体后产生的病理结果，制定黄龙平喘汤（麻黄、杏仁、地龙、白果、紫苏子、白芍、石菖蒲等）祛风解痉，宣肺化痰平喘，临床疗效显著。

6. 肺气肿

王虎将 72 例慢性支气管炎合并肺气肿随机分为两组，治疗组 36 例服用阳和汤，日 2 剂，上下午各服 1 剂，对照组口服头孢克肟钠、复方甘草合剂、氨茶碱片，4 周为 1 个疗程。治疗组总有效率为 94.44%，高于对照组（72.22%）。

王向阳将 80 例慢性支气管炎及肺气肿患者双盲随机分为两组，对照组 40 例常规西药治疗（平喘解痉、祛痰镇咳、控制感染），治疗组 40 例用宣肺通窍止咳汤（细辛 6g，石膏 10g，麻黄 12g，半夏 10g，厚朴 10g，杏仁 10g，五味子 10g，小麦 15g）随证加减，水煎，每日 1 剂，分 2 次服。10 天为 1 疗程，总有效率 95% 高于对照组（总有效率 77%）。

7. 慢性阻塞性肺疾病

石绍顺将 60 例肺肾两虚型慢性阻塞性肺疾病稳定期患

者随机分为两组，治疗组 30 例用金龙定喘汤合剂（金沸草 10g，地龙 20g，麻黄 10g，红参 10g，黄芪 20g，淫羊藿 20g），每次 50ml，每天 3 次，联合呼吸导引操，每次 20 分钟，每天 2 次。对照组 30 例用舒利迭，每次 1 吸，每天 2 次。结果治疗组效优于对照组。

十一、风药在脾胃病中的运用

1. 泄泻

（1）脾虚泄泻

李东垣在益气健脾的基础上配用风药，创制了多首名方。如治脾虚久泻，便溏而不多，日三四次，选用升阳汤（柴胡、益智仁、当归、升麻、甘草、黄芪、红花）；元气虚伤暑湿，身热、口渴、肢倦、便溏用清暑益气汤（黄芪、苍术、白术、升麻、人参、泽泻、神曲、橘红、麦冬、当归、甘草、青皮、黄柏、葛根、五味子）等，伍白芷、防风升阳化湿；中阳不足、寒邪内生之腹痛可用桂枝、生姜温中升阳；久泻不止、中气下陷用补中益气汤，其中升麻、柴胡升阳举陷止泻。

（2）湿盛泄泻

李东垣依"风能胜湿"理论创升阳除湿防风汤（苍术、防风、白术、茯苓、白芍）和升阳除湿汤（甘草、麦芽、陈皮、猪苓、泽泻、益智、半夏、防风、神曲、升麻、柴胡、羌活、苍术、生姜、大枣）。长夏湿盛，民多病泻，当专以风药，如羌活、防风、升麻、柴胡、白芷之属，必二三剂，缘风能胜湿故也。

（3）肝脾不和

代表方剂如痛泻要方（白术、白芍、陈皮、防风）。防风祛风除湿，达肝升阳；白术健脾燥湿升阳；陈皮理气和中；白芍柔肝缓急止痛，久泻可加升麻升提止泻。

2. 痢疾

前人治表邪入里、肠道壅滞、气血失调的痢疾，主张应当使邪气由里出表，促进疾病向愈，称逆流挽舟法。《伤寒论》云："太阳与阳明合病者，必自下利，葛根汤主之。"葛根解表升阳起津，使津不趋大肠，麻、桂发散风寒，宣肺、调和营卫，舒利肠胃。全方重在解表和里，攘外以安内，开逆流挽舟之先河。张从正载一下利案，先用温脾收敛无功，转施桂枝麻黄汤（桂枝、麻黄、白芍、杏仁、甘草、生姜、大枣），"连用三服，汗出终日，至旦而愈"。通过风药发散，使肠腑之玄府开通而达到调营卫、和气血、致津液的目的，为"逆挽"法的典范。喻嘉言将逆流挽舟法明确为治痢大法，强调痢疾一证"必从汗，先解其外，后调其内"，推崇人参败毒散为"逆挽"的代表方，对后世影响较大。

3. 便秘

便秘可伍风药以助腑气通降，有辛润通便之效。《圣济总录·风秘》用威灵仙散（威灵仙一两，羌活、川芎各半两）治老人风气壅盛、大肠秘塞。《兰室秘藏·大便结燥门》共有七方，四方中选升麻，以其升清阳，畅气机，取欲降先升之意。如通幽汤（甘草、生熟地黄、红花、升麻、桃仁、归身）、润燥汤（生地黄、甘草、大黄、熟地黄、当归、升麻、桃仁、红花、麻仁）对肠风便秘，东垣称为"风结""其病人必显风证",便秘同时伴有肠鸣、矢气、腹痛阵作、脉弦等证,以疏风开闭法,只用羌活、防风二味散肠风以散结,升清降浊,大便得通。血燥之便秘用东垣所创润肠丸,以大黄、当归、桃仁、麻仁养血润肠通便,少佐羌活疏风开闭散结。

4. 胃痛

清代林佩琴认为,胃痛"治法须分新久,初痛在经,久痛入络,经主气,络主血,初痛宜温散以行气,久痛则血络亦痹,辛通以和营"(《类证治裁·胃脘痛论治》)。风药辛散温通,新久疼痛皆宜。

（1）寒凝胃痛

《伤寒论》的桂枝加人参汤,其中桂枝散表寒,壮心阳,暖中土,散寒止痛。又如《太平惠民合剂局方》藿香正气散之苏叶、藿香皆能外散风寒,内温胃腑。《证治准绳》之正气天香散,用苏叶配香附、乌药、干姜、陈皮散寒理气止痛。

（2）瘀血胃痛

《伤寒论》桃核承气汤之桂枝,刘完素《黄帝素问宣明论方·诸痛门》神圣代针散(乳香、没药、当归、白芷、川芎、元青)之白芷、川芎皆取风药宣畅气机、活血通络之性。此外,《兰室秘藏》治脾胃虚弱胃痛之草蔻丸,清代《古方汇精》治胃气痛之和胃饮(吴茱萸、黄连、生姜、陈皮、当归、白芍、肉桂、甘草、党参、香附),治胃热痛之栀子清肝散(柴胡、栀子、黄芩、陈皮、甘草、白芍)以及治胃阳虚脘痛之香砂六君子汤加桂枝、高良姜,虚劳胃痛者用小建中汤甘温补益，均配伍风药以助之。

5. 胃溃疡

尤传芳等用升阳益胃汤化裁 [人参、白术、茯苓各15g，升麻、柴胡各6g，陈皮10g，三七5g（冲），吴茱萸10g，大黄5g，白芍13g，甘草3g]，治疗消化性溃疡100例，结果显效69例，有效26例，总有效率95%。显效随访观察1年，病情稳定未见复发。

6. 慢性萎缩性胃炎

刘启泉认为慢性萎缩性胃炎伴肠上皮化生、异型增生病理改变多为气滞血瘀痰凝，治疗时常在理气化痰药物基础上，根据辨证加用防风、荆芥、白芷、羌活等风药。治疗期出现胃脘暴痛者，多因寒邪犯胃，胃气凝滞，用羌活、桂枝、细辛、白芷、苏叶等风药疏风散寒止痛，阳气通达，血液流行，疼痛自止，运用得当，常收到四两拨千斤之效。

十二、风药在肾病中的运用

1. 水肿

（1）风水泛滥证

风邪外感发为风水者，风性清扬，风水相搏，水肿起于面目，迅及全身。《素问·汤液醪醴论》对水肿病提出"开鬼门，洁净府"的治疗方法。张仲景在《金匮要略·水气病脉证并治》中载有防己黄芪汤（防己、黄芪、白术、甘草）、越婢汤（麻黄、石膏、生姜、大枣、甘草）、防己茯苓汤（防己、黄芪、桂枝、茯苓、甘草）、越婢加术汤（麻黄、石膏、生姜、甘草、大枣、白术）、甘草麻黄汤（甘草、麻黄）等，以风药麻黄、桂枝、防己、生姜等宣肺气，调畅气机，布散津液，通调水道，开上窍以利下窍，使水湿之邪从表发越而出，风水自退。《太平圣惠方·治风水诸方》治风水用防水散方（防风、猪苓、泽泻、赤茯苓、麻黄、泽漆、白术、大戟、黄芪、独活、杏仁），治大腹水肿用赤茯苓散（赤苓、桂心、大黄、甘草、大腹皮、枳壳、细辛、前胡、桑白皮）均以风药升散清阳，疏散风邪，助开通肾络，借其辛香引诸药入肾。

（2）湿毒浸淫证

风邪夹湿毒浸淫，宜宣肺解毒，利湿消肿。《伤寒论·辨阳明病脉证并治》用麻黄连翘赤小豆汤（麻黄、连翘、赤小豆、大枣、桑白皮、生姜、甘草），借麻黄、生姜辛香走窜，祛风胜湿，引药入络，开通肾络，利水消肿。《太平圣惠方》"治风水毒气，遍身肿满"用楮白皮、桑白皮、陈皮、紫苏、猪苓、木通、生姜等药，其中紫苏、生姜辛温发散。

（3）肾阳衰微证

肾气衰微，阳不化气，水湿下聚，故见腰以下肿甚，按之凹陷不起；肾阳不足，膀胱气化不利，尿少或多尿，故有浮肿与多尿并见。治以温肾助阳，化气行水。《金匮要略·水气病脉证并治》中用麻黄附子汤（麻黄、附子、甘草）。《备急千金要方·消渴淋闭方》中徐王煮散（牛角、防己、羌活、人参、丹参、牛膝、升麻、防风、秦艽、生姜、紫菀、杏仁、附子）用大量风药配伍，辛温发散水气，通利小便，治脾肾阳气虚弱之水肿。

2. 尿血

本病因下焦湿热，热伤阴络；或肾虚火旺，灼伤脉络；或中气亏虚，统血无力，肾虚不固，血失藏摄，血渗膀胱致血尿。明代医家张洁认为辛温药可用于尿血，在《仁术便览·溺血》指出："溺血属热盛，下焦痛者为血淋，不痛者为溺血。不必纯用寒凉药，必用辛温升药。"明代徐春甫以"升麻一两（锉），水二盏，煎一盏，空心温服治血尿。"《世医得效方·大方脉杂医科》用姜蜜汤仅以"生姜七片，蜜半盏，白茅根一握"治小便出血不止，或以"当归、川白芷为末，每服二钱，温米饮下"。其中升麻、生姜、白芷为风药，可升举阳气，止下行之血。

3. 癃闭

多因外邪伤肾，饮食不节，致膀胱三焦气化不利。明代医家张献可明确提出来用升举肺气法疗癃闭。《医贯·郁病论》云："肺为肾水上源，凡水道不通者，升举肺气，使上窍通则下窍通。"其运用徐春甫《古今医统大全·便癃证》中治小便卒暴不通之葱白汤（陈皮、葵子、葱白）。陈修园提出："《经》云：去其上之闭，而水自通流，宜以补中益气汤提之。"其中升麻、柴胡可发挥协同参芪升举清阳的作用，达补气升提之效。清代医家张锡纯提出"用升提药，提其胞而转正之，胞系不了戾，小便自利"，拟升陷汤（黄芪、当归、升麻、柴胡）配伍柴胡、升麻等开宣肺气治慢性肾小球肾炎。

赵绍琴认为慢性肾炎多有湿热内蕴证，其治重视宣肺开郁法，即宣肺气畅肺络，通领全身气机，不但湿热之邪难留,而且能通络引津,缓解阴虚,多用荆芥、防风。他十分推崇荆芥炭,此药已减辛温之性,可宣肺气化湿滞,入阴分活络和阴,是治疗慢性肾炎的要药之一。刘渡舟用荆防肾炎汤加减(荆芥、防风、前胡、羌活、独活、桔梗、枳壳、半枝莲、白花蛇舌草、地榆、槐花、赤芍、白芍、茵陈、茯苓)治疗本病氮质血症,羌、防有发表达邪、逆流挽舟之功,柴、前疏里透毒,宣展气机,羌、独出入表里。本方执一通百,照顾全面,疏利三焦表里上下,为升降出入之代表方剂,疗效较好。

4. 慢性肾功能衰竭

刘渡舟以荆防肾炎汤加减(荆芥、防风、前胡、枳壳、桔梗、甘草各6g,川芎、半枝莲、草河车各10g,茯苓15g,地榆、槐花各12g,大黄3g)治疗慢性肾衰,荆芥、防风、羌活、独活等风药能胜湿。全方上、中、下三焦俱清,气血通调,湿热俱祛,大气一转,清阳上升,病乃向愈,临床疗效确切。赵恩俭认为防己"对十二经有湿、壅塞不通、膀胱积热,非此药不可",功擅泄浊解毒,用于治疗慢性肾衰尿毒证属实者,临床多有良效。孙云松治疗本病则伍防风、羌活、荆芥等,或用桂枝、细辛等振奋风气,阳升阴降,减少血尿、蛋白尿。此和风之法,寓少火生气之意。

5. 尿潴留

施汉章宗李东垣"脾胃虚则九窍不通"理论,认为老年癃闭常因脾胃虚弱,不能升清降浊所致。治疗上选用补中益气汤为主补气升阳,疏通三焦,对气虚型前列腺肥大有较好效果。戴会禧治癃闭离不开风药,如倒换散。由荆芥、大黄对药组成，升清降浊，通调二便。荆芥宣肺，或在其辨证治疗方药中加入升麻升举阳气。黄赟以桂枝茯苓方治疗产后癃闭，桂枝、茯苓温化膀胱而通利小便，桂枝温通血脉，散下焦蓄血。

郑平东治疗风热外袭型尿血，遵循急则治其标的原则先祛风邪，常用红花、连翘、生地黄、元参、乌梅、防风、黑荆芥、甘草、芦根、白茅根等等。如是脾肾气虚或中气下陷者，则重用黄芪、党参，酌加柴胡、升麻以升举阳气，效佳。刘宝厚认为血尿的病机特点是本虚标实，本虚为阴虚火旺或气阴两虚，标实为风毒入侵，产生热邪伤络和瘀血阻络。风毒邪侵入者，治以疏风清热解毒，方用银翘散加减（金银花、连翘、白花蛇舌草、防风、苏叶、僵蚕、蝉衣、荆芥）取效。于俊认为对慢性肾炎、紫癜性肾炎以及尿潜血持续不消者，在辨证的基础上选加防风、羌活，使部分日久潜血难愈者潜血消除。

菖蒲、郁金开窍作用新用

崔金海主任医师以石菖蒲、郁金配伍，巧用开窍作用，通利胆窍以排石退黄，开精窍治射精障碍，利湿泻浊开窍治疗膀胱开阖失司、排尿不畅、尿闭，开胃窍治呕吐不进食等，均取得了较好疗效。

一、石菖蒲配郁金利胆开窍以排石退黄

刘某，女，52岁，农民。以右胁剧痛3天伴皮肤巩膜黄染、恶寒、发热2天就诊。患者右胁胀痛，阵发性加剧，体温最高达39.5℃，身目俱黄，黄色鲜明呈橘皮色，精神不振，夜寐差，大便3日未行，小便黄，舌质红，苔黄腻，脉弦数。B超示胆总管结石0.7cm×0.9cm、0.5cm×0.6cm两块。肝功能检查示总胆红素56μmol/L，1分钟胆红素44μmol/L，谷丙转氨酶40U/L。中医诊断为胁痛。西医诊断为胆总管结石，梗阻性黄疸，急性胆管炎。辨证为肝胆湿热。治以疏肝清热，利湿退黄，利胆排石，理气止痛。

处方：

柴胡15g	黄芩15g	生大黄12g	木香10g
元胡10g	栀子10g	石菖蒲15g	川楝子15g
茵陈20g	郁金15g	金钱草20g	垂盆草10g

两面针 10g　　生甘草 10g

水煎服，日 1 剂。

6 剂后胆道通利，热退，胁痛减轻，B 超示胆总管结石消失，黄疸轻微，经调治而愈。

二、石菖蒲配郁金治射精障碍

唐某，男，40 岁，工人，以感冒后不射精 1 个月就诊。症见不射精，小腹胀满，舌质红、苔白腻、脉弦沉。考虑为外邪不解而留滞经脉，使气血运行不利，湿邪内生，阻滞于窍络，致肾气郁滞，精窍开阖失常，射精不能。辨证为肾气郁滞，湿浊阻络，治以疏通肾气，利湿泻浊，开窍排精。

处方：

乌药 10g　　牛膝 15g　　石菖蒲 20g　　郁金 10g

枳壳 10g　　仙灵脾 15g　　车前子 10g　　炙甘草 10g

泽泻 9g　　防风 9g

水煎服，日 1 剂，服药 10 剂而愈。

三、石菖蒲配郁金治癃闭

易某，男，34 岁，因尿等待、排尿不尽半个月而就诊。患者曾因受凉淋雨而发病，现伴腰酸痛，舌质红，苔白腻，脉缓，经前列腺指诊及前列腺液常规检查诊为慢性前列腺炎。辨证为肾虚湿阻，治以温阳补肾，利湿开窍利尿。

处方：

淫羊藿 15g　　石菖蒲 15g　　郁金 12g　　　肉桂 5g

小茴香 10g　　胡芦巴 15g　　石韦 15g　　乌药 15g

车前子 15g　　杜仲 15g　　茯苓 15g　　独活 9g

泽泻 10g

水煎服，日 1 剂。3 剂后排尿不畅减轻，服 7 剂后癃闭痊愈。

四、石菖蒲配郁金治胃窍不利呕吐不能进食

石某，女，50 岁，有胃病史 3 年，常于冬季发作，夏日缓解。发作时症见：胃脘胀满不适，嗳气，饮水易发，得热则舒，呕吐时作，呕吐物为胃内容物或清水，精神尚可，纳呆，寐安，二便调，舌大有齿痕，苔白腻，脉沉缓。查体：腹软，上腹部轻压痛，肝脾未触及。胃镜示：胃窦部中度充血性炎症。中医诊断为呕吐。辨证为胃气虚弱。西医诊断为慢性胃炎。治以温中散寒、降逆止呕。

处方：

党参 15g　　白术 12g　　茯苓 20g　　吴茱萸 9g

干姜 9g　　　陈皮 15g　　砂仁 10g　　姜半夏 12g

麦芽 15g　　郁金 9g　　　莱菔子 15g　　石菖蒲 15g

炙甘草 15g

水煎服，日 1 剂。

服药 15 剂而愈。

五、总结

崔金海主任医师认为：窍络不畅多因邪阻，或为气滞、

血瘀、痰湿而壅塞，或为阴寒凝滞而闭阻。以气滞为主，可加砂仁、木香、乌药、川楝子、小茴香；以瘀血为主，可配伍丹参、赤芍、桃仁、红花、川芎等；以痰湿为主，可配伍陈皮、半夏、茯苓、茵陈、泽泻、车前子；阴寒凝滞为主，可配伍吴茱萸、干姜、桂枝、独活、肉桂等。临床实践证明，石菖蒲、郁金不仅醒脑开窍，清心开窍，且可通利清窍，治疗清窍开阖不利之证。

大黄的临床应用经验

大黄味苦性寒，归脾、胃、大肠、肝、心经，具有泻下攻积、清热泻火、解毒、活血祛瘀的功效。《本草纲目》记述其有治疗"下痢赤白，里急腹痛，小便淋沥，实热燥结，潮热谵语，黄疸，诸火疮"等病证的作用。现代药理研究证实，大黄抑制了肠道细菌、毒素的转移，能清除肠道内毒素及降解血浆内毒素，从而改变了内毒素介导的免疫细胞学反应，来发挥治疗作用。临床应用以大黄为主药的方剂，以攻里泻下法治疗急腹症、多脏器功能损伤综合征、急性感染性疾病等急危重症，已取得了显著疗效。崔金海主任医师亦以大黄为主药治疗多种疑难杂证，有自己深刻的体会以及独到的见解。

一、大黄伍金银花、鱼腥草、瓜蒌等治疗肺感染

孙某，男，24岁，工人，以发热伴咳嗽、胸痛7天就诊。现症：咳嗽，咳甚则胸痛，吐黄痰量不多，发热，面赤，精神不振，纳呆，便秘，溲赤，舌质红，苔黄燥，脉滑数。听诊：双肺呼吸音粗糙，可闻及干湿啰音。诊断为咳嗽，辨证为肺热炽盛，治以清热泻肺，止咳化痰。

处方：

生大黄 10g　　金银花 10g　　鱼腥草 10g　　瓜蒌 15g

生石膏 30g   杏仁 9g   玄参 9g   生地黄 15g

生甘草 10g

水煎服，日 1 剂。

3 剂而热退，咳嗽，胸痛减轻，大便通。但口干渴欲饮，舌质红，苔薄黄，脉滑，上方加芦根 30g，炙枇杷叶 15g，用以润肺生津止咳；大黄减量至 5g，生用后下，服药 4 剂病愈。

按：本例肺炎证属肺热炽盛，肺失清肃而伴便秘，为热盛津伤，肺气郁闭、表里不通而致。故必用大黄通便以泄热降逆，防津伤液耗而病愈。

二、大黄伍甘草等治呕吐

田某，男，43 岁，工人，发病 1 日，因酒食不节致呕吐，食入即吐，吐物酸苦，胃脘灼痛，嘈杂不适，精神不振，心烦少寐，便秘溲赤，舌质红，苔黄厚，脉滑。查：腹软，剑突下压痛。诊断为呕吐。辨证为胃肠实热，治以清胃泻火，降逆止呕。

处方：

生大黄 10g   生甘草 10g   木香 6g   竹茹 9g

水煎服，日 1 剂，频饮。

1 剂便通吐止，能少量进食，3 剂而诸症全消。

按：酒食壅滞致胃肠实热。胃肠为阳明之腑，以通降为顺，实热内壅，腑气不通，大肠传导失职则便秘，胃失和降浊气上逆则呕吐。因内有实热、火性急迫上攻则食入即吐，故用大黄甘草汤清泻实热。《金匮要略》云："食已即吐者，大黄甘草汤主之。"方中大黄荡涤胃肠，清泻实热；木香，竹茹清胃泻热，理气和中止呕；甘草缓之，使之攻下降火而不伤胃。大便通，实热清，胃气降则呕吐止。

三、大黄伍川朴、枳壳、木香、莱菔子等治疗肠梗阻

患者，女，73 岁，农民，以腹痛 3 天就诊。腹痛隐隐，持续不已，阵发性加剧呈胀痛或绞痛，恶心，未吐，精神不振，不欲进食水，伴腹胀，大便 5 日未行，小便黄，舌质红，苔黄厚，脉滑。查：腹软，全腹轻压痛，以右上腹为甚，无反跳痛及肌紧张，肠鸣音活跃有高调，腹透可见气液平。中医诊断为腹痛，辨证为腑热壅滞。西医诊断为不完全性肠梗阻，治以通腑泻热，理气止痛。

处方：

生大黄 20g   川朴 10g   枳壳 9g   木香 10g

莱菔子 15g   元胡 12g

日 2 剂，水煎分服。

服药 1 剂，大便通，腹胀、腹痛大减，恶心止，食纳增，大黄减量至 5g，再服药 4 剂而愈。

按： 热结肠腑，气机不畅而致腹胀、腹痛、便秘。大黄峻下热结、通便使热泻腑通，中气健运，气机通利，则腹痛自消，腹胀自除。

四、大黄伍白及等治疗上消化道出血

患者，男，43 岁，工人，以饮酒后黑便 2 小时就诊。

刻下症见胃脘灼痛，嘈杂不适，腹胀，恶心、未吐，精神不振，乏力，寐差，舌淡红，苔薄白，脉缓。查体见腹软，剑突下轻压痛，全腹无反跳痛及肌紧张，肝脾未触及。血液分析示血红蛋白105g/L。便潜血（+++）。胃镜示慢性胃炎。中医诊断为便血，辨证为胃中积热。西医诊断为上消化道出血。治以清胃泻火，化瘀止血。

处方：

生大黄0.5g　　白及粉6g　　三七粉3g

每日1剂，每日2次。温水冲服，嘱病人卧床休息，流食。

3日后大便黄软，大便潜血阴性。

按： 实热灼伤脉络，血液溢于脉外，瘀血积于胃肠则腹胀，便血色黑，胃灼痛。大黄有泻热止血化瘀之效，为治胃肠实热出血之要药，配三七化瘀止血，白及收敛止血则便血止。

五、大黄伍金银花、蒲公英、败酱草、黄芩等治肠痈

患者，男，67岁，因腹痛伴发热4天就诊，以"化脓性阑尾炎"予"先锋霉素Ⅴ"治疗无效，因拒绝手术而求治于中医。证见：寒战，高热，体温最高达40℃，腹痛呈跳痛，拒按，按之痛甚，精神不振，纳呆，寐差，便秘，舌质红，苔黄厚，脉滑数。查：腹软，麦氏点压痛、反跳痛，肝脾未触及，血液分析：白细胞$16×10^9$/L，中性粒细胞91%。中医诊断为肠痈。西医诊断为急性化脓性阑尾炎。辨证为热

壅血瘀。治以清热泻火，解毒散结，活血化瘀。

选
方
用
药

处方：

生大黄 60g	金银花 20g	蒲公英 20g	败酱草 15g
黄芩 15g	桃仁 12g	红花 15g	牡丹皮 10g
赤芍 10g	生甘草 10g		

水煎服，日1剂。

服药剂大便通，腹痛减轻，发热稍退，体温38.5℃左右，服药4剂发热消退，大黄减量至10g，服药治疗半个月而愈。

按： 肠痛因热毒结聚于大肠，气滞血瘀，腑气不通，大肠传导失常而发病。大黄能泻火攻下，通腑解毒活血，则使热毒清，瘀血祛，肠道气机调畅，血行通利。

六、大黄伍桔梗、玄参、黄芩、连翘等治疗急性化脓性扁桃体炎

张某，男，38岁，以扁桃体炎反复发作5年，加重3天就诊。患者于两天前因外感风热始发鼻塞、流涕、咳嗽、咽痛，自服"牛黄消炎片""先锋霉素Ⅴ"等治疗无效，现发热，咽痛难忍，痛连耳颊，咳声偶作，干咳少痰，精神可，纳呆，大便秘，小便黄，舌质红，苔黄，脉滑。查：体温39.5℃，咽部充血，双扁桃体Ⅱ度肿大，有脓性分泌物。中医诊断为乳蛾。辨证为肺胃热盛。西医诊断为急性化脓性扁桃体炎。治以清热泻肺，解毒利咽。

处方：

| 生大黄 15g | 桔梗 10g | 玄参 15g | 黄芩 10g |

连翘 10g　　生甘草 10g　　荆芥 10g　　防风 10g

金银花 15g　　薄荷 10g

水煎服，日 1 剂。

服药 1 剂发热大减，体温 37.5℃左右，头痛、咽痛减轻；3 剂后热退，头痛止，咽痛轻微，大便稀，日 2～3 次，舌质红，苔薄黄，脉滑，咽部充血，双扁桃体Ⅱ度肿大，色微红。大黄减量至 10g；服药 5 剂后咽痛缓解。查：咽无充血，左扁桃体Ⅱ度肿大，色淡红。

按：风热之邪侵袭肺卫，入里化热，致肺胃热盛，循经薰蒸咽喉而发为乳蛾。大黄泻火解毒，清泻里热；金银花、连翘、荆芥、防风疏散热邪，使邪热由表而解，表里分消。

七、大黄伍䗪虫、水蛭、虻虫、蛴螬、黄芩、地黄等治疗干血劳、慢性肝炎、肝硬化

谢某，女，40 岁，半年前曾患乙型肝炎，经治而愈。此次病史 20 天，在当地予茵栀黄注射液静点治疗无效，就诊时症见右胁胀痛，口干苦，恶心，呕吐，吐物酸苦，精神不振，纳呆，大便 7 日未行，小便黄，腹胀、胃脘痞满不适，舌暗红，苔厚微黄，脉弦细。查：皮肤巩膜无黄染，无肝掌及蜘蛛痣，腹软，肝区呈叩击痛，剑突下压痛。肝功能：总胆红素 17μmol/L，ALT 176U/L，B 超示肝实质回声增粗增强，脾厚。中医诊断为胁痛。辨证为瘀热内阻。西医诊断为慢性活动性肝炎，治以疏肝清热，理气活血。

处方：

生大黄 10g	䗪虫 5g	竹茹 10g	水蛭粉 5g（冲）
田基黄 15g	柴胡 9g	黄芩 9g	垂盆草 15g
枳实 15g	生地黄 15g	蛴螬 10g	生甘草 20g

水煎服，日 1 剂。

服药 3 剂，恶心呕吐止，胃脘嘈杂不适，纳呆，仍右胁胀痛，腹胀，大便仍未行，舌暗红，苔黄厚，脉弦。大黄加量至 15g，再加高良姜 5g，以防诸药苦寒伤胃。

二诊：1 剂而便通，大便每日 2 ～ 3 次。服药半个月后精神好转，食纳可，寐安，便溏，右胁隐痛，腹胀偶作，舌淡红，苔薄黄，脉弦。肝功能检查示总胆红素 17μmol/L，ALT 25U/L，B 超示肝实质回声增粗增强。大黄减量至 5g，服药半个月固效。随访半年，病情平稳。

按：肝为刚脏，喜条达而恶抑郁，瘀热互结，肝气不疏，发为胁痛、腹胀，横逆犯胃则恶心、呕吐。大黄泻热通便，活血化瘀，疏肝利胆，促进疾病的康复。

八、大黄伍蝉蜕、姜黄、僵蚕治流感发热

李某，男性，22 岁，以寒战、高热伴鼻塞、流涕 3 天就诊，体温最高达 39.7℃，伴咽痛，头痛，周身酸痛，精神不振，纳呆，便秘溲赤，舌红尖赤，苔薄黄，脉浮数。查：咽部充血，左扁桃体Ⅰ度肿大，双肺呼吸音清晰，未闻及干湿罗音。中医诊断为感冒。辨证为风热犯表，西医诊断为流行性感冒，治以疏风清热，泻火解毒。

处方：

蝉蜕 9g　　　姜黄 15g　　　僵蚕 12g　　　生大黄 15g

荆芥 12g　　　防风 9g　　　川芎 30g

水煎服，日 1 剂。服药 2 剂热退，诸症大减。

按：大黄与蝉蜕、僵蚕、姜黄等共同组成升降散，升降散方出自清代杨栗山《伤寒温疫条辨》一书。蝉蜕甘寒，其气清肃，能开肺窍，畅气机，透散郁热之邪气；姜黄辛苦性温，能行气散郁，活血通络；僵蚕辛咸性平，轻浮而升阳，能清热解郁、祛风散邪；大黄苦寒，善泻火解毒。诸药相伍，寒温并用，升降同施，具有调畅气机、升清降浊、宣郁散火之功。配荆芥、防风、川芎疏风散邪，通络止痛，则外感温病得以化解。

九、大黄的其他配伍应用

1）大黄伍防风、牛蒡子、薄荷、连翘等治疗急性结膜炎。

2）大黄伍穿山甲、白芍、黄柏等治疗三叉神经痛。

3）大黄伍黄芩、黄连治疗痞证。

4）大黄伍柴胡、黄芩、木香等治疗胆系感染。

5）大黄伍黄芩、柴胡、栀子、胡黄连等治疗急性胰腺炎。

6）大黄伍瓜蒌、胆南星、郁金等治疗中风昏迷实热证。

7）大黄伍防己、椒目、葶苈子等治肠饮，或腹水、大便燥结实热证。

8）大黄伍黄连、木香、当归、白芍治急性菌痢。

9）大黄伍附子、肉桂、牡蛎等水煎灌肠治疗肾功能不全。

10）大黄伍木通、车前子、栀子、萹蓄等治疗泌尿系感染合并便秘者。

11）大黄伍蒲公英、败酱草、穿山甲、淫羊藿、土茯苓、萆薢、乌药等治疗前列腺炎。

12）大黄伍荆芥，升降并用治疗骨髓炎致尿潴留、排尿不畅。

13）大黄伍龙骨治疗遗精。

14）大黄伍蒲公英、蚤休、车前子、当归、苍术、白术、菟丝子等治疗急性盆腔炎。

风药治疗中风研究

中风之病在《黄帝内经》中无明确记载，首载于《金匮要略》，其症状描述相当于现代医学脑血管病中的脑出血、脑梗死等，又称为"脑卒中"。中医又称"卒中"，以卒暴昏仆，不省人事，或突然口眼㖞斜，半身不遂，言语謇涩为主要表现的病证。

一、病因认识

中医对其成因的认识不同，故用药亦殊。北宋前大多宗《金匮要略》之说，以外风论治，治疗以祛风药为主；唐宋以后出现内风之说，风药应用日趋减少；清代以后，倡内风者渐多，至今基本确立内风立论。《中医内科学》将中风分型为风阳上扰、痰浊上蒙、痰热腑实、阴虚风动、气滞血瘀等。

二、风药起源

风药应用可追溯到仲景，将风药名称、概念和临床进一步完善发挥的医家为张元素及李东垣师徒。

张元素在《医学启源》中，首创"药类法象"理论，取法天地五运之象，谓"药有气味厚薄、升降浮沉、补泻主治之法，各各不同"，同时把常用药物归纳为"风升生""热浮长""湿化成""燥降收""寒沉藏"五类。其中"风升生"一类记载："味之薄者，阴中之阳，味薄则通，酸、苦、咸、平是也。"列举防风、羌活、升麻、柴胡等20余味药，几乎均为解表药。其弟子李东垣在《脾胃论》中明确提出了"风药"之名称并多次论述，如"诸风药皆是风能胜湿也""当于本经药中，加风药以泻之"等。东垣所论风药，为治疗外感风邪功效的一类药物。风药味薄气轻、药性升浮，具有发散表邪、宣通表气之功，而后"风药"一词为后世医家所常用。

三、风药的概念与分类

对于风药的定义，倡导风药临床应用的东垣先生并无明确说法，但从其用药统计来看，基本为解表药。关于风药的概念，后世医家多宗张氏之说，风药是一类具有辛、散、升、达、透、窜等多种特性的药物，具有发散、升阳、透邪、畅气、通络、燥湿、引经等功效。风药从性能上说有风的特点，从功效上讲有祛风的作用。狭义风药即祛风药，而广义风药既能祛外风，又能息内风。

四、风药治疗中风概述

张仲景在《金匮要略》中指出："邪在于络，肌肤不仁；邪在于经，即重不胜；邪入于腑，即不识人；邪入于脏，舌即难言，口吐涎。"又云："寒虚相搏，邪在皮肤；浮者血虚，络脉空虚；贼邪不泻，或左或右。"张仲景更重视外邪的致病作用，认为"脉络空虚"会导致风邪乘虚侵入人体。

治疗上也以祛风散邪扶正为法，载续命汤、侯氏黑散诸方，以麻黄、桂枝等辛温发散之品发散风邪为主。

续命汤为《金匮要略·中风历节病证并治》的附方，是林亿等重新整理《金匮玉函要略方》时收集于《古今录验》中的方剂。本方能"治中风痱，身体不能自收持，口不能言，冒昧不知痛处或拘急不得转侧"。组方为：麻黄、桂枝、当归、人参、石膏、干姜、甘草各三两，川芎一两，杏仁四十枚。

续命汤原为治风痱而设，风痱是中风的一种类型。一般来说，偏枯表现为半身不遂，风痱表现为四肢不收，风痹表现为身体不仁，风懿表现为吞咽及构音障碍。身体不能自收持，指的是四肢肌力下降，张力降低。冒昧不知痛处，是指感觉障碍。口不能言，乃是言语謇涩。拘急不能转侧，为肌张力增高伴疼痛。中风尽管表现不同，但病因病机相同，治疗方法大致相同。

续命汤以麻黄为君，《神农本草经》云："主中风，伤寒头痛，温疟，发表出汗，去邪热气，止咳逆上气，除寒热，破坚积聚。"配桂枝助麻黄宣散血脉凝滞；配人参、当归、川芎等益气养血以散血脉虚滞；佐石膏等寒凉之品，是为了防止药物过于温热。本方组成包括麻黄汤、麻黄杏仁甘草石膏汤，功效可借鉴两方。

自仲景到隋唐时期，续命汤被广泛使用。金元以后，因医家反对从外风角度论治中风，因此本方鲜有问津。

侯氏黑散治大风四肢烦重，心中恶寒不足者。在《金匮要略》中曾提到：

菊花_{四十分}　白术_{十分}　细辛_{三分}　茯苓_{三分}　牡蛎_{三分}　桔梗_{八分}

防风_{十分}　人参_{三分}　矾石_{三分}　黄芩_{三分}　当归_{三分}　干姜_{三分}　芎

䓖_{三分}　桂枝_{三分}

上十四味，杵为散，酒服方寸匕，日一服。初服二十日，温酒调服，禁一切鱼肉大蒜，常宜冷食，六十日止，即药积在腹中不下也，熟食即下，冷食自能助药力。

侯氏黑散充分体现了风药佐助补虚药治疗脑中风的用药特色。全方十四味药，防风、菊花、桂枝、桔梗、细辛疏风解表，祛外邪；配伍人参、白术、茯苓、干姜温中益气健脾，补中阳之虚；当归、川芎益肝血；风为阳邪，易从阳化，选黄芩清热；牡蛎潜阳寓降于升；矾石善化风痰。全方主治气血不足，外受风邪，兼中阳不足，又有痰浊之中风。

孙思邈治疗中风重视风药的应用，倡用汗法，《备急千金要方·治诸风方》曰："夫诸急猝病多是风，初得轻微，人所不悟，宜速与续命汤"。小续命汤方下云："诸风服之皆验。"大续命汤方下云："依古法用大、小续命二汤，通治五脏偏枯贼风……效如神。"又云："凡人忽遇风发，身心顿恶，或不能言，有如此者，当服大、小续命汤及西州续命、排风、越婢等汤。"

大续命汤出自《备急千金要方》，由麻黄、桂枝、杏仁、石膏、当归、川芎、人参、干姜、甘草组成，主治大风经脏、奄然不能言、四肢垂曳等。

小续命汤由麻黄、桂枝、防风、防己、杏仁、黄芩、人参、甘草、大枣、川芎、芍药、附子、生姜、大枣组成，治中风不省人事，神气溃乱，半身不遂，筋急拘挛，口眼㖞邪，语言謇涩，风湿腰痛，痰火并多，以及六经中风、刚柔二痉。

诸方重用麻黄、桂枝、葛根、防风、细辛、独活等发散祛风之品以发汗。孙思邈在《备急千金要方·治诸风方》中记载了亲身体验："吾尝中风，言语謇涩，四肢拖曳，出此方，日服四服，十日十夜服之不绝，得愈。"

金元时期，众多医家对中风成因的认识更趋全面。刘河间谓中风非外中于风，乃因将息失宜，心火暴甚，肾水虚衰，不能制之；李东垣认为中风非外来风邪，乃本气自病，倡气虚致中风之论；朱丹溪指出中风主要为血虚有痰，认为中风属热极生风所致。说明医家对中风的认识，已逐渐由"外"转"内"，但治疗上并未摆脱前代以麻黄、桂枝、羌活、防风等风药治疗中风的思路。如河间以"心火暴甚"认识中风，其在《素问病机气宜保命集》中载大秦艽汤一方，云：

中风外无六经之形证，内无便溺之阻格，知血弱不能养筋，故手足不能运动，舌强不能言语，宜养血而筋自荣。大秦艽汤主之。

秦艽_{三两}　甘草_{二两}　川芎_{二两}　当归_{二两}　白芍药_{二两}　细辛_{半两}　川羌活、防风、黄芩_{各一两}　石膏_{二两}　吴白芷_{一两}　白术_{一两}　生地黄_{一两}　熟地黄_{一两}　白茯苓_{一两}　川独活_{二两}

上十六味，每服一两，水煎去渣，温服无时。如遇天阴，加生姜煎七八片。如心下痞，每两加枳实一钱同煎。

河间在治疗中风时以内风立论，如论"卒中"，从内热着眼，病因为五志过极，因郁而致气血不通。虽未言及外风，但亦用风药治疗类中风。本方组成除补血之品外，亦有大剂升阳发散之品。如秦艽、独活、羌活、防风等，客观上可起到祛除外风的作用。

《丹溪心法》中风医案：一肥人中风口㖞，手足麻木，左右俱废。作痰治，以贝母、瓜蒌、南星、半夏、陈皮、白术、黄芩、黄连、黄柏、羌活、防风、荆芥、威灵仙、甘草、花粉……

一人中风口眼歪斜，语言不正……防风、麻黄、羌活、升麻、桔梗、石膏、黄芩、荆芥、薄荷、葛根、芍药、杏仁、川归、川芎、白术、细辛、皂角等分……

药物中有羌活、防风、荆芥、威灵仙、桔梗、升麻、麻黄、薄荷、葛根、细辛等大量风药，丹溪虽力主痰立论，但应用药物时又大量加入了风药。

到了明代，张景岳对金元诸医家沿用续命汤类治疗类中风的思路提出了质疑。他说："按历代相传治中风之方，皆以续命等汤为主……其他无论，独怪乎河间、东垣、丹溪三子者，既于中风门皆言此病非风矣，而何于本门皆首列小续命汤，而附以加减之法……"遗憾的是张景岳只是把前人的"类中风"之名改为"非风"，治疗上并未有新的建树。

明代江瓘《名医类案》在记载中风医案后的案语中说："中腑者多着四肢，中脏者多滞九窍。中腑者，以小续命汤随六经加减，通经发散……"其收录的类中风医案中，仍不乏风药。

在《中风斠诠》中叶天士提出了"滋水涵木"法治疗

直到清代张山雷在中风的治疗上主张潜阳镇摄，他在《中风斠诠》中说："外因之风，无不由渐而来，非内风之猝然暴动，一发即重者可比……凡古人息风良法，必以潜阳镇定者，诚以内因为病，务必治之于内，安而宅之，此内因证治之又一大纲也……今之中风，多是内因，治必潜降镇摄者，所以靖内动之风阳也。"

清代余震在《古今医案按》记载："立斋治一产后中风，口眼㖞斜，四肢逆冷，自汗泄泻，肠鸣腹痛，用六君子加姜、附各五钱，不应；以参、附各一两，始应。良久不服，仍肠鸣腹痛，复灸关元穴百余壮，及服十全大补方效。"其记载的类中风、中风医案未再现风药。

同样，柳宝诒《柳选四家医案》的中风医案里基本不再有风药的出现。

张锡纯《医学衷中参西录》云："治内中风证（亦名类中风，即西人所谓脑充血证），其脉弦长有力（即西医所谓血压过高），或上盛下虚，头目时常眩晕，或脑中时常作疼发热，或目胀耳鸣，或心中烦热，或时常噫气，或肢体渐觉不利，或口眼渐形歪斜，或面色如醉，甚或眩晕，至于颠仆，昏不知人，移时始醒，或醒后不能撤消，精神短少，或肢体痿废，或成偏枯。"他创立了镇肝熄风汤，药物组成：怀牛膝一两，生赭石一两，生龙骨五钱，生牡蛎五钱，生龟板五钱，生杭芍五钱，玄参五钱，天冬五钱，川楝子二钱，生麦芽二钱，茵陈二钱，甘草钱半。

现代随着"经方热""复古热"，有些专家学者提倡以经方治疗中风，对风药治疗中风的理论探讨也很多，然而真正应用"续命汤"类药物治疗中风病者却是寥寥无几。

五、风药治疗中风的理论探讨

风药大多辛散，质轻升浮，具向上之性，宣发卫气，发越腠理，可以引药直达病所，通经活络，充养肌肤。风药不仅开皮肤之玄府，发表出汗，祛邪外出，也能开脏腑之玄府，调节气机升降出入。

风药味辛，因具发散之性，而能开通郁结，疏肝理血。所谓"木郁达之"，从五行而言"木曰曲直"，肝为乙木，应东主升。从其功效来讲，肝主疏泄，调畅气机。而中风主要病机为阴阳失调，气血逆乱，特别是气血升降逆乱。如《内经调经论》云："血之与气并走于上，则为大厥，厥则暴死，气复返则生，不复返则死。"王孟英《湿热病》篇云："风药能疏肝。"即说明风药有助于肝之疏泄，可调畅气机。

风能胜湿、调气，如痰瘀交阻，治以调气为先。风药能治气，有行气、升气、降气、益气之功。《丹溪心法·中风》说："治风之法，初得之，即当顺气，即日久，即当活血。"痰湿与中风关系密切，风药辛香走窜，具有流动性，促进痰的化解，且香燥之性能胜湿，对化痰大有益处。仲景云"血不利则为水"，瘀血可致水液内停，中风病人无论血栓或出血，可导致脑组织水肿，风药有利于水肿的消退。

风药通络行瘀，味薄气清，《素问·阴阳应象大论》曰："味厚者为阴，薄为阴之阳……味厚则泄，薄则通。"张元素亦在《医学启源·药类法象》中说"味之薄者，阴中之阳，味薄则通"。风药多具有辛散之性，长于宣通阳气，有助于营血的运行，血行而瘀祛，故风药有行散血络瘀滞之功能。李东垣曰："和脏腑，通经络，便是治风。"风药本身能活血，推动血液运行。

风药质轻，载药上行，引药至病所，但中风病机为气机逆乱，浊气上冲，治疗上应用时宜升散与清降并用，升其清，降其浊。此外风药多辛而燥，易耗伤阴液，因此用风药同时应注意顾护阴液。

临证应用黄芪举隅

黄芪，始载于《神农本草经》，列为上品，又名戴糁、黄耆，历代本草著作中均有收载，李时珍释其名曰："耆长也，黄芪色黄，为补药之长，故名黄耆。"其味甘，性微温，归肺、脾经，具有补气升阳、益卫固表、利水消肿、托疮生肌的功效。然黄芪的诸多功效，皆源于其补气之功，故又有"补气诸药之最"的美称。崔金海主任医师认为，黄芪温而不燥，补而不滞，行而不泄，扶正达邪，益气养阴，性质平和，经合理配伍，可用于内、外、妇、儿等多科疾病。

一、益气养阴治疗慢性咽炎之咽痛

慢性咽炎是黏膜慢性炎症，以咽痛不适、发干、异物感或轻度疼痛、干咳、恶心、咽部充血呈暗红色、咽后壁可见淋巴滤泡等为主要临床表现。慢性咽炎患者因咽分泌物增多，故常有清嗓动作，吐白色痰液，多缠绵难愈，容易复发。

崔金海主任医师指出，本病部位在咽喉，而病变脏腑在肺胃，因肺主一身之气，足阳明胃经循喉咙，咽喉司发声、行呼吸，为肺胃之关，其正常功能的维持有赖于肺胃津液的濡养。如肺气不能宣发，气血津液难以上承，胃阴亏虚，则阴虚不能制火，虚火上炎，咽喉失养，病程缠绵，久病入络，咽部血行瘀滞。总之，以气阴两虚为本，瘀毒聚于咽部为标。崔金海主任医师多用养阴清肺汤加生黄芪治疗，正因"邪之所凑，其气必虚"，重用生黄芪大补元气以扶正祛邪。生黄芪甘温，补益肺气；生地黄甘寒，滋阴养血。二者配伍，一阴一阳，阳生阴长，益气养阴，相辅相成。玄参、麦冬、白芍养阴润燥，清肺解毒；丹参、牡丹皮祛瘀止痛，凉血消痈，共为辅药；佐以贝母润肺止咳，清化热痰，薄荷宣肺利咽；使以甘草泻火解毒，调和诸药。本方标本兼治，有益气养阴、化瘀解毒之功，每日1剂，频频润咽服之，临床疗效较好。

二、扶正托毒治疗慢性盆腔炎之带下

慢性盆腔炎是指女性内生殖器及其周围结缔组织、盆腔、腹膜的慢性炎症。其主要临床表现为月经紊乱、白带增多、腰腹疼痛及不孕等，如已形成慢性附件炎，则可触及肿块。

中医认为本病多因素体虚弱，房事不节，不注意经、产期调摄，以及个人卫生习惯不良，而致气虚血瘀，湿热郁滞下焦。崔金海主任医师自拟慢性盆腔炎方（生黄芪、人参、当归、赤芍、丹参、三棱、乌药、香附、益母草、水红花子、红藤、败酱草、炙甘草），方中主药生黄芪健脾益气、升阳除湿、祛风解毒，《名医别录》曾言："黄芪，无毒，主治妇人子脏风邪气，逐五脏间恶血。"人参益气扶正，当归、赤芍、丹参养血活血化瘀，三棱破血化瘀，加强化瘀力度；佐以乌药、香附理气化滞止痛，气行则血行；益母草，水红花子利水消肿；红藤、败酱草清热解毒以清余热。此方扶正祛邪，清热利湿，使正气足、瘀血行、余热清，气机畅达，自收良效。

三、补肺纳气治疗慢性肺炎之咳喘

肺炎是指肺部的肺泡出现发炎的症状，病程超过 3 个月者为慢性肺炎。本病临床表现为咳嗽、呼吸困难、咯痰清稀呈泡沫状，甚至出现面部浮肿、发绀、胸廓变形和杵状指、趾。本病多见于老年人，依据临床表现不同，归属于中医咳嗽、喘证范围，多因年迈体虚或肺系宿疾，久病失治，元气不足，肺肾两虚，正虚邪恋，迁延不愈。临床上患者多反复使用抗生素及止咳药物，收效甚微。崔金海主任医师认为，本病迁延日久，正虚为本，痰、瘀、毒为标，治以补肺汤（《云岐子保命集》）化裁，配合化痰、活血药物。补肺汤方中黄芪入肺补气，《本草汇言》曾云："黄芪，补肺健脾，实卫敛汗，驱风运毒之药也。"近代医家张锡纯治疗"劳热咳嗽，肺痿失音，频吐痰涎，一切肺金虚损之病"，善用黄芪助元气、补肺之阳。黄芪配伍人参，可补肺肾，定喘嗽；熟地黄填精益髓，纳气平喘；五味子敛肺气，紫菀、桑皮化痰降气。本方基础上加丹参、红花活血通络，加清半夏、陈皮、茯苓健脾化痰，加鱼腥草清余毒，疗效甚佳。

崔金海主任医师治疗慢性炎症性疾病应用黄芪是依据"扶正祛邪"的理论。西医认为炎症是活体组织对损伤因子所发生的防御反应。慢性炎症的病程较长，一般在数月至数年以上。崔金海主任医师认为，炎症是一种防御反应，就相当于中医的正气抗邪，正胜邪退，邪胜正衰。因正气虚弱不能祛邪外出，邪留戕害正气，邪正胶着，久久不能康复，形成慢性炎症。慢性炎症的发生与正气虚弱直接相关，故在辨证论治的基础上，加用黄芪扶正气以祛邪气。现代药理研究证实，黄芪具有增强机体免疫功能、诱生干扰素、抗菌、抗病毒、抗肿瘤等药理作用。崔金海主任医师临证喜用生黄芪，前人张石顽在《本经逢原》中有云："（黄芪）入肺而固表虚自汗，入脾而托已溃痈疡。《神农本草经》首言痈疽久败，排脓止痛，次言大风癞疾，五痔鼠瘘，皆用生者，以疏卫气之热。性虽温补，而能通调血脉，流行经络，可无碍于壅滞也。"崔金海主任医师认为黄芪性质平和，应坚持长时间服用方能显效，也是"扶元养正，宜用其平"思想的体现。崔金海主任医师在诊治诸多慢性疾病时通过灵活的配伍，充分发挥黄芪的功效。例如，治疗慢性肝炎以黄芪配伍丹参，使气旺以促血行，祛瘀通络，改善肝脏循环，恢复肝脏功能。治疗慢性肠炎以黄芪配伍薏苡仁，甘温益气，淡渗利湿，健脾止泻。治疗慢性胃炎以黄芪配伍枳实，黄芪升清健脾，枳实下气消滞，使气机升降有序，补而不滞，理气而不伤正。治疗慢性鼻窦炎以黄芪配伍防风，一开一合，一补一泻，实卫固表，祛风散邪。治疗慢性肾炎以黄芪配伍防己，培土以制水，利水而不伤正。治疗类风湿性关节炎以黄芪配伍桂枝，补气固表，温经通阳，相辅相成，寓通于补，通中有补。崔金海主任医师认为，此类慢性炎症性疾病虽然临床症状各异，但均存在"正气亏虚、正气不足"的病理因素，遵循"异病同治"之原则，在辨证论治的基础上可加用黄芪，能取得很好的临床疗效。

柴胡汤加味治疗胆囊炎、胆石症

一、概述

胆石症是指胆囊和胆管发生结石的疾病，属于常见病和多发病。随着人民生活水平的提高，我国胆石症的发病率逐渐上升。

胆石可分为胆固醇结石、胆色素结石和混合性结石。胆固醇结石约占 80%，多存在于胆囊内，呈白黄、灰黄或黄色，形状和大小不一。胆色素结石分为两种，一种是无胆汁酸、无细菌、质硬的黑色胆色素结石，另一种为有胆汁酸、有细菌、质软易碎的棕色胆色素结石。混合性结石由胆红素、胆固醇、钙盐等多种成分混合组成。

无症状的胆囊结石一般不需要治疗，可观察和随诊，如出现下列情况应考虑手术：①结石直径 ≧ 3cm。②结石发生嵌顿。③伴有胆囊息肉 > 1cm。④疼痛反复发作影响工作生活。⑤胆囊壁钙化或瓷性胆囊。

肝胆结石的中医病机为水集成饮，饮凝成痰，痰浊而固化，熬结而成石。

中医认为，情志不遂，肝失疏泄，能导致胆汁郁滞不畅。一切负面情志与思维，都是人体内产生的一种负面波动能量。所以，凡怒、喜、思、忧、悲、恐、惊等正常情绪以及厌、憎、恨等负面情志及思维念头，对人体都有负面影响。此外，六淫外侵，外感湿热，内蒸肝胆，或饮食不节，过食肥甘醇酒厚味，痰饮阻滞，湿热内生，胆汁浊而不清，或饮食不洁，过食生冷，虫积内生，上窜肝胆等，均可形成本病。各因素可单独出现，更多情况是相互作用，互为因果。简言之，脾失运化、肝失疏泄为病本，痰湿内盛阻隔为病标。

二、中医诊断

肝胆结石属于中医学的"胁痛""黄疸""胆胀""结胸"范畴。《灵枢·胀论》谓："胆胀者，胁下痛胀，口中苦，善太息。"《伤寒论》云："胁下硬满，干呕不能食，往来寒热。"又云："结胸热实……心下痛，按之石硬。"《诸病源候论》亦云："胁下满痛，而身发黄。"

可见，"胁痛"是言其主证，"黄疸"是言其并发症，"结胸"则指其病机特点（指本病是因实邪结滞于胸胁部位而成），而"胆胀"一名更为确切，既指出本病因胆腑功能失常所致，又说明本病以胁下痛胀为主证表现。

胆为"中清之腑"，与肝互为表里，"泻"胆汁而不传化水谷与糟粕，其功能以疏泄通降为顺。

因此，一般认为各种原因造成胆的"中清"通降功能失调，导致肝胆气郁或湿热蕴结，病邪结滞阳明胃腑，即会发生胆囊炎和胆石症。

临床上大多数胆囊炎、胆石症患者均有大便干结、便秘不通的兼症，若有便秘则病情加重或旧病复发，大便通畅则病情缓解或病在静止期。即胆囊炎、胆石症患者尚有邪结阳明的病理特点。

三、中医治疗

在治疗胆囊炎、胆石症时，要特别重视通里攻下法的运用。胆腑既属奇恒之腑，要贮藏"精汁"，又属传化之腑，要排泻胆汁。六腑得降，则胆腑通降正常，不会为病；而胃肠六腑郁结不通，胆腑通降功能亦会失常，各种病证因此层出不穷。故采用通里攻下之法，胃腑一通，釜底抽薪，肝胆之气郁结、湿热邪气蕴结等问题皆能迎刃而解，肝胆疏泄，通降功能自能复常。

因此，立疏肝理气、清热利湿、通里攻下之法，既能行散肝胆之气的郁结，又能通降腑气，标本兼治，故治疗胆囊炎、胆石症的效果既捷又稳。

《伤寒论》106条云："太阳病，过经十余日，反二三下之，后四五日，柴胡证仍在者，先与小柴胡汤；呕不止，心下急，郁郁微烦者，为未解也，与大柴胡汤下之则愈。"

《伤寒论》140条云："伤寒十余日，热结在里，复往来寒热，与大柴胡汤。"

经论少阳不解，邪热内传而结于阳明，胃腑燥实，阻结腑气，必致胆胃之气上逆，腑气不通，故其证见胸腹胁肋拘急疼痛，郁闷而烦，口干口苦，大便秘结，呕吐不止，同时又有往来寒热的少阳证表现。其描述与胆囊炎、胆石症的临床表现十分相似，方贵加减，药贵对证，用仲景大柴胡汤治疗胆囊炎、胆石症亦应当随证加减。

本病的基本病理是肝胆气郁、湿热蕴结、气血阻滞，故用大柴胡汤方时，往往需加黄芩、郁金清热理气、利胆解郁；加连翘、蒲公英、赤小豆清热利湿；合金铃子散（元胡、川楝子）并加白芷疏肝清热、活血定痛。发热较甚，加蒲公英、赤芍、白花蛇舌草清热解毒；疼痛较甚，合香灵散（香附、五灵脂）行气活血、散瘀止痛；并发黄疸，合茵陈蒿汤（茵陈、栀子、大黄）清热、利湿、退黄；病属胆石症，加金钱草、鸡内金、海金砂，以清热利湿、利胆排石；病史较长，或多次手术而复发的胆结石，合硝矾散（火硝、皂矾）并加二丑、五灵脂，以利水、消瘀、化石。

二仙汤应用经验

崔金海主任医师认为：女性到 40 岁以上容易内分泌失调，性激素及促性腺激素水平降低，引起一系列代谢紊乱临床表现，如头晕、失眠健忘、心悸、气短、腰膝酸软无力、性冷淡、月经不调、高血压、冠心病等，后人创立二仙汤治疗更年期诸症收效颇广。男性 50 岁之后也可发生上述不适或疾病，此皆肾阳不足、阴精亏虚、阴阳不能相互维系而致。二仙汤由仙茅、仙灵脾、当归、黄柏、知母、巴戟天组成，其有温肾阳、补肾精、泻相火、调冲任的作用，崔金海主任医师以之治疗老年多种内脏虚衰性疾病或老年退行性病变亦收到较好的疗效，今介绍如下。

一、腰椎增生

郑某，男，76 岁，近半个月腰痛如折，转侧加剧，活动受限，涉及左上肢，遇寒痛甚，得热则舒，面色白，精神不振，纳呆、寐差，舌淡暗、苔薄白，脉沉弦，诊断为腰痛。辨证为肾阳亏虚，寒凝血瘀，治以温阳散寒，活血止痛。

处方：

仙茅 15g	仙灵脾 15g	巴戟天 15g	当归 15g
川续断 15g	威灵仙 15g	怀牛膝 30g	川芎 15g
赤芍 15g	土鳖虫 10g	元胡 15g	透骨草 30g

水煎服，日1剂。

服药3剂后疼痛明显减轻，7剂后能下床扶杖活动，二诊于上方加金钱白花蛇4条共研细末，每次10g，每日2次口服。

半个月后，患者腰痛轻微，能做日常家务，再服半个月而愈。

按：崔金海主任医师认为患者耄耋之年，阳气衰微，温运无力，阴寒内生，瘀血停滞，阻于脉络，腰府失养而发病。方以仙茅、仙灵脾、巴戟天补肾壮阳，川续断、桂枝、怀牛膝温经散寒，强筋壮骨，当归、川芎、赤芍、元胡、土鳖虫活血化瘀止痛，威灵仙、透骨草通经络，以行气血共显奇效。

二、慢性前列腺炎

石某，男，30岁，病史半年，尿道流白，性欲减退，阴囊湿冷，腰膝酸软无力，畏寒，头晕，精神不振，纳可，心烦少寐，便溏，小便清长，舌淡红，苔白，脉沉细。前列腺液检验白细胞20～30个/HP。诊断为阳痿。辨证为肾阴阳两虚，虚火上炎。治以温肾填精，泻火除烦。

处方：

黄柏6g	仙灵脾15g	菟丝子15g	肉桂10g
仙茅15g	覆盆子15g	金樱子15g	海马10g
乌药10g	黄连6g	当归12g	

水煎服，日1剂。

二诊：7剂后畏寒、尿道流白止，无心烦少寐之症，头晕、乏力减轻。张景岳云:"善补阳者,必于阴中求阳,则阳得阴助而生化无穷。"加黄精15g,山萸肉15g。

三诊:再服7剂性欲如常,腰膝酸软轻微,二便调,守方治疗月余而愈。

按:此乃因房劳伤肾,肾阳亏虚,失于封藏,精亏阴伤,机体失于温煦濡养,肾水亏虚,不能上济心火,使心火独亢,方以二仙汤温肾阳、补肾精,交泰丸交通心肾,泻相火,以达到阴平阳秘的状态。

三、骨质疏松症

患者,女,43岁,腰腿痛3个月,多方诊治,诸医多诊断为风湿病,投以祛风除湿、通络止痛之剂或使用消炎止痛的西药治疗,无效。现患者形瘦神疲,偶有手足拘挛,畏寒喜暖,月经先后不定期,色淡量少纳呆,寐差,二便调,舌质淡胖、苔白,脉沉细。骨盆、双下肢X线提示:骨质疏松。诊断为痹证。辨证为肾阳亏虚。治以补肾壮阳,强筋壮骨。

处方:

仙灵脾15g	仙茅15g	当归15g	巴戟天15g
炙黄芪30g	白术30g	棕榈炭10g	山萸肉10g
补骨脂10g	熟地黄20g	杜仲10g	肉桂5g

水煎服,日1剂。

服药7剂,手足拘急止,腰腿痛减轻,遂于方中加紫河车50g,炼蜜成丸,每丸9g,每日3次口服。半年后症状基本缓解,1年后复查X线,骨质疏松已愈。

按:骨质疏松,低血钙多为雌激素分泌减少,钙磷代谢障碍所致。现代研究证明，肾阳虚本质为下丘脑－垂体－性腺轴的功能提前退化，肾虚则性腺功能低下，成骨细胞产生减少，破骨细胞产生增多，从而发生骨质疏松。二仙汤温补肾阳，具有兴奋机体代谢及调节下丘脑－垂体－性腺轴功能作用。从中医角度讲，肾主骨生髓，温肾填精，强筋壮骨，使肾府、筋骨得以充养而诸症自消，同时补阳药有抗衰老作用。

188

四、冠心病不稳定性心绞痛

患者，男，62岁，冠心病史5年，冬季发作频繁，胸痛彻背，呈绞痛状，10分钟左右能自行缓解，舌青紫，苔白厚，脉沉。证断为胸痹。辨证为心肾阳虚，阴寒凝滞。治以温阳散寒，通痹止痛，活血化瘀。

处方：

仙茅 15g	仙灵脾 15g	当归 20g	桂枝 20g
枳实 15g	巴戟天 15g	蒲黄 10g	水蛭粉 1g (冲)
薤白 10g	三七粉 5g (冲)		

水煎服，日1剂。

服药3剂，胸痛减轻，发作次数减少。减桂枝量至10g，加檀香10g，再服7剂疼痛缓解。

按：崔金海主任医师认为肾为阳气之根，年老则肾阳虚衰，心阳不足，阴寒内盛。《黄帝内经》云："血气者，喜温而恶寒，寒则泣而不能流，温则消而去之。"气血凝滞心脉，心阳痹阻而发病，人与自然息息相通，寒冬时节，机体阳气为阴寒痹阻，诱发本病。

桂枝汤的临床运用

桂枝汤出自《伤寒论》，原为桂枝汤证而设。治疗阳浮阴弱、营卫不和所致诸症，具有解肌发表、调和营卫的作用。运用得当，常使许多疑难杂证豁然而解。

一、自汗证

某患者，男，36 岁，自汗 3 年。患者上半身自汗出，夏季明显，常大汗淋漓，动则尤甚，畏风寒，腰酸痛，头部右侧麻木疼痛，形体丰腴，精神、食纳可，排便不爽，排尿不畅，舌淡红，苔薄白腻，脉缓。西医查体未见异常。辨证为营卫不和，治以益气固表，调和营卫。

处方：桂枝汤加味。

桂枝 9g   白芍 10g   生姜 9g   大枣 9 枚
白术 12g   茯苓 15g

水煎服，日 1 剂，日 2 次分服，药后服热粥。

服药 3 剂，汗微出，7 剂而自汗愈，再服 7 剂巩固疗效，随访 1 个月病未再发。

按：《伤寒论》云："太阳中风，阳浮而阴弱……阴弱者，汗自出，啬啬恶寒，淅淅恶风……"自汗一证，乃营卫不和所致，卫阳不能外固则肌表疏松而恶风，营阴不能内守则汗自出。头为诸阳之会，腰为督脉所过，阳气不振，经脉不畅，则头部右侧麻木疼痛，腰酸痛。所谓"卫出三焦"，卫气根于肾，为脾胃运化的水谷精微所充养，为肺宣发肃降。该病人中阳不振，水湿停滞则体丰，大便不爽，小便不畅，卫气无以充养而不固密，营阴无以化生，亦不内守故发病。治疗在以桂枝汤调和营卫的同时，伍以白术、茯苓健脾化湿，使枢机通利，卫气充盛，营阴内守。此证虽非太阳中风之证，确有中气不足，故喝热粥借谷气助药力以益胃气。

二、胸痹

某患者，女，67岁，以心悸、胸闷2年，加重6天就诊。现症见：胸闷，气短，夜间时常憋醒，每夜发作1～2次，每次发作15分钟至2小时，伴大汗出，汗出如珠，胸闷如窒，咳吐白色泡沫痰，量多，面色苍白，唇甲紫暗，畏寒，精神不振，纳呆，便溏，尿少，偶下肢浮肿，舌暗苔白，脉沉细。多次住院治疗静点硝酸甘油，治疗效果差，平素长期服用速效救心丸、消心痛等药治疗。查体：神清合作，半卧位，口唇轻度紫绀，无颈静脉怒张，双肺呼吸音清晰，肺底可闻及细小湿罗音，心率104次/分，律整，各瓣膜听诊区未闻及杂音，腹软，肝脾未触及，双下肢无浮肿。心电图示窦性心律，心肌缺血。中医诊断为胸痹。辨证为阳气虚衰。西医诊断为冠心病，左心衰竭。治以温阳益气，泻肺逐饮。

处方：

桂枝 20g	白芍 20g	炙甘草 10g	生姜 15g
檀香 10g	大枣 10 枚	黄芪 30g	葶苈子 30g

细辛 10g 薤白 10g

水煎服，日 1 剂。

服药后，当日诸症发作共 1 次，约 10 分钟后缓解，持续时间缩短，夜间能平卧，夜寐可，舌暗，苔白，脉细数。双肺呼吸音听诊清晰，肺底可闻及少许湿性啰音，心率 96 次 / 分，律整。服药第 2 日、第 3 日诸症未作，食纳，精神可，寐安，仍活动后胸闷、气短。第 4 日病人出现恶心、呕吐，头部昏沉不适，吐物为清水痰涎，舌暗，苔白，脉沉细。考虑为阳气不足，饮邪内停，阻于中焦。于上方加砂仁 10g，茯苓 15g，白术 12g，半夏 12g，陈皮 15g，配桂枝、甘草取苓桂术甘汤温阳化饮之意，取二陈汤健脾化痰、和中止呕之意。水煎服，日 1 剂，频饮。服药 1 剂呕吐止，胸闷、气短未作。巩固治疗 10 日而愈。

按： 此证以桂枝温通心阳，固护卫气，白芍敛阴和营止汗，黄芪、大枣、甘草补气固表，助白芍止汗、和营卫，檀香、薤白助桂枝温通心阳、行气止痛，赤芍活血通络，细辛、葶苈子温肺化饮，共使邪去正复。

三、腹痛

某患儿，男，9 岁，因夏日过食冷饮而致腹痛隐隐月余，发无定时，伴腹泻每日 3 ～ 4 次，质稀量少，肠鸣即泻，曾服"思密达""整肠生"等治疗未愈，舌淡，苔白，脉缓。查体示腹软，轻压痛。中医诊断为腹痛。辨证为脾胃虚寒。西医诊断为胃肠功能紊乱，治以温中散寒，缓急止痛。

处方：

桂枝 10g   白芍 12g   生姜 10g   大枣 5 枚

茯苓 9g   白术 9g   砂仁 3g   炙甘草 6g

吴茱萸 3g

水煎服，日 1 剂。

3 剂而痛减，5 剂而愈。

按：此证病机为饮食不节，损伤脾胃，中阳虚寒，营卫不和。方以桂枝、吴茱萸温中散寒，茯苓、白术、砂仁、炙甘草、生姜、大枣温中补虚、理气健脾，白芍配甘草缓急止痛。使中阳得运，化生气血，脏腑得以濡养，而诸症痊愈。

海金排石汤治疗尿石症

崔金海主任医师在临床实践中总结出治疗尿石症的有效方海金排石汤，采用益气健肾、调肝活血、补虚泻实的治疗原则，随证加减进行治疗。

一、病因病机

尿石症是临床常见疾病之一，临床上以发作性腰腹疼痛、血尿为主症，男性多于女性。尿石症的病因较复杂，至今未完全阐明。多数西医学者认为尿石症的产生是由多种因素综合作用的结果，比如性别和年龄、遗传因素、职业、水分摄入、饮食营养、泌尿系统结构异常以及地域差异等等。

尿石症属于中医学"淋证""石淋"范畴，病位在肾、膀胱和溺窍。其病因病机论述较多，汉代张仲景《金匮要略·消渴小便不利淋病脉证病治》指出："淋之为病，小便如粟状，小便弦急，痛引脐中。"又云："小便不利，蒲灰散主之；滑石白鱼散、茯苓戎盐汤并主之。"并责其病因病机为湿热蕴结，脾虚湿盛，下焦肾虚有热。巢元方《诸病源候论》对淋证分析的最为精辟，其中肾虚、膀胱湿热的病机为后世医家所公认，书中记载："若饮食不洁，喜怒无常，虚实不调，则脏腑失和，致肾虚而膀胱热也。"又云："石淋者，淋而出石也，肾主水，水结则化为石，肾虚为热所乘。"

二、本病发病及治疗原则

本病多因嗜食肥甘，情志不舒，郁而化火，湿热浊毒内生，蕴结并滞于下焦，复与尿中沉淀物互结，日积月累，结聚成块，多阻塞于肾、输尿管、膀胱等部位。泌尿系结石病初期多为实证，病期久长可转变为虚证或者虚实夹杂，或者肾病及脾，脾肾俱虚。尿石在体内属于异物，会造成尿路局部充血、水肿、炎症，使得结石与尿路粘连或者嵌顿。尿石发展到一定程度，机体会产生排异反应，尿液增多，肾、输尿管、膀胱蠕动加强或痉挛，致使尿路黏膜损伤，因而出现腰腹绞痛、胀痛以及血尿。

具有清热利尿、活血化瘀、理气健脾等功能的药物可调节肾、输尿管、膀胱的功能，使输尿管的蠕动频率更有利于尿石的移动，最终使尿石排出体外。《景岳全书·淋浊》中倡导"凡热者宜清，涩者宜利，下陷者宜升提，虚者宜补，阳气不固者宜补命门"的治疗原则。崔金海主任医师在治疗尿石症时在清利下焦湿热、通淋排石的基础上注重疏肝、补肾、补气、活血等疗法的应用。

三、治疗

1. 急性期

肾绞痛、腹痛剧烈者，注射杜冷丁或 654-2 针剂，或口服海金排石汤加川楝子、元胡、三棱、莪术，或加半夏、沉香煎剂以缓解绞痛症状。

2. 慢性期

对于体检中发现尿石症的患者，或有轻、中度腰腹痛及尿频尿痛者，经 B 超、X 光片、膀胱镜检查证实有结石者，给予海金排石汤，每日 1 剂。

处方：

石韦 24g	金钱草 30g	海金沙 30g (包)	鸡内金 15g
牛膝 20g	王不留行 15g	车前子 15g (包)	瞿麦 20g
萹蓄 15g	威灵仙 30g	生黄芪 30g	枳壳 15g
滑石 15g	党参 30g	生甘草 12g	

每日 1 剂，水煎，早晚饭后半小时分服。

3. 海金排石汤解析及随症加减

石韦、金钱草、海金沙性苦寒，味甘，归肾、膀胱经，清热利尿通淋，为君药；萹蓄、瞿麦、滑石、车前子，性甘寒，味苦，归肾、膀胱等经，利尿通淋祛湿，以助君药利水排石之功，为臣；鸡内金不仅为消食健脾助运之品，且可消食化坚，《医学衷中参西录》云"鸡内金，鸡脾胃也，其中含有稀盐酸，中有瓷、石、铜、铁皆能消化，其善化瘀积可知"；王不留行入络通经活血；牛膝补肝肾，活血，引火下行；枳壳破气消胀，疏肝通滞，助疏泄；威灵仙消骨鲠，使局部肌肉松弛，宣通五脏十二经络，去腹内冷气及膀胱蓄脓恶水，为佐药；生黄芪、党参甘温，入脾、肺经，益气生津，利水排脓，健脾强肌，补气通滞以助运化，并且制约石韦、金钱草、海金沙等苦寒药的害胃损脾作用，为使。

随症加减：合并热淋（急性泌尿系感染）者加金银花、败酱草、薏苡仁、柴胡、黄芩，尿血或有血块者加大蓟、小蓟、蒲黄、五灵脂、白茅根等，伴腰痛重者加川续断、杜仲、桑寄生，结石日久化火、灼伤阴津者加知母、黄柏、龟板，肾阳虚者加肉桂、附子，结石粘连、嵌顿者应加三棱、莪术破血行气通络之品，合并气淋者（肝郁）加柴胡、黄芩、郁金等疏肝解郁之品，伴有大便秘结者加大黄、芒硝。

服法：水煎服，每日1剂，分2～3次口服，并嘱其多饮水。中药汤剂口服到体内高峰作用期在服药后1～1.5小时出现，嘱患者适时做适当运动，如跳绳、叩击肾区等以助结石排出。

四、医案举例

王某，男，72岁，干部。2015年11月21日以腰腹阵发性胀痛1周住院。患者7年前曾患脑中风病，遗留右侧肢体活动不利。刻下神清，语言謇涩，心肺未见异常，腹部轻胀，左肾区叩击痛，小腹频数，大便正常，脉象弦滑，舌苔白厚质赤。B超检查结果示：左肾盂一个1.0cm×0.9cm的强光团后伴声影。尿常规镜检为血尿。诊断为石淋。其病机为肾气虚弱，膀胱湿热蕴结成石，停聚尿路，阻滞气机，灼伤血络，故而出现腰腹胀痛、尿频含血之症。

处方：海金排石汤加减。

石韦 24g	金钱草 50g	海金沙 30g (包)	鸡内金 15g
王不留行 15g	萹蓄 20g	车前子 15g (包)	瞿麦 20g
白茅根 30g	生黄芪 30g	党参 30g	牛膝 20g
威灵仙 30g	枳壳 15g	生甘草 9g	

5剂，每日1剂，水煎，早晚饭后半小时分服。服药期

间禁食辛辣油腻食物，并嘱其多饮水及每天叩击腰部左肾区以使结石松动易于排出体外。

5 剂后疼痛下移少腹，提示尿石移至输尿管或膀胱。效不更方，11 月 25 日又投上方 5 剂，服法同前。服至第 8 剂时，患者从小便排出 1 块 1.3cm×1.1cm×0.7cm 的灰色尿石，外观多孔，手捏之柔韧具有弹性，考虑为胱氨酸结石。尿石排出体外，患者顿失痛苦，嘱其卧床休息。B 超复查肾、输尿管、膀胱未发现结石影。

按：此案患者高龄，长期生活方式不健康，饮食偏颇，湿浊内蕴，化热灼津，凝聚成石。在尿石形成、排出的过程中，脾的运化、肾的气化和肝的疏泄功能与发病密切相关，出现尿道灼热、腰腹胀痛，或者血尿的表现也属必然。患者年岁已高，气虚无力推动结石排出体外，故方中重用党参、黄芪益气健脾强肌，促进结石活动以排出体外。海金排石汤所用药物的功能，正符合本病的病因病机，因而可迅速解除痛苦，使尿石排出体外，疗效显著也自然在预料之中了。

五、体会

近年来尿石症的发病率呈上升趋势，发病时来势凶猛，给病人造成很大痛苦。海金排石汤治疗尿石症具有疗效明显、安全可靠、性价比高等特点，尤其对尿石 < 1cm 而肾功能良好且无明显感染者或尿石在输尿管者疗效颇佳，弥补了体外碎石或手术对小结石和泥沙样结石效果差或无效的不足。但对于直径 > 1cm 的结石（且不规则或呈鹿角样者）

疗效欠佳，此类患者需要考虑体外震波碎石或手术治疗。

现代研究表明尿石的成分非常复杂，类型多样，如碳酸盐、草酸盐、胱氨酸盐、尿酸等，成分单一或混合而成。这些物质是如何进入体内的呢？主要是因饮食偏颇，平素多食膏粱厚味以及嗜好辛辣醇浆所致，通过脾的运化与肾的气化，湿浊进入尿液，日久化热蕴聚，粘合成石。当结石发展到一定程度，在机体驱石外出时，引起泌尿系统的病理反应，如腰腹绞痛、胀痛、血尿、尿痛等，中医将这些症状责之于肾虚、膀胱热、气虚、气滞、血瘀等因素。海金排石汤君臣佐使清晰明确，结构严谨，选药精当，治法采用益气健肾、调肝活血之法，注重气机周流，不舍一因。益气健脾则善用党参、黄芪，健肾则善用牛膝，调肝则善用枳壳，活血化瘀则善用王不留行。海金排石汤组成的立法、选药、配伍上与病因病机丝丝紧扣，结石之所以能排出体外，除人体正气驱邪外出的作用外，药物的相互配合的干预作用至关重要，可起到增进动力、疏通管道、软化结石的作用。故此方排石率高，排石周期短，安全方便，值得进一步研究。

尿石症的证型变化随着病程的延长由实变虚，最终虚实夹杂，其病位在肾、膀胱，涉及脾肝等脏器，其病理与人体的阴阳气血的虚实和湿热浊毒的产生有关。尿石症的合并症时有发生，如常与热淋合发，相互缠裹，应及时治疗以防热毒入营血；或合肾虚肝旺而成眩晕病；或石阻水道，尿毒致脾肾兼败而发水肿、癃闭、关格；或导致水气凌心、凌肺等危候，此时应该预见疾病发展趋势，因此应及早抢救。

尿石症复发率较高，为降低复发率，应当在病因病机和干预手段上做细致研究，以达到早预防、早发现的目的，精准治疗，免遭受手术创伤之苦。如今，中医学发展迎来春天，中医药预防治疗尿石症优势明显，广大中医临床工作者应当热情地投入到祖国的健康事业中来，为人民的生命健康做出自己的努力。

普济消毒饮临床新用

普济消毒饮出自东垣的《医方集解》，其药物组成为黄芩、黄连、生甘草、玄参、柴胡、桔梗、连翘、板蓝根、马勃、薄荷、僵蚕、升麻、牛蒡子，功能清热解毒，疏风散邪。本方原为感受风热毒邪壅于上焦、攻冲头面的大头瘟（流行性腮腺炎）而设。方中以黄芩、黄连清泄上焦热毒；薄荷、连翘、牛蒡子、僵蚕疏散上焦风热；玄参、板蓝根、马勃、桔梗、甘草清热解毒，利咽消肿；陈皮理气，疏通壅滞之热毒；升麻、柴胡疏散风热，引诸药达于病所。崔金海主任医师善用经方，知常达变，以此方治疗多种急性外感热病均获良效。

一、传染性单核细胞增多症

患儿，男，9 岁，学生，以发热、咽痛 5 天，颌下及颈部肿块 2 天就诊。刻下头痛、面赤，咳声偶作，干咳少痰，精神不振，纳呆，寐可，二便调，舌质红，苔薄黄，脉浮数。查：体温 38.7℃，急性热病容，颌下、颈后淋巴结肿大，共 20 余枚，直径 0.5 ～ 2.2cm，质硬、轻压痛，皮色不红，推之可移，咽部充血，左扁桃腺Ⅰ度肿大，双肺呼吸音清晰，未闻及干湿罗音。血液分析：白细胞 1.4×10^9/L，中性粒细胞 24%，淋巴细胞 72%，B 超示脾大、诊断为风温。

辨证为邪在肺卫，治以疏风清热，消肿散结。

处方：

野菊花 9g	薄荷 6g	牛蒡子 6g	金银花 6g
板蓝根 7g	桔梗 6g	玄参 10g	连翘 6g
生甘草 6g	升麻 3g	黄芩 9g	僵蚕 6g
夏枯草 9g	黄连 9g		

水煎服，日 1 剂。2 剂而热退，咽痛愈。4 剂诸症消失，瘰疬数日而消。

二、流行性感冒

患者，男性，36 岁，农民，以发热、恶寒 3 天就诊，体温最高达 40.3℃，在当地诊为感冒，予感冒通、安乃近、先锋霉素 V 等多种药物治疗无效，村中多类似发病者。就诊时病人发热重，微恶风寒，头痛，面赤，周身酸痛，精神不振，纳呆，寐差，二便调，舌质红，苔厚微黄，脉浮数。查急性热病容，咽部充血，扁桃体不大，血白细胞 1.2×10^9/L，中性粒细胞 55%，淋巴细胞 40%。中医诊断为时行感冒，辨证为卫分证，治以疏风解表，清热泻火。

处方：

蝉蜕 9g	僵蚕 9g	薄荷 6g	荆芥 9g
防风 9g	黄芩 10g	黄连 10g	连翘 6g
桔梗 6g	姜黄 9g	升麻 5g	柴胡 9g
甘草 6g			

水煎服，日服 2 剂，2 日后热退病愈

三、支气管肺炎

患者，女，47岁。农民，以咳喘伴发热7天就诊。患者体温在37.5～39℃之间，在当地予青霉素、氨苄青霉素静点治疗效差。现症：喘息，气短，不能平卧，动则喘甚，咳嗽剧烈，咳甚则胸痛，吐黄痰量多，脘腹胀满不适。偶感恶心，呕吐，呕吐物为胃内容物，发热，咽干痛，精神不振，纳呆，寐差，便秘，尿少，舌质红，苔黄腻，脉滑数。查：体温38.6℃，精神萎靡，口唇轻度紫绀，咽部充血，扁桃体不大，无颈静脉怒张，双肺呼吸音粗糙，可闻及大量干湿啰音，心率116次/分，律整，各瓣膜所诊区未闻及杂音，腹软，剑下压痛，肝脾未触及，双下肢无浮肿。血白细胞$4.1×10^9$/L，中性粒细胞85%，淋巴细胞10%。胸片示肺感染。中医诊断为喘证，辨证为痰热壅肺，治以清热化痰，泻肺平喘。

处方：

黄芩15g	黄连15g	桔梗9g	生甘草10g
牛蒡子9g	生石膏30g	薄荷9g	川贝母10g
瓜蒌15g	生大黄10g	僵蚕10g	钩藤15g
玄参10g	柴胡15g	葶苈子30g	马勃10g

水煎服，日1剂。

服药3剂，发热退，大便通，咳喘减轻，能平卧，寐可，仍咳嗽剧烈，吐黄痰量多。上方去大黄，再服5剂，精神好转，食纳可，喘息已止，咳嗽减轻，吐黄痰量多，喉中痰鸣，气短，寐安，二便调，舌质红，苔黄，脉滑。听诊：

双肺呼吸音粗糙，在肺可闻及少许干湿啰音。三诊原方去葶苈子、生石膏，加苇茎、地龙各15g，再服药5剂而病愈。嘱服雪花梨滋养肺阴，固护其本而善后。

按： 外感热病一年四季均可发生，常由起居不慎、寒温失宜、外邪侵袭而致。案一为风热之邪结聚于肺经，上壅于颌下、颈后等经脉，所过之处不利宣泄而致病。案二为风热疫毒侵犯肺卫而发病。案三为痰热壅盛，肺失宣降，气机不利而致病。经云："风性善行而数变""风为百病之长""伤于风者，上先受之"。而"肺为娇脏"，居上焦，为五脏之华盖，故风热易侵犯肺经、肺卫、肺脏而发病。由风邪、热邪的致病特点决定了风热侵袭人体易由表入里而使表里同病，即表热未解而内热已生。普济消毒饮组方精当，既能疏散风热，又能清泻里热，可防表邪入里，也可使结聚于里的热毒得以疏通，由表而散发，达到表里双解、表里双清之效，用于急性外感热病，疗效非常显著。

泻黄散的临床运用

泻黄散，又名泻脾散，出自《小儿药证直诀》，其处方为：

藿香叶 21g，山栀子 3g，石膏 15g，甘草 90g，防风 120g。

上药剉，同蜜、酒炒香，为细末，每服 3～6g；或以水一盏，煎至五分，温服清汁，无时。

功能泻脾胃伏火，主治脾胃伏火证。症见口疮口臭，烦渴易饥，口燥唇干，舌红脉数，以及脾热弄舌等。

方义：石膏、栀子泻脾胃积热为主；藿香醒脾、辟秽、化浊为辅；防风升发伏火为佐，合"火郁发之"之意；甘草泻火和中为使。

一、药物功用

1. 藿香

【性味归经】辛，微温。归脾、胃、肺经。

【功效】化湿解暑，止呕。

【应用】

1）湿滞中焦证。本药为芳化湿浊之要药，针对湿浊内阻、中气不运所致的脘腹痞闷，呕恶神疲等有效，如不换金正气散。

2）暑湿症及湿热症初起。

3）呕吐。

【用法用量】煎服，5～10g，鲜品加倍。

【备述】

1）《本草正义》云："祛除阴霾湿邪，而助脾胃正气……舌苔浊垢者最捷之药。"

2）现代研究证实，藿香具有促进胃液分泌、解痉、防腐抗菌、扩张微血管的作用。

2. 石膏

【性味归经】辛，甘，大寒，归肺、胃经。

【功效】清热泻火，除烦止渴，收敛生肌。

【应用】

1）壮热烦渴。如白虎汤、化斑汤。

2）肺热喘咳。如麻杏石甘汤。

3）胃火牙痛。如清胃散（《医方集解》）。

4）疮疡不敛。

【用法用量】煎服，15～60g，打碎先煎。

【备述】《疫疹一得》："石膏性寒，大清胃热。"

3. 栀子

【性味归经】苦，寒。归心、肝、肺、胃、三焦经。

【功效】泻火除烦，清热利湿，凉血解毒，消肿止痛。

【应用】

1）热病烦闷，如栀子豉汤、黄连解毒汤。

2）湿热黄疸，如茵陈蒿汤。

3）血热吐衄。

4）疮疡肿毒，跌打损伤。

【用法用量】煎服 3～10g。栀子皮祛肌肤之热，栀子仁清内热，生用入气分，炒黑用走血分。

【备述】

1)《神农本草经》:"主五内邪气，胃中热气，面赤，酒疮皶鼻……"

《药类法象》:"心烦懊恼而不得眠……"

《本草衍义补遗》:"泻三焦火，清胃脘血，治热厥心痛，解热郁，行结气。"

2）利胆，对链球菌、皮肤真菌有抑制作用，还具有解热、镇痛、镇静、降压及止血作用。

4. 防风

【性味归经】辛，甘，微温。归膀胱、肝、脾经。

【功效】发表散风，胜湿止痛，止痉，止泻。

【应用】

1）感冒头痛，风疹瘙痒。如荆防败毒散、羌活胜湿汤、消风散。

2）风湿痹痛，如蠲痹汤。

3）破伤风证，如玉真散。

4）痛泻证，如痛泻药方。

【用法用量】煎服，3～10g。

【备述】

1)《本草汇言》云:"主诸风周身不遂,骨节酸痛,四肢挛急,痿痹痫痉等症。"

2)现代研究表明,防风有解热、抗炎、镇痛、抗惊厥的作用,可有效抑制绿脓杆菌、金黄色葡萄球菌、痢疾杆菌、溶血性链球菌的活性。

5. 甘草

【性味归经】甘,平。归心、肺、脾、胃经。

【功效】益气补中,清热解毒,祛痰止咳,缓急止痛,调和药性。

【应用】

1)心气不足的心动悸、脉结代,以及脾气虚弱的倦怠乏力,食少便溏。如炙甘草汤。

2)痰多咳嗽,如风寒、肺热、寒痰、湿痰咳嗽。

3)脘腹及四肢挛急作痛。如芍药甘草汤、小建中汤。

4)用于药性峻烈的方剂中,可起到缓和烈性或减轻不良反应的作用,兼可调和脾胃。如调味承气汤、半夏泻心汤。

5)热毒疮疡、咽喉肿痛及药物食物中毒。

【用法用量】煎服3～10g,生用或炙用。

【备述】

1)《本草正》:"得中和之性、有调补之功……随气药入气,随血药入血,无往不可,称为国老。"《汤液本草》:"消五发之疮疽与黄芪同功。"

2）甘草具有激素样作用，具有制酸、解痉、镇咳、祛痰、抗炎、抗过敏、解毒的作用。

二、口臭定义及病因病机

1. 定义

口臭指口内出气臭秽，是因某些口腔疾病（如口糜、口疮、龋齿）、鼻咽疾病（如鼻渊、乳蛾）或其他疾病（如肺痈、胃火、食滞）所导致的症状。

2. 病因病机

（1）脾胃积热

多因饮食不节，酒食热毒蕴积化热；或劳倦思虑伤脾，郁怒伤肝，气郁化火；或邪热内传阳明而成胃热；或内伤致胃气郁滞化火而成胃热。由脾胃积热所致口臭者，多见于口疮、口糜、牙痛、胃痛、腹痛、泄泻等病证。

（2）肺热

外感邪热内伏于肺，或内伤诸火壅于肺可致肺热，临床表现除口臭外，多兼肺经病证，如鼻渊、喉痛、咳喘、肺痈、肺痿等。

（3）食滞

暴饮暴食，过食伤脾，食积不化，腐臭之气上熏，亦可因劳心过度伤脾，导致脾弱不运，食滞化腐。

因癃闭、水肿、黄疸、鼓胀、消渴、昏迷病证而出现口臭症状，兼见尿臭、肝臭、烂苹果臭味、泥沼臭气等，应重点治疗原发病，不可只限于消除口臭，凡此不属于口臭范围。

三、类方比较

方名	药物组成	功用	主治
泻黄散《小儿药症直诀》	藿香叶、栀子、石膏、甘草、防风	泻脾胃伏火	脾胃伏火证。症见口疮、口臭、烦渴易饥，口燥舌干，舌红脉数。脾热弄舌
清胃散《脾胃论》	生地黄、当归身、牡丹皮、黄连、升麻、石膏	清胃凉血	胃火牙痛证。症见牙痛引头痛、牙宣出血、牙龈红肿、溃烂。口臭，口苦，唇舌颊腮肿痛
泻心汤《金匮要略》	大黄、黄芩、黄连	泻火消痞	邪热壅滞心下、心下痞证。症见心下痞、按之濡、心烦口渴，便不爽或吐衄，舌红脉数
半夏泻心汤《伤寒论》	半夏、黄芩、干姜、人参、黄连、大枣、甘草	寒热平调，消痞散结	寒热错杂之痞证。症见心下痞，或呕或利
益胃汤《温病条辨》	沙参、麦冬、冰糖、生地黄、玉竹	养阴益胃	胃阴损伤证。症见胃脘灼热隐痛，饥不欲食，口干咽燥便干，脉细数

玉屏风散应用经验

时值冬日喘证颇多，病机多因外邪侵袭，导致肺失宣降所致。肺居上为华盖，主治节喜清肃，一旦为外邪所侵，如风寒犯肺使肺失宣降，或过用寒凉，壅遏肺气，损伤脾阳使脾失健运，湿聚为痰，上犯于肺，肺气不利，咳喘始作。

肺主气司呼吸，为相傅之官。肺与皮毛相表里，肺气能温分肉，肥腠理，司开阖，固卫肌表，防御外邪入侵。《黄帝内经》云"正气存内，邪不可干""邪之所凑，其气必虚"，因此喘证的形成必有肺气虚在先，故喘证的治疗应加用补气扶正之品，或以之扶正祛邪，或以之扶正固本以善后，用以预防复发。

扶正补肺的方剂众多，如补肺阿胶汤、黛蛤散、生脉饮等，而崔金海主任医师最善用玉屏风散。《黄帝内经》云"脾为生痰之源。肺为贮痰之器"，玉屏风散以黄芪补肺固表（皮毛、肌肤、腠理），白术健脾充养肌肉，芪、术同用则使腠理致密，防止外邪袭表，且能止汗，配以防风引芪、术走表，又可兼祛风邪。三味药配伍虚实兼固，相得益彰，使卫表固而邪无所侵，脾气健则湿邪痰饮无所生，病无由得。因此崔金海主任医师在临床中既用它治病，又用它防病，收效甚广。

病案一

患者，女，21 岁，间断咳喘 6 年，受寒而发 3 天。症见喘息、心悸，气短，喉中哮鸣，咳嗽，痰白量少，汗出气促，口唇青紫，鼻塞流清涕，精神不振，纳呆，寐差，舌淡红，苔薄腻，脉细数。查：体温 37.6℃，精神萎靡，口唇及颜面轻度紫绀，咽部充血，呼吸 26 次／分，双肺呼吸音粗，满布干鸣音及少许湿性啰音，心率 126 次／分，律整，各瓣膜听诊区未闻及杂音，腹软，腹壁压痛，肝脾未触及，双下肢无浮肿。X 线示支气管感染。血液分析：白细胞 8.6×10^9/L，中性粒细胞 60%，淋巴细胞 37%。诊断为哮证。辨证为肺气虚，风寒外袭，治以益气补肺，疏风散寒，宣肺平喘。

处方：玉屏风散合三拗汤加减。

白术 16g	黄芪 30g	防风 9g	细辛 5g
麻黄 6g	杏仁 9g	陈皮 12g	炙甘草 10g
五味子 9g	半夏 10g	紫苏子 9g	款冬花 10g

水煎服，日 1 剂。

服药 2 剂，喘息、喉中哮鸣明显减轻，口唇无紫绀，仍心悸、寐差，加龙骨 20g，枣仁 20g 镇心安神，再服药 1 剂，病情缓解。

病案二

患者，男，40 岁。即往体健，咳喘 4 天。症见：喘息气短，自汗多，呼气困难，动则诸症加重，头晕，胸闷，心悸，气短，咳嗽，痰少色白，精神不振，纳呆，口干渴多饮，心烦少寐，烦躁易怒，便秘，溲赤，鼻塞，恶风寒，舌淡红，苔白，脉细数。诊断为喘证，辨证为风寒闭肺，内热壅盛。治以补肺，散寒平喘，兼清里热。

处方：玉屏风散加味。

黄芪 30g	玉竹 9g	麦冬 9g	白术 12g
防风 10g	僵蚕 20g	钩藤 20g	地龙 12g
金银花 10g	射干 10g	紫苏子 10g	黄芩 9g
柴胡 15g	半夏 15g	石菖蒲 9g	远志 10g
桃仁 12g	红花 10g	甘草 10g	

水煎服，日 1 剂。

服药 3 剂，喘息减轻。药物加减再服 10 剂，病情缓解，咳喘已愈。

自拟疏肝利胆汤的临床应用

情志不遂是非要重要的致病因素,《素问·灵兰秘典论》有论:"肝者,将军之官,谋虑出焉。"又云:"胆者,中正之官,决断出焉。"就是说肝具有调节人的精神、情志的功能,而胆的决断功能能消除或缓解某些精神刺激的不良影响,因此人的精神是否愉悦,取决于肝胆的调节功能是否正常。人受到异常的情志刺激,往往影响肝胆的疏泄以及气机的调畅。肝和胆相表里,经脉相互络属,在功能上相互协调,病理上相互影响。肝主疏泄,喜条达而恶抑郁。若肝气太过,肝阳上亢,则会使人性躁善怒,同时肝气郁结,"气有余便是火",火热之邪熏蒸而使肝胆火盛,湿热内生,共同发病。崔金海主任医师自拟疏肝利胆汤治疗多种肝胆经病症,如胆囊炎、胆系感染、胆石症、急性肝炎、胸胁疼痛等,均取得了较好的疗效。方药组成:柴胡9g,黄芩10g,木香12g,枳壳12g,大黄9g。功能疏肝理气,清热泻火,利胆退黄。临床应用主要指征为:寒热往来,胁痛,胁下压痛,便秘。兹举验案如下:

一、胆道结石

王某,女,52岁,因右胁剧痛,便秘3天伴黄疸、发热、恶寒2天入院。B超示胆管结石0.7cm×0.9cm、

0.5cm×0.6cm 两块，因拒绝手术而服中药治疗。查患者身目俱黄，色鲜明呈橘黄色，体温 39℃左右，舌质红，苔黄厚腻，脉弦滑数。诊断为胁痛。辨证为肝胆湿热。治以疏肝清热，利湿退黄，利胆排石，理气止痛。

处方：

黄芩 15g	柴胡 15g	大黄 120g	木香 10g
川楝子 15g	元胡 10g	栀子 10g	茵陈 20g
郁金 15g	垂盆草 10g	金钱草 20g	两面针 10g
生甘草 10g			

水煎服，日 1 剂。

服药 3 剂，发热减轻，胁痛阵作，便溏日 3 次以上，B 超示胆总管结石已有一块排出，还剩余一块。大黄减量至 60g，再服药 4 剂发热止，黄疸轻微，右胁隐痛，压痛减轻。上方去茵陈、元胡、郁金，加板蓝根 10g，大黄减量至 15g，再服 4 剂，黄疸完全消退，右胁隐痛。大黄减量至 9g，再服药半个月胁痛止，B 超肝胆未见异常，病愈，结石已排出。

二、自主神经功能紊乱

宠某，女，47 岁，因情志不遂致心烦不寐 5 天。面红目赤，头胀痛，两胁胀痛，烦躁易怒，纳果，大便 3 日未行，溲赤，舌边、舌尖甚红，苔黄燥，脉弦实。诊断为郁证。辨证为肝郁化火，热扰心神，治以疏肝泻火，清心安神。

处方：

柴胡 10g	大黄 15g	黄芩 10g	木香 12g
合欢花 10g	当归 12g	珍珠母 30g	黄连 6g

生地黄 15g　　栀子 10g　　　生甘草 10g

水煎服，日 1 剂。

2 剂头痛止，胁痛轻微，稍能入寐，每次睡 1 小时左右，易惊醒。原方加远志 10g，茯神 20g，再服 5 剂而病愈，诸症消失，睡眠正常。

三、急性肝炎

患者，男，39 岁。半个月前有咳嗽、发热、乏力等类似感冒症状，在当地予感冒通、安乃近口服，发热退，10 天前出现厌油腻症状，乏力加重，身目俱黄，尿黄，胁痛，于当地服肌苷、肝泰乐等治疗无效而来我院。查黄疸色鲜明呈橘皮色，口干苦，恶心未吐，便秘，舌质红，苔黄厚腻，脉弦滑。B 超示肝实质回声光点增粗增强，肋下 3cm，剑突下 5cm。肝功能检查示总胆红素 140μmol/L，麝香草酸浊度试验 16U，谷丙转氨酶 200UL，1 分钟胆红素 47μmol/L，血浆总蛋白 70g/L，白蛋白 49g/L，球蛋白 21g/L，乙肝五项检查：HBsAg（＋），HBeAg（＋），抗 HBe（＋）。诊断为黄疸。辨证为湿热蕴结，热重于湿，治以清热解毒，利湿降黄。

处方：

柴胡 15g　　黄芩 15g　　　垂盆草 15g　　田基黄 15g

半枝连 20g　板蓝根 20g　　栀子 10g　　　大黄 10g

木香 12g　　枳壳 12g　　　虎杖 12g　　　生甘草 20g

水煎服，日 1 剂。

服药 1 剂后大便通，臭秽量多，胁痛减轻，恶心止。5

剂后黄疸明显消退。复查肝功能：总胆红素 56mmol/L，麝浊 8U，谷丙转氨酶 51U/L。再服 15 剂，症状消失，肝功能正常。

按：疏肝利胆汤以柴胡疏肝解郁为君；黄连清热泻火、燥湿解毒、清利肝胆湿热为臣；枳壳、木香调畅气机、理气除郁，大黄通腑泻热、利湿退黄共为佐使，故能治疗肝郁证、肝胆湿热证、肝胆火热证。如肝胆湿热可加茵陈、龙胆草、木通、泽泻，气滞加郁金、姜黄，肝胆结石加金钱草等，热重加金银花、蒲公英、蚤休，久病血瘀加当归、川芎、香附，痛重加元胡、川楝子，肝阴虚加当归、白芍、玄参，脾虚加党参。

几种癌症内服治疗药物选择

一、食管癌

冬凌草、广豆根、白花蛇舌草、白英、茯苓、乌骨藤、急性子、干蟾皮、瓜蒌、黄芩、猪苓、藤梨根、半夏、白僵蚕、薏苡仁、黄芪、莪术、葶苈子、红豆杉、石见穿、天龙、浙贝母、白术、淫羊藿、旋覆花、山楂、威灵仙等。

二、胃癌

藤梨根、重楼、茯苓、陈皮、清半夏、珍珠菜、乌骨藤、人参、黄芪、白首乌、三七、藿香、佩兰、延胡索、黄连、香附、大腹皮、干姜等。

三、肺癌

藤梨根、冬凌草、仙鹤草、紫草、鱼腥草、熟地黄、茯苓、山茱萸、牡丹皮、肉苁蓉、淫羊藿、麦冬、五味子、黄芪、防风、甘草、泽泻、白术等。

四、膀胱癌

冬凌草、半枝莲、白花蛇舌草、山茱萸、熟地黄、当归、黄芪、人参、淫羊藿、龟板胶、鳖甲、旱莲草、白茅根、鸡血藤、灯心草、竹叶、皂角刺、党参、西洋参、四子（蛇床子、覆盆子、枸杞子、菟丝子）、巴戟天、锁阳、鹿角霜、刺五加、灵芝、生地黄、桃仁、红花、延胡索、鸡内金等。

五、胆管癌

叶下珠、田基黄、溪黄草、茵陈、虎杖、制鳖甲、白英、柴胡、三棱、莪术、郁金、栀子等。

六、肝癌

藤梨根、叶下珠、溪黄草、重楼、白芍、山药、诃子、香五加、茯苓、陈皮、防风、木香、薏苡仁、石榴皮、延胡索、醋柴胡、鼠妇、徐长卿、制鳖甲、郁金、厚朴、乌药、藿香、佩兰、茵陈、栀子、三棱、莪术、虎杖、白英、田基黄等。

七、宫颈癌

广豆根、冬凌草、半枝莲、白花蛇舌草、红豆杉、长春花、乌骨藤、黄芪、人参、党参、仙鹤草、棕榈炭、海藻、皂角刺、露蜂房、三棱、莪术、白术、红景天、灵芝、核桃枝、佩兰、藿香、赤芍、红花等。

八、黑色素瘤

藤梨根、蛇莓、龙葵、半枝莲、白花蛇舌草、白英、虎杖、黄芪、灵芝、核桃枝、延胡索、罂粟壳、鼠妇、甘草等。

九、甲状腺癌

夏枯草、龙葵、重楼、白英、龙胆草、柴胡、郁金、陈皮、栀子、木通、甘草、生地黄、海藻等。

十、淋巴瘤

海藻、甘草、白花蛇舌草、夏枯草、重楼、海蛤壳、黄药子、木馒头、玄参、牡蛎、浙贝母、山慈菇、核桃枝、菝葜、白英、龙葵、山豆根等。

十一、乳腺癌

山慈菇、重楼、露蜂房、红豆杉、喜树、王不留行、漏芦、木馒头、三棱、莪术、红景天、刺五加、绞股蓝、肉桂等。

十二、软组织细胞癌

猪殃殃、酸藤子、白花蛇舌草、天龙、泽漆、灵芝、核桃枝、白术、延胡索、鼠妇、蜈蚣、全蝎、甘草等。

十三、肾癌

重楼、皂刺、全蝎、黄芪、白术、制鳖甲、党参、陈皮、当归、清半夏、焦三仙、炙甘草、制龟板等。

十四、子宫内膜癌

重楼、红豆杉、白英、土茯苓、土贝母、制鳖甲、全蝎、三棱、莪术、薏苡仁、白花蛇舌草、熟地黄、巴戟天等。

十五、卵巢癌

白花蛇舌草、三棱、莪术、赤芍、皂角、红花、海藻、露蜂房、橘核等。

十六、牙龈癌

广豆根、冬凌草、长春花、红豆杉、半枝莲、白花蛇舌草、乌骨藤、玄参、生地黄、仙鹤草、棕榈炭、延胡索、罂粟壳、徐长卿、薏苡仁、茯苓等。

学经方，解疑难

一、麻黄汤治疗三叉神经痛

1. 原文

太阳病，头痛发热，身疼腰痛，骨节疼痛，恶风无汗而喘者，麻黄汤主之。

2. 麻黄汤方

麻黄_{三两，去节}　桂枝_{二两，去皮}　甘草_{一两，炙}　杏仁_{七十个，去皮尖}

上四味，以水九升，先煮麻黄，减二升，去上沫，内诸药，煮取二升半，去滓，温服八合。覆取微似汗，不须啜粥，余如桂枝法将息。

3. 病案

牛某，88 岁，主因右侧面部疼痛 9 天，于 2018 年 8 月 21 日就诊于唐山市丰润区中医医院。

患者 9 天前无明显诱因右侧面部始发剧烈疼痛，痛如刀割，时作时止，经诊断为三叉神经痛，服用卡马西平，每次 0.1g，每天 3 次，疗效不佳，前来我院就诊。刻下症：右侧面部发作性剧烈疼痛，痛如刀割，胃脘痞满，纳差，便秘，下肢轻度浮肿，小便尚可，舌红，苔薄白，脉浮紧。诊断为面痛。辨证为风寒阻络，治以温经散寒，通络止痛。

处方：

麻黄 9g	桂枝 12g	苦杏仁 15g	炙甘草 15g
川芎 30g	防风 10g	白芷 20g	辛夷 12g
川乌 6g	法半夏 12g	黄芩 12g	干姜 10g
党参 20g	白术 15g	佛手 10g	黄芪 30g
僵蚕 15g	地龙 20g	炒枳壳 15g	肉苁蓉 20g
火麻仁 20g			

7剂，水煎服，日1剂，分服。

二诊（2018年8月28日）：服用上方后，疼痛程度减轻，发作频率减少，胃脘仍不适，时有恶心，加山奈15g，甘松20g，徐长卿30g，延胡索30g。7剂，水煎，日1剂，分服。

后电话随访，疼痛基本未作。

按：面痛在《黄帝内经》及《伤寒杂病论》中没有明确的记载，但医家认识到与寒关系密切，《张氏医通》云："面痛……不能开口言语，手触即痛。"

面痛是以眼部、面颊部出现放射性、烧灼性、抽掣性疼痛为主症的一类病证，又称"面风痛""面颊痛"，多发生于一侧，发病年龄以40～60岁为多。多与外邪侵袭、情志不调有关，如风寒、风热、胃热、肝火、气滞血瘀，皆可致面络闭阻，发生面痛。

麻黄汤是仲景为治疗伤寒表实证所设，具有辛温发汗、宣肺平喘之功效，辨证要点为恶寒、发热、无汗而喘、周身痛、脉浮紧。本方对缓解周身疼痛有很好的临床效果，而受此启发应用于面痛同样疗效好，见效快。外风尤易诱发面痛，故重用川芎活血行气，祛风止痛；防风、白芷、辛夷配合川芎增强功效；川乌祛风湿，温经止痛；僵蚕、地龙为血肉有情之品，搜剔通络。诸药合用温经散寒，通络止痛。经云"间者并行，甚者独行"，本例属"甚者独行"，对面痛选上述药物，药性峻猛，效专。但患者年逾八旬，正气已衰，更应固护脾胃，何况患者素有胃脘不适之症，故半夏、干姜、黄芩、党参取半夏泻心汤之意，可调和脾胃；黄芪、白术、枳壳、佛手补土畅中；肉苁蓉、火麻仁润肠通便；甘草和中缓急，调解诸药，通经脉，利气血，与白芍配用增强缓急止痛之效。诸药伍用，养血柔肝，活血通络，息风镇痛，标本兼治，能使久病获愈。

二、大黄甘草汤治疗食入即吐。

1. 原文

食入即吐者，大黄甘草汤主之。《外台》方又治吐水。

2. 大黄甘草汤方

大黄四两　甘草一两

上二味，以水三升，煮取一升，分温再服。

3. 病案

韩某，女，28岁，2014年3月13日就诊。患者3年前产后每次进食则呕吐，呕吐物为胃内容物，消瘦，体重仅40公斤，多处诊治无效。现症：食后即吐，纳差，口干渴，欲饮，气短乏力，寐少，大便数日一行，便溏，小便黄赤，舌红赤，苔薄白，脉浮细弱。患者病情长达3年，反复呕吐，脾胃已伤，胃气虚弱，胃气上逆，口干欲饮，尿赤，舌红，胃热潜伏，大便不干反溏，恐为上热下寒之寒格证，诊断为呕吐。辨证为胃热肠寒，治以苦寒泻降，辛温通阳。

处方：

川芎 15g	防风 12g	白芷 15g	辛夷 12g
法半夏 20g	人参粉 10g（冲）	丁香 15g	沉香 15g
白术 15g	茯苓 15g	陈皮 15g	柴胡 6g
大黄 6g	苏梗 10g	炙甘草 10g	生姜 2 片（药引）

5 剂，水煎分服

二诊（2014 年 3 月 19 日）：服用上方后，食后即吐明显缓解，效不更方，守法，再予原方 5 剂。

后随访基本痊愈。

按：大黄甘草汤治疗胃肠实热呕吐证，病因属实热壅滞胃肠，腑气不通，以致在下则肠失传导而便秘，在上则胃不能纳谷而呕吐。王太仆说："食入即吐，是有火也。"火性急迫上冲，故食已即吐，治用大黄甘草汤泻热去实，实热去，大便通，胃气和，呕吐止。大黄荡涤肠胃实热，甘草缓急和胃，则攻下不伤正；结合病史三年，正气已伤，加人参、白术、茯苓、陈皮、柴胡升举中气；丁香、沉香、苏梗行气温中降逆，与前者相伍，升降相宜；生姜和胃，引药至病所；在辨证论治基础上，配合川芎、防风、白芷、辛夷，取东垣用风药之意。风药理气燥湿、开泄解郁、调畅中焦，常有事半功倍之效。

三、桂枝加桂汤治奔豚气

1. 原文

奔豚病，从少腹起，上冲咽喉，发作欲死，复还止，皆从惊恐得之。

发汗后，烧针令其汗，针处被寒，核起而赤者，必发奔豚，气从小腹上至心，灸其核上各一壮，与桂枝加桂汤主之。

2. 桂枝加桂汤方

桂枝_{五两}　芍药_{三两}　炙甘草_{二两}　生姜_{三两}　大枣_{十二枚}

上五味，以水七升，微火煮取三升，去滓，温服一升。

奔豚气分肝气奔豚（奔豚汤主之）和肾气奔豚（桂枝加桂汤主之），二者均可加用李根白皮。

3. 病案

刘某，男，82岁，主因自觉有气从少腹上冲于胸1天，于2018年9月13日就诊。

患者于1天前洗冷水澡后，自觉有一股气从小腹起上冲于胸，发作时呕恶。当时未经诊治，今来我院就诊。现症：时有一股气，从少腹上冲于胸，同时伴呕恶、胃脘不适、耳鸣耳聋，纳可，便调，寐安，舌红，苔黄白腻，脉弦细。诊断为奔豚。辨证为寒饮上逆。治以温阳降逆，化饮和中。

处方：

| 川芎 30g | 防风 12g | 白芷 20g | 辛夷 12g |
| 法半夏 15g | 黄芩 12g | 黄连 10g | 干姜 12g |

党参 20g	白术 15g	炒佛手 20g	桂枝 20g
白芍 10g	沉香 5g	生姜 12g	大枣 15g
高良姜 9g	吴茱萸 6g	全蝎粉 3g（冲）	

5 剂，日 1 剂，水煎，分服。

电话随访，服药 2 剂后，基本痊愈。

按： 桂枝加桂汤治疗误汗而发的奔豚证，当"烧针令其汗"之时，患者汗出多而阳气受损，寒邪从针处侵入，阴寒内盛，上凌心阳，以致气从少腹上冲，直至心下。本案因患者洗冷水澡损伤阳气，寒邪外侵，与烧针误汗病机一致，故用桂枝加桂汤调和阴阳，温经散寒，平冲降逆。患者素有胃疾，结合舌苔为寒热错杂之象，故用半夏泻心汤配佛手寒温并施，开结除痞，和胃降逆，配合川芎、防风、白芷、辛夷，一是针对着凉取辛温解表之意，二是风药引药至病所，三是散除湿邪，取事半功倍之功。加党参、白术、高良姜、吴茱萸、沉香温补中气，助桂枝平冲降逆。全蝎通络，改善耳鸣症状。姜、枣培补中土，具调和之功。

四、桂枝芍药知母汤合乌头汤治尪痹（历节病、类风湿性关节炎）

1. 原文

诸肢节疼痛，身体魁羸，脚肿如脱，头眩短气，温温欲吐，桂枝芍药知母汤主之。

病历节不可屈伸，疼痛，乌头汤主之。

2. 桂枝芍药知母汤方

桂枝_{四两} 芍药_{三两} 甘草_{二两} 麻黄_{二两} 生姜_{五两} 白术_{五两} 知母_{四两} 防风_{四两} 附子_{二两,炮}

上九味，以水七升，煮取二升，温服七合，日三服。

3. 乌头汤方

麻黄、芍药、黄芪_{各三两} 甘草_{三两,炙} 川乌_{五枚,㕮咀,以蜜二升,煎取一升,即出乌头}

上五味，㕮咀四味，以水三升，煮取一升，去滓，内蜜煎中更煎之，服七合。不知，尽服之。

4. 病案

梁某，女，55岁，主因周身小关节疼痛变形13年，于2019年5月17日就诊。

患者于3年前始发周身小关节疼痛，渐至肢体屈伸困难，曾在某医院就诊，确诊为类风湿性关节炎。曾服用多种药物治疗，效果不佳。现症：周身小关节疼痛，肢体屈伸困难，部分关节肿大变形，纳可，便调，寐少，舌红，苔薄白，脉弱。诊断为痹证。辨证为风寒痹阻，痰瘀阻络。治以温经散寒，通络止痛，活血行瘀，健脾化痰。

处方：

桂枝15g	麻黄15g	干姜10g	党参30g
淫羊藿30g	川牛膝30g	川芎30g	白芍30g
法半夏15g	当归15g	蜜黄芪15g	续断20g
鸡血藤30g	熟地黄15g	车前子15g	知母15g

醋山甲 10g	水蛭 10g	蜂房 15g	伸筋草 30g
骨碎补 30g	防风 20g	威灵仙 30g	千年健 30g
制川乌 10g	穿山龙 30g	胆南星 15g	土鳖虫 10g
青风藤 30g			

14 剂，日 1 剂，分服。

后电话随访，手足关节活动明显灵活，疼痛消失，症状基本痊愈。

按：桂枝芍药知母汤乃风湿历节代表方剂。风湿流注于筋脉关节，气血通行不畅，故肢节疼痛肿大。本方祛风除湿，温经散寒，滋阴清热。乌头汤治疗寒湿历节，因寒为阴邪，其性凝滞，故疼痛往往较为剧烈，肢体不能屈伸。两方合用，对临床风湿痹痛有较好的疗效。患者痼疾三载，多方医治不效，本着大病用大药原则，本方药味多、药量大，在两方加减基础上，加淫羊藿、牛膝、续断、熟地黄、骨碎补补肾壮骨，加川芎、当归、鸡血藤、穿山甲、水蛭、蜂房、土鳖虫活血通络止痛，加伸筋草、千年健、青风藤、半夏、胆南星祛风化痰，共为祛风散寒、除湿补肾、活血化痰通络、清热益阴之功，重剂起沉疴，多年痼疾顽症终有缓解之效。

五、麻黄细辛附子汤治疗五十肩（肩凝、肩周炎）、面瘫

1. 原文

少阴病，始得之，反发热，脉沉者，麻黄细辛附子汤

主之。

2. 麻黄细辛附子汤方

麻黄_{二两、去节}　细辛_{二两}　附子_{一枚，炮，去皮，破八片}

上三味，以水一斗，先煮麻黄，减二升，去上沫，内药，煮取三升，去滓，温服一升，日三服。

3. 病案

1）袁某，女性，42 岁，主因左肩关节疼痛活动受限 13 年，于 2019 年 5 月 11 日就诊于唐山市丰润区中医医院。

患者于 13 年前，始发左侧肩关节活动受限，就诊于多家医院，中西药均服用过，效果不佳。刻下症见左侧肩关节疼痛，活动受限，纳差，便调，寐欠安，舌红，苔薄白，脉弦细。诊断为痹证。辨证为风寒湿阻，肾虚骨弱，治以祛风除湿，温阳散寒，补肾壮骨，益气养血。

处方：

麻黄 12g	附子 9g	干姜 10g	茯苓 20g
炒白术 15g	细辛 6g	当归 15g	熟地黄 20g
白芍 20g	益母草 30g	醋莪术 15g	败酱草 20g
炒薏苡仁 20g	制川乌 15g	鹿角片 15g	醋五灵脂 15g
肉桂 9g	蜜黄芪 30g	防己 20g	盐车前子 12g
槐花 15g	川牛膝 20g	续断 20g	威灵仙 30g
烫骨碎补 30g	醋没药 15g	红参 10g	葛根 30g
川芎 30g			

5 剂，水煎，日 1 剂，分服。

二诊（2019 年 5 月 17 日）：服上方后，疼痛略有缓解，坚持服用月余，肩痛基本缓解。

按： 麻黄细辛附子汤出于仲景《伤寒论》，为少阴病寒化兼表证所设，具有温阳解表之功，加红参、白术、茯苓、黄芪、熟地黄、当归、白芍、川芎益气养血，配合益母草、莪术、五灵脂、牛膝、槐花、没药活血化瘀，配合川乌、薏苡仁、防己、车前子、续断、威灵仙、骨碎补散寒化湿，补肾壮骨，附子、肉桂、鹿角片温阳补肾。诸药合用，温阳散寒，益气养血，补肾壮骨，活血除湿，仍以大病用大药之法，辨证准确，陈年痼疾终得缓解。

2）魏某，男，34 岁，主因左侧面瘫 1 天，于 2019 年 2 月 5 日，就诊于丰润区中医医院。

患者于 1 天前左侧耳后高骨疼痛，而后发现口角向右歪斜。刻下症：左侧面瘫，耳后高骨处压痛，左眼闭合尚完全，平素怕冷，纳可，便调，寐安，舌红，苔薄白，脉浮弦。诊断为面瘫。辨证为风寒外袭。治以祛风散寒，活血通络。

处方：

川芎 30g	防风 12g	僵蚕 12g	白附子 15g
蜈蚣 1 条	麻黄 12g	细辛 6g	全蝎粉 3g （冲）
附子 9g	炙甘草 12g		

7 剂，水煎，日 1 剂，分服。

二诊（2019 年 2 月 10 日）：口角基本端正，耳后高骨不再疼痛，怕冷，纳可便调，寐安，舌红，苔薄白，脉弦细。继服方5剂，巩固疗效。

按：《黄帝内经》云："谨守病机，各司其属，有者求之，无者求之。"麻黄细辛附子汤证基本病机为心肾阳虚，复感外邪则表里同病。患者着凉后，出现耳后高骨疼痛，乃风寒上袭，脉络痹阻，不通则痛，渐至面络被阻，肌肤失濡而发面瘫，此皆为风寒外袭所致。结合患者素体怕冷，为阳虚体质，基本病机为内有阳虚，外感风寒，阳虚寒凝，脉络痹阻，故选麻黄细辛附子汤温经散寒。牵正散为治疗风痰阻络型面瘫的重要方剂，具有祛风化痰、通络止痛的功效。配合川芎活血行气，祛风止痛。川芎为血中风药，辛温发散，能上行头目兼去外邪。防风为"风药之润剂""治风之通用药"，祛风而不燥，兼能胜湿、止痛、止痉。甘草调和诸药，方证相宜，故疗效显著。

六、半夏泻心汤治胃炎

1. 原文

若心下满而硬痛者，此为结胸也，大陷胸汤主之。但满而不痛者，此为痞，柴胡不中与之，宜半夏泻心汤。

2. 半夏泻心汤方

半夏半升，洗　黄芩、干姜、人参各三两　黄连一两　大枣十二枚，擘　甘草三两，炙

上七味，以水一斗，煮取六升，去滓，再煮，取三升，温服一升，日三服。

随症加减：胃热口臭加易黄散、清胃散，胃阴虚加益胃汤，肝胃不和加四逆散，脾肾阳虚加四神丸。

3. 病案

徐某，男，52岁，主因心下痞满疼痛、腹泻1年余，于2016年4月1日就诊于唐山市丰润区中医医院。

患者近年来无明显诱因出现心下痞满不适，时有隐痛腹泻，曾在我院门诊做胃镜，提示浅表性胃炎，服用气滞胃痛冲剂等药物治疗。1周前因饮食不节，心下痞满疼痛加剧，来我院就诊。刻下症见：胃脘痞满隐痛，口干渴不欲饮，纳差，饮食喜温拒冷，吃冷食时疼痛加剧，时有嗳气，偶有腹胀，矢气方舒，小便可，大便溏，舌红，苔黄白厚腻，脉浮细，关脉滑。诊断为胃脘痛。辨证为湿热内蕴，中焦虚寒。治以温中散寒，清热化湿。

处方：

川芎 30g	防风 12g	白芷 20g	辛夷 15g
法半夏 15g	黄芩 15g	黄连 10g	干姜 10g
党参 30g	白术 15g	炙甘草 12g	藿香 15g
砂仁 10g	佩兰 15g	石斛 20g	玉竹 20g
陈皮 15g	茯苓 15g	扁豆 20g	山药 20g
薏苡仁 30g	佛手 20g	人参粉 10g (冲)	

7剂，水煎，日1剂，分服。

二诊（2016年4月10日）：患者胃脘痞满隐痛及腹泻症状明显减轻，舌脉同前，继续服用上方7剂治疗。

后电话随访，诸症基本消失。

按：患者中年男性，时常腹泻，辨证分析为脾虚，用半夏泻心汤辛开苦降和胃，可治呕利痞；参苓白术散益气健脾，渗湿止泻，共同治疗脾虚腹泻；脉象提示有外感之象，以川芎、防风、白芷、辛夷祛外邪解表；苔白厚提示内有湿浊，以藿香、砂仁、佩兰化湿浊；口干提示有阴虚，以石斛、玉竹滋胃阴。综合治疗，收到较好效果。

半夏泻心汤，由半夏、干姜、黄连、黄芩、人参、甘草、大枣七味药物组成，源于《伤寒论》，治疗以呕吐为主证，兼有痞、利之表现。本方寒温并用，辛开苦降，攻补兼施，阴阳并调，为和解之代表方剂。川芎、防风、白芷、辛夷等风药醒脾化湿，理气和胃；藿香、佩兰芳香化湿醒脾；白术、山药、扁豆、薏苡仁、茯苓健脾化湿；佛手、陈皮理气消滞；石斛、玉竹养胃阴，以防风药温燥伤胃。诸药合用，调和脾胃，畅中化湿，散寒降逆，培补中土，活血通络。

七、桂枝加葛根汤治颈椎病

1. 原文

太阳病颈背强几几，反汗出恶风者，桂枝加葛根汤主之。

2. 桂枝加葛根汤方

葛根_{四两}　芍药_{二两}　甘草_{二两}　生姜_{三两，切}　大枣_{十二枚，擘}

桂枝_{二两，去皮}　麻黄_{三两，去节}

上七味，以水一斗，先煮麻黄、葛根，减二升，去上沫，内诸药，煮取三升，去滓。温服一升，覆取微似汗，不须啜粥。余如桂枝法。

治颈椎病在原方基础上加威灵仙、骨碎补、黄芪、当归、地龙等。

3. 病案

张某，女，47岁，主因双手麻木数月余，于2016年8月8日就诊于唐山市丰润区中医医院。

患者1个月以来时有双手麻木，睡觉时明显，时有便秘，颈部 X 线示颈椎增生。刻下症见双手麻木，多在睡觉时出现，活动后缓解，项部强硬不适，纳可，寐安，小便调，大便干，舌红，苔白厚，脉寸小浮、关滑。中医诊断为骨痹，辨证为脾胃不和，西医诊断为颈椎病，治以舒筋活血，健骨补肾，祛邪和胃。

处方：

川芎 30g	防风 12g	羌活 12g	葛根 30g
威灵仙 30g	骨碎补 30g	熟地黄 15g	淫羊藿 20g
桂枝 15g	白芍 20g	当归 15g	地龙 20g
黄芪 30g	桑枝 15g	法半夏 15g	黄芩 15g
黄连 9g	干姜 10g	党参 30g	白术 15g
生地黄 15g	沙参 20g	石斛 15g	肉苁蓉 15g
枳壳 15g	炙甘草 12g		

7剂，水煎服，日1剂，分服。

二诊（2016年8月16日）：患者双手麻木情况明显减轻，继续用药治疗。

按：中年女性，时有双手麻木，睡觉时明显，颈部X线示颈椎增生，脉象寸小浮，诊断为骨痹，多由外感风寒湿邪，继而耗伤气血所致。"邪之所凑，其气必虚"，肾主骨，骨痹必有肾虚，治以祛风散寒除湿，舒筋活血，软坚补肾。桂枝加葛根汤解肌发表，生津舒筋，缓解项部强痛之症，加川芎、防风、羌活、威灵仙祛风寒湿，同时威灵仙有软骨髓的作用，缓解骨质增生；熟地黄、淫羊藿、骨碎补补肾健骨止痛；桑枝引药入上肢，亦可祛风湿止痛；黄芪、党参、白术、当归、地龙补气活血通络；用半夏泻心汤辛开苦降和胃；患者便秘，予以生地黄、沙参、石斛、肉苁蓉、枳壳滋阴润肠，理气通便；炙甘草调和诸药。综合用药，取得较好疗效。

经典解析

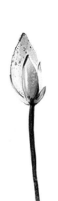

《素问·上古天真论》解析

【原文】

上古之人，其知道者，法于阴阳，和于术数，食饮有节，起居有常，不妄作劳。故能形与神俱，而尽终其天年，度百岁乃去。今时之人不然也，以酒为浆，以妄为常，醉以入房，以欲竭其精，以耗散其真不知持满，不时御神，务快其心，逆于生乐，起居无节，故半百而衰也。

夫上古圣人之教下也，皆谓之虚邪贼风，避之有时，恬淡虚无，真气从之，精神内守，病安从来。

【解析】

养生要适应外环境的变化，选择健康的生活方式，从内、外两方面"治未病"，防病于未然。要注意精神调养，如《灵枢·本藏》所说："志意和，则精神专直，魂魄不散，悔怒不起，五脏不受邪矣。"又如《素问·灵兰秘典论》所说："主不明则十二官危，使道闭塞而不通，形乃大伤，以此养生则殃。"此外，还要注意形神互存互济，协调统一，身心和谐的生理状态，即所谓"寿而康"。

"法于阴阳"是说我们要懂得顺应自然界的阴阳变化，来调解我们自身的阴阳，它是在天人相应观指导下提出的整体调摄原则与朴素辩证思想。"和于术数"即运用各种养生方法来调理人体，使人体阴阳气血保持协调。术数，指古人调摄精神、锻炼身体的养生方法，包括气功、导引、按摩、拳术等，也是对养生方法的总称。我们的身体小环境要充分适应自然大环境，同时采取一些强身健体的方法增强体质，达到养生长寿的目的。

"恬淡虚无，真气从之"实际上是治疗当代人心灵疾病的一个良方。"恬淡"即淡去名利、声色等种种欲望，人没有太多的欲望，烦恼自然也就少了，如此少思寡欲，无忧无虑，犹如儿童一般。"真气从之"是指一种修炼方法，是在恬淡虚无心态的基础上引导真气运行。道教中的内丹养生就应用了这种修炼方法，包括小周天、大周天的运行等等。这个方法可以帮助我们保持恬淡虚无心态。《灵枢·刺节真邪》说："真气者，所受于天，与谷气并行而充身者也。"真气是要受于天的，正如我们常说的"先天真气"。"寂然不动，感而遂通"也是这个道理，寂然不动就是"虚无"，只有"虚无"才能与天感应相通，天和人都相通了，没有界限了，真气自然也就在人体产生，所以叫"真气从之"。

"精神内守"指的是精神恪守于内，也是一种采气的方法。当真气到达身上时会发生种种触动，或如大地回春，或觉温暖舒适，或觉疼痛奇痒等等。这时候人很容易产生杂念，这对修炼是非常不利的。人的神气本为一体，神驰于外，气亦游于外，神气外泄，身体就不能获益了。因此，所谓"精神内守"，就是不要有意去追求或留恋身体上的种种触动，要使精神恪守于内，以镇定之心寂然观照，神气自然在体内留存。有人误认为"精神内守"是平时修养的方式，实际并非如此。如果一个人整日精神内守，情志得不到舒畅，只会变得内向、自私、冷漠、抑郁寡欢。这不但与大道逍遥自在的宗旨不符，长久下去也会出现疾病。

【原文】

帝曰：人年老而无子者，材力尽耶？将天数然也？

岐伯曰：女子七岁，肾气盛，齿更发长；二七，而天癸至，任脉通，太冲脉盛，月事以时下，故有子；三七，肾气平均，故真牙生而长极；四七，筋骨坚，发长极，身体盛壮；五七，阳明脉衰，面始焦，发始堕；六七，三阳脉衰于上，面皆焦，发始白；七七，任脉虚，太冲脉衰少，天癸竭，地道不通，故形坏而无子也。

丈夫八岁，肾气实，发长齿更；二八，肾气盛，天癸至，精气溢泻，阴阳和，故能有子；三八，肾气平均，筋骨劲强，故真牙生而长极；四八，筋骨隆盛，肌肉满壮；五八，肾气衰，发堕齿槁；六八，阳气衰竭于上，面焦，发鬓颁白；七八，肝气衰，筋不能动，天癸竭，精少，肾脏衰，形体皆极；八八，则齿发去。

肾者主水，受五脏六腑之精而藏之，故五脏盛，乃能泻。

【解析】

人体的生长发育情况和生殖能力，主要取决于肾气的盛衰。先天之精来源于父母，受后天五脏六腑之精的滋养。《黄帝内经》论及机体的发育与生殖功能的变化，男女二七、二八至七七、八八生理状态的变化，以"肾者主水"作结，表明肾气的盛衰起着主导作用，这也为后世肾主生殖、主生长发育的理论奠定了基础，也为从肾气盛衰角度探讨衰老原理，从生殖功能状况判断衰老程度，采取节欲保精、防衰缓老的养生方法，提供了重要依据。

天癸决定着人体生殖功能的成熟与衰退，决定着性机能的强弱，促进第二性征的发育，调控着筋、阴器（包括睾丸）。作为生殖功能盛衰的决定因素，天癸为中医学生殖系统的生理、病理及疾病论治奠定了理论基础。肾主天癸的产生与成熟，冲任司天癸的通行，三者协同作用，维持人的生殖功能。

冲任与妇产科疾病密切相关。冲任的充盛、通畅情况则影响月经来潮、孕育情况。肾气成熟产生天癸，因此形成肾气 - 天癸 - 冲任 - 月经（胎孕）的性生殖轴。张思聪说："女子之天癸，溢于冲任，充肤热肉，为经下行而妊子也。"冲任出现病理是月经、胎孕病证的原因所在，临床上经闭、痛经、崩漏、不孕、流产等病证多从冲任论治。张锡纯制理冲汤治闭经、癥瘕，安冲汤治月经过多、漏下，固冲汤治血崩，温冲汤治宫寒不育。

《素问·痹论》解析

【原文】

风寒湿三气杂至，合而为痹也。其风气胜者为行痹，寒

气胜者为痛痹，湿气胜者为著痹也。

【解析】

风、寒、湿三种邪气结合而侵犯人体，使得气血在经脉
中运行不够通畅，发生闭阻，称为痹证。其中以风邪为主的
痹证叫作行痹。因风邪的特点为游走、善行，因此痹痛的部
位也会游走不定。以寒邪为主的痹证叫作痛痹。因为寒为阴
邪，其性凝滞，阻塞气机明显，不通则通，因此疼痛愈发严
重。以湿邪为主的痹证叫作着痹（著痹）。它以肢体沉重感
明显为主要特征，湿为阴邪，其性黏滞，不走窜，病位固定
不移。由此可见，三种痹证是根据临床主要症状来命名的。

痹证主要的发病原因是正气不足，又兼外感风、寒、
湿、热之邪，中于肢体关节而出现关节疼痛的病症。根据
感邪性质不同，症状不同，应予以区分治疗。如果外感风邪
为主，则会出现四肢关节疼痛，呈现出游走不定的特点，多
伴有恶风，对着这类患者应给予祛风通络治疗，可选用防风
汤。对于风邪中夹杂有寒邪的情况，会表现为关节疼痛剧
烈，得温则痛减，遇寒则加重，关节表面触之皮温较低，应
治以温经散寒，可选用乌头汤治疗。若疼痛呈现出沉重酸痛
的感觉，伴有肌肤麻木，需给予除湿止痛，可予薏苡仁汤。

除了以上三种痹证以外，如出现关节红肿疼痛，喜冷，称为风湿热痹，应治以清热通络，可予白虎桂枝汤。

【原文】

肾痹者，善胀，尻以代踵，脊以代头。

【解析】

关于肾痹，历代医家多有描述。如《圣济总录·肾痹》云："骨痹不已，复感于邪，内舍于肾，是为肾痹。其证善胀，尻以代踵，脊以代头。盖肾者胃之关，关门不利，则胃气不行，所以善胀，筋骨拘迫，故其下挛急，其上蜷屈，所以言代踵代头也。"《症因脉治·肾痹》亦云："肾痹之症，即骨痹也。善胀，腰痛，遗精，小便时时变色，足挛不能伸，骨痿不能起。"治以补肾蠲痹，用远志丸、防风丸、白附子丸、河车封髓丹、家秘滋肾丸等方。

中医认为，该病多因先天禀赋不足，或因后天调摄失宜、房事不节、姿势不当、外伤劳损等，致肝肾精血不足，肾阳亏虚，督脉失养，阴阳气血失调，正气不固，风、寒、湿、热等外邪乘虚侵入，直中伏脊之脉，气血凝滞，使筋挛骨弱而邪留不去，渐致痰浊瘀血相互交结而导致脊柱等关节痿弱不用，为本虚标实证。先天不足、肾精肾阳双虚、筋骨失养为本，寒湿痹阻、湿热浸淫、瘀血阻络、气血运行不畅为标。

本病与西医学风湿类疾病的概念较为一致，通常称之为结缔组织病或自身免疫性疾病。常见有风湿热、类风湿关节炎、强直性脊柱炎、系统性红斑狼疮、增生退行性骨关节炎、硬皮病、皮肌炎、大动脉炎、风湿性多肌痛、系统性硬化症、软骨炎、慢性纤维组织炎、肌腱炎、腰肌劳损等。

《素问·阴阳应象大论》解析

【原文】

壮火食气，气食少火；壮火散气，少火生气。

【解析】

壮火食气之"食"，通"蚀"，意为侵蚀、消耗；气食少火之"食"，意为滋补、供应。

关于壮火和少火的概念，目前有两种解释。一种认为壮火是性味厚烈药物的作用，如乌头、附子之类，用之不当可产生火热之邪，从而损伤正气；少火则指性味温和药物的作用，如党参、当归之类，合理用之可使气血渐旺。另一种解释认为少火为生理之火，指人体阳气的温煦作用；壮火为病理之火，指人体内亢烈为害的火热邪气。

李东垣云："相火元气之贼也。"其中"相火"便指壮火。朱丹溪提出的"气有余便是火"是《黄帝内经》中气火关系理论的发挥。

【原文】

阴在内，阳之守也；阳在外，阴之使也。

【解析】

守，为镇守的意思；使，指役使者。阴性静，故为阳之镇守；阳性主动，故为阴之役使，也就是护卫的意思。

张介宾云："阴不可以无阳，非气无以生形也；阳不可以无阴，非形无以载气也，故物之生也生于阳，物之成也成于阴。"又云："善补阳者，必于阴中求阳，则阳得阴助而生化无穷；善补阴者，必于阳中求阴，则阴得阳升而泉源不竭。"

王冰所谓"壮水之主，以制阳光；益火之源，以消阴翳"，是对"阳病治阴，阴病治阳"理论的具体阐述。大热而甚，寒之不寒，是无水也，当峻补其阴。大寒而甚，热之不热，是无火也，阳气也虚矣。

【原文】

能知七损八益，则二者可调；不知此，则早衰之节也。年四十，而阴气自半也，起居衰矣；年五十，体重，耳目不聪明矣。年六十，阴痿，气大衰，九窍不利，下虚上实，涕泣俱出矣。故曰：知之则强，不知则老，故同出而名异耳。智者察同，愚者察异。

【解析】

自马王堆汉墓帛书出土后，后世学者多认为"七损八益"即《天下至道谈》"气有八益，又有七损，则行年四十而阴气自半也"所言的古代房中养生术。女子以七为纪，月经宜按时而下，所以称为"损"；男子以八为纪，精气宜充满，所以称"益"。"七损"指有损人体精气的情况，"八益"则指有益人体精气的房中术法。阴精阳气是生命健康之本。简而言之，七损八益就是关于男女生长发育的规律。

一般的人，年到四十岁，正气自然就衰减一半了，其行动能力亦渐渐衰退。到了五十岁，身体觉得沉重，耳目也不够聪明；到了六十岁，阴气萎弱，肾气大衰，九窍不通利，出现下虚上实的现象，会常常流眼泪、鼻涕。智者，也就是懂得养生之道的人，能够注意人体共有的健康本能；愚者，也就是不懂得养生之道的人，只知道形体强弱的区别。

生老病死是生命的必然过程，但通过保健养生能够延缓老化的进程，也能够强壮身体，达到延年益寿的目的。

【原文】

故邪风之至，疾如风雨，故善治者治皮毛，其次治肌肤，其次治筋脉，其次治六腑，其次治五脏。治五脏者，半死半生也。故天之邪气，感则害人五脏；水谷之寒热，感则害于六腑；地之湿气，感则害皮肉筋脉。

善诊者，察色按脉，先别阴阳。审清浊而知部分，视喘息，听音声，而知所苦；观权衡规矩，而知病所主；按尺寸，观浮沉滑涩，而治病所生。以治无过，以诊则不失矣。

【解析】

善治者治皮毛，强调了早期治疗的重要性。外感疾病多有一个由表入里、由阳入阴的过程。疾病在阳分则病情轻浅，早期治疗易于康复。病入阴分，病情深重，而难以救治。这一早期治病的原则在《黄帝内经》多处着重强调，《素问·宝命全形论》提出"上工救其萌芽……下工救其已成，救其已败"，《素问·刺热》谓"病虽未发，见赤色而刺之者，名曰治未病"。可见《黄帝内经》"治未病"有两个含义：一个是未病先防，一个是既病防变。这一早期治疗思想在《难经》和《伤寒论》中得到进一步阐发。《难经·七十七难》在引申"治未病"理论时说："所谓治未病者，见肝之病，则知肝当传之于脾，故先实其脾气，无令得受肝之邪，故曰治未病也。""治未病"理论为历代医家继承发展，从而成为防治疾病的基本原则之一。

高明的医师在于先知先觉，通过察、视、听、观、按，了解病因病机，有病早治，治其在萌芽状态，如疾病传到五脏，则病情交织难解，更难向愈。

【原文】

故曰：病之始起也，可刺而已。其盛，可待衰而已。故因其轻而扬之，因其重而减之，因其衰而彰之。形不足者，温之以气；精不足者，补之以味。其高者，因而越之；其下者，引而竭之；中满者，泻之于内。其有邪者，渍形以为汗；其在皮者，汗而发之；其慓悍者，按而收之；其实者，散而泻之。审其阴阳，以别柔刚，阳病治阴，阴病治阳。定其血气，各守其乡。血实以决之，气虚宜掣引之。

【解析】

中医治疗强调因势利导，会根据邪气的性质、部位、邪正盛衰的不同情况分别进行治疗。

对于病情较轻、病位表浅的病证，可用发散的解表法进行治疗。对于病邪结聚在内的里实重证，可用泻下或其他攻邪的方法进行治疗。对于病邪将尽、正气未恢复的患者，可以扶助正气，使正气旺盛而病邪尽去。对于形体虚弱、卫阳不足的患者，宜用补气温阳法；对于精气不足的患者，当以厚味的药物进行补益；病位在上，可用涌吐之法治疗；病位在下，可用疏导之法治疗。病位在中，表现为胸腹胀满，可用泻下之法治疗。这些都是在临床中应当遵循的治疗原则。

张仲景对"因势利导"的治则进行了灵活运用。如使用麻黄汤、桂枝汤、葛根汤"汗而发之"，使用瓜蒂散"因而越之"，使用承气汤、抵当汤、大陷胸汤、甘遂半夏汤、五苓散、猪胆汁及醋灌肠法"引而竭之"，使用泻心汤"泻之于内"，等等。

除此以外，《素问·疟论》云："方其盛时必毁，因其衰也，事必大昌。"体现了择时用药的思路。

关于"阳病治阴，阴病治阳"，王冰解释为"壮水之主，以制阳光；益火之源，以消阴翳。"

"阳病治阴"有两种含义：一是指阳热亢盛、损伤阴液的病证，或阴液不足、不能制阳导致阳亢病证，可采用滋阴法治疗。如温病后期，肝肾阴伤，症见口干舌燥，面红身热，手足心热，可用甘润之剂加减复脉汤治疗。二是指疾病的症状表现在阳经，可采用针刺阴经穴位的方法治疗。

"阴病治阳"亦有两种含义：一是指阴寒内盛、损伤阳气的病证，或阳气不足、不能制阴而造成阴盛病证，可采用扶阳法治疗。如水肿病，症见手足不温，唇舌色淡，小便不利，大便稀溏，可用温阳健脾、行气利水的实脾饮治疗。二是指疾病症状表现在阴经，可采用针刺阳经穴位的方法治疗。

《素问·汤液醪醴论》解析

【原文】

帝曰：其有不从毫毛而生，五脏阳以竭也，津液充郭，其魄独居。精孤于内，气耗于外，形不可与衣相保。此四极急而动中，是气拒于内而形施于外。治之奈何？

岐伯曰：平治于权衡，去宛陈莝，微动四极，温衣，缪刺其处，以复其形。开鬼门，洁净府，精以时服，五阳已布，疏涤五脏。故精自生，形自盛，骨肉相保，巨气乃平。

【解析】

1."五脏阳以竭"与水肿的发生

《素问·水热穴论》曰："勇而劳甚则肾汗出，肾汗出逢于风，内不得入于脏腑，外不得越于皮肤，客于玄府，行于皮里，传为胕肿，本之于肾，名曰风水。"又曰："肾者胃之关也，关门不利，故聚水而从其类也，上下溢于皮肤，故为胕肿。"

2. 去宛陈莝

《黄帝内经研究大成》将"平治于权衡，去宛陈莝"收于治疗总则文中。"宛"意为郁结，"陈"意为陈旧，"莝"意为铡碎的草。在《黄帝内经》中主要是指针刺放血或解结，其治疗作用是开通郁阻的血脉，为针刺调经之法。

3. 阳虚水肿的治疗

其治则是"平治于权衡，去宛陈莝"。平治权衡是指治疗时应衡量阴阳虚实，恰当处理，以平调阴阳的偏胜偏衰。

去宛陈莝，意在去积久之物，在这里的意思是说水肿病水液停积郁久，属于实证治疗的原则，当时去其积久之水，以平调其阴阳虚实，其治法是"微动四极，温衣，缪刺其处，开鬼门，洁净府，精以时服"。"去宛陈莝"可运用于多种疾病，如腰痛、暴仆、狂而新发、鼓胀、肤胀、疟疾等。宛陈作为一种病理产物，它不只限于瘀血，其他诸如水气、痰饮、燥屎、宿食、砂石等均可视为宛陈之物。现代中医临床最常用的是药物疗法，如活血化瘀、软坚散结、化痰涤痰、攻逐水饮、下气通便等是对"宛陈则除之"的发挥。

"开鬼门，洁净府"是中医治疗水肿病的方法。"鬼门"即指体表的汗毛孔。在宣肺发汗的过程中，通过皮毛使汗从皮肤而出。"开鬼门"即是发汗的意思。"净府"是指膀胱，"洁净府"即是利小便的意思。

张仲景在《金匮要略·水气病脉证并治》指出："诸有水者，腰以下肿，当利小便；腰以上肿，当发汗乃愈。"《医宗金鉴》亦云："治水之病，当知表里上下分消之法，腰以上肿者，水在外，当发其汗乃愈，越婢、青龙汤证也。腰以下肿者，水在下，当利小便乃愈，五苓、猪苓等汤证也。"仲景治疗水气病汤方，多为发汗利小便结合运用方剂。一般均有益气扶正的药物或兼有温阳行气的药物。

《素问·平人气象论》解析

【原文】

常以不病调病人，医不病，故为病人平息以调之为法。

【解析】

一般以不生病的人来调理生病的人，医生是健康的，可以通过医生的呼吸来测量患者脉搏跳动。

【原文】

人一呼脉三动，一吸脉三动而躁，尺热曰病温，尺不热脉滑曰病风，脉涩曰痹。

【解析】

如果人呼气、吸气时脉搏各跳三次而且情绪烦躁，那就是有热。此时皮肤热的话就是温病，皮肤不热且有滑脉就是风病，有涩脉就是痹证。

【原文】

平人之常气禀于胃，胃者，平人之常气也。人无胃气曰逆，逆者死。

【解析】

正常人脉要有胃气，如果没有胃气是逆证，是死证。有胃气的脉象有两个特点：其一是和缓有力，其二是脉搏速度正常，不快不慢。

脉以胃气为本，其理如下：

1）脉气根于五脏六腑，但胃为本。

2）脉中血气源于水谷之气。

3）肺气附于胃气，推动脉气运行。

4）胃气运五脏之真气于脉中。

【原文】

春胃微弦曰平，弦多胃少曰肝病，但弦无胃曰死。胃而有毛曰秋病，毛甚曰今病……夏胃微钩曰平，钩多胃少曰心病，但钩无胃曰死，胃而有石曰冬病，石甚曰今病。

【解析】

本段讲述的一年四季中的脉象变化。

1）弦，即弦脉，春季多见，就如按到琴弦一样，绷得较紧，端直而长，直起直落。弦脉是肝胆病的主脉，肝为刚脏，病则经脉筋经紧急，所以脉端直而弦。痛证时脉也多现弦象，因胃腹痛多是肝气横逆、克伐脾土所致。

2）毛，即毛脉，系秋季脉来时轻虚而浮之象。王冰注："其脉来，轻虚以浮，故曰毛。"肺脏应时之脉象即毛脉，为浮而无力之脉。

3）石，即石脉，系冬季脉来沉滑之象。《难经·十五难》："冬脉石者，肾北方水也，万物之所藏也，盛冬之时，水凝如石，故其脉之来，沉濡而滑，故曰石。"

4）钩，即钩脉，指夏季正常的脉象。稍坚洪大，来盛去衰，如钩之状。亦称为洪脉，如波涛汹涌，来盛去衰，主热盛。内热盛时脉道扩张，脉形宽大，因热盛邪灼，气盛血涌，使脉有大起大落。

《素问·藏气法时论》解析

【原文】

肝苦急，急食甘以缓之。

【解析】

肝属木，应春季，阳气从内而发，"急"是因阳气郁滞在内，不能顺利生出的状态。对肝木来讲，阳气的顺利生出需要肝木的阴阳平衡，如肝阳旺盛则有热，肝的阴气过盛则有郁。肝气不能顺利疏泄而成郁急的症状，急食甘味可缓急。酸味为阴，甘味属阳，郁急是阳气被阴寒郁滞引起，甘味可以缓解因寒而成的肝郁证。

【原文】

心苦缓，急食酸以收之。

【解析】

缓是指持之不急则动摇，还有放纵的意思。心为阳中之太阳，五行属火，心主血脉，主神明。经云："诸急者多寒，缓者多热。"心苦缓是指心有热而神不收藏浮于上，应急食酸味以收之。酸为肝木之味，性收敛，收敛肝之阴精，减少肝精化气而生热。酸味也可以收敛心神。

【原文】

脾苦湿，急食苦以燥之。

【解析】

脾之天气为湿，脾之地阴为甘味。脾主运化水谷精微，首先是化其为气，然后上输于肺，如果脾虚则湿气停留，湿气盛则脾气不能运化，水谷精微运化不足而留于中焦，不升反降而成泄泻。湿邪困脾，应该燥湿健脾，即辛温芳香化湿或苦寒燥湿。

【原文】

肺苦气上逆，急食苦以泄之。

255

【解析】

肺藏气，而气源于脾所上输的水谷精微之气，肺气以降为顺，如肺气不降而上逆则为热，或者肺气因热而逆于上，此时应急食苦味以降之。苦味的功能是坚，可坚精存阴，以降肺之气逆。

【原文】

肾苦燥，急食辛以润之。

【解析】

燥为天之六气之一，本指气候凉爽而干燥，也称凉燥。凉燥之性可以降肺气，肺气在上性燥时，凝结成水而归于下焦。如下焦水过盛，则肾精化气不足。补肾气一是为开精化气，扶助肾阳；二是为辛散化湿，淡渗利湿，湿去则肾气就恢复了。

《素问·至真要大论》解析

【原文】

寒者热之，热者寒之，微者逆之，甚者从之，坚者削之，客者除之，劳者温之，结者散之，留者攻之，燥者濡之，急者缓之，散者收之，损者温之，逸者行之，惊者平之，上之下之，摩之浴之，薄之劫之，开之发之，适事为故。

【解析】

"微者逆之，甚者从之"是针对病的轻重提出的治疗原则。其中，"微""甚"是就病势来说的，如果病势较轻，病情较单纯，证候与病机一致，比如阳盛则热、阴盛则寒、真形易见的病证就称为微者。如果病势较重，病情复杂，证候与病机不完全一致，甚至相反，如阴盛格阳、热深厥深、真假难辨的病证，就称为甚者。

无论是"逆"还是"从"，都是从治法上来说的。逆治法又名正治法，是逆着疾病证候的性质从正面治疗的常规治法，适用于一般的病证，即"微者逆之"。从治法又名反治法，是顺从疾病的某些征象（假象）而针对疾病本质治疗的方法，这种方法适用于真寒假热、真热假寒及大实有羸状、至虚有盛候等特殊的病证，即"甚者从之"。

"劳者温之，损者温之"均用温法，如虚损怯弱之病用温养补益法治之。例如中气不足而身热有汗，渴喜热饮，少气懒言，倦怠乏力，舌淡白，脉虚大，治以甘温除热，补中益气，用补中益气汤。

【原文】

帝曰：何谓逆从？岐伯曰，逆者正治，从者反治，从少从多，观其事也。帝曰：反治何谓？岐伯曰：热因热用，寒因寒用，塞因塞用，通因通用，必伏其所主，而先其所因。

【解析】

反治法，又叫从治法，是根据"甚者从之"的原则制定的一种治疗大法，应用于病势严重，寒热虚实夹杂，以至于出现假象的时候。本法主要应用于疾病本质与症状表现不一致时。

热因热用，即以热治热，适用于真寒假热证。如《伤寒论》云："少阴病，下利清谷，里寒外热，手足厥逆，脉微欲绝，身反不恶寒，其人面色赤，或腹痛，或干呕，或利止脉不出者，通脉四逆汤主之。"

寒因寒用，即以寒治寒，适用于真热假寒证。如《伤寒论》云："伤寒脉滑而厥者，里有热，白虎汤主之。"

塞因塞用，是指用止塞的方法治疗塞证，前面"塞"是指具有胀满表现的病证，后面"塞"是治法，即用补益法进行治疗。本法亦可用于"至虚有盛候"，即真虚假实证。某些疾病的本质为"虚"，但可表现出"实"的临床假象。一般是由于正气虚弱，脏腑经络之气不足以推动、激发，以致机体功能减退，如脾失健运而见脘腹胀痛即是。如《伤寒论》云："太阴之为病，腹满而呕，食不下，自利益甚，时腹自痛。"治以理中汤之类。

通因通用，是指用通利方法治疗通证，前面"通"字指有下利现象的病证，而后面的"通"字指治疗方法，即用通利的方法进行治疗。本法亦可用于"大实有羸状"即真实假虚证。某些疾病的本质为"实"，但可表现出"虚"的临床假象。一般是由于邪气亢盛，结聚体内，阻滞经络，导致气血不能外达。如热结肠胃而见面白肢冷等。《伤寒论》云："少阴病，自利清水，色纯清，心下必痛，口干燥，急下之，宜大承气汤。"

【原文】

诸寒之而热者取之阴，热之而寒者取之阳，所谓求其属也。

故大要曰：谨守病机，各司其属，有者求之，无者求之，盛者责之，虚者责之。

【解析】

关于"求其属"的理解，王冰注："益火之源，以消阴翳，壮水之主，以制阳光，故曰求其属也。"

"谨守病机"确立循证的原则，即根据相应的理论去分析临床疾病的本质，也就是实现"治病必求于本"的目的，用"各司其属"明确了求证的方法。

对"有者求之，无者求之"，诸家认识不一。针对疾病的症状、体征，为"病机十九条"所论述者，可根据"病机十九条"所述探求其病位、病性之归属；若非"病机十九条"所论述者，可根据"病机十九条"而在条文之外去寻求。以上都是根据原文的语意来理解"有"和"无"的，而有一些学者则从更深的层面去认识"有"和"无"，认为"有"和"无"应该包括辨别症状和病机的对应关系，并推求有此症才有此病机。此外，还应该根据一般病机进行推论，若不应有此症状而出现者，或应有此症状而反不见者，也要寻求其病机，以最终确定病机的归属，总之无论是有邪还是无邪均要斟酌。

"盛者责之，虚者责之"，即无论实证还是虚证都要详细研究。

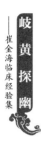

《素问·灵兰秘典论》与
《素问·六节藏象论》解析

【原文】

《素问·灵兰秘典论》：心者，君主之官也，神明出焉。

《素问·六节藏象论》：心者，生之本，神之变也，其华在于面，其充在血脉。

【解析】

神明，泛指精神、意识、思维活动。张介宾云："聪明智慧，莫不由之。"心如君主，人的精神、意识、思维活动皆从中而出。心为五脏之主，临床中必须重视心的作用。

心是生命的根本，智慧变化的起源，它的荣华显露在面部，它的功用充实于血脉。根据心的功能，临床上如果有神志、精神方面的病变，首先要想到心出了问题，血脉出现病变同样也与心密切相关。

癫病、痴呆的神志病的临床表现或喜怒无常，或语无伦次，中医认为多为痰气交阻、痰迷心窍所致，也有心神失养、神不守舍而致，实证应理气散结、除痰清热，虚证治以养心安神。

【原文】

《素问·灵兰秘典论》：肺者，相傅之官，治节出焉。

《素问·六节藏象论》：肺者，气之本，魄之处也，其华在毛，其充在皮。

【解析】

治节即治理和调节。肺好比丞相，主气朝百脉，有辅助心脏治理和调节脏腑气血的功能。肺是人体之气的根本，是藏魄的位置。魄是五神之一，它的荣华表现在毫毛，它的功用是充实肌表。肺是相傅之官，功能非常重要，临床凡有气血不调，当重视肺的调节功能。体表为肺所主，凡有体表病变，则与肺密切相关，入肺经药能引药到病所。

肺为气之本，提示了肺与气密切的生理、病理关系。生理上肺参与全身之气的生成、运行、排泄，是与气关系最密切的脏腑之一；病理上从肺入手可以治疗气虚、气滞等病证。如临床上气虚感冒、气虚自汗等，治以补肺益卫，可选用玉屏风散来治疗。如咳嗽气喘，胸部胀闷，甚或憋闷刺痛，属气滞者，宜理肺宽胸，行气除满，应用活人桔梗汤治疗。

【原文】

《素问·灵兰秘典论》：肝者，将军之官，谋虑出焉。

《素问·六节藏象论》：肝者，罢极之本，魂之居也，其华在爪，其充在筋，以生血气。

【解析】

肝好比智勇双全的将军，发挥一切计谋和推测考虑。

罢，通"疲"，怠惰、松弛。极，通"亟"，紧急、急迫。

魂，主要包括谋虑、梦幻及志怒、惊恐之类的情感活动。

肝是劳倦疲极的根本，它的荣华在爪甲，可充实筋力，生养血气，临床上爪甲苍白，筋脉酸软，通过养肝补血可缓解。

肝者，罢极之本，是肝主藏血、在体合筋的体现。筋主运动，运动性疲劳与肝的关系尤为密切，所以临床通过养肝（血）、柔筋可提高人体耐受体力疲劳的能力。

【原文】

《素问·灵兰秘典论》：脾胃者，仓廪之官，五味出焉。

《素问·六节藏象论》：脾、胃、大肠、小肠、三焦、膀胱者，仓廪之本也，名曰器，能化糟粕，转味而入出者也。其华在唇四白，其充在肌……通于土气。

【解析】

脾和胃如同仓库，可贮藏和消化食物，吸收食物的营养成分。脾、胃、大肠、小肠、三焦、膀胱是水谷仓库的根本，是营气产生的地方，能吸收水谷精微，排泄水谷糟粕。脾胃为后天之本，是气血生化之源，全身不论阴阳还是气血的虚损，都可以通过补后天、生气血的方法达到身体阴阳气血的平衡。如李东垣为代表的医家，通过调理脾胃可以治疗全身疾病。

百病由胃生，胃是身体里的重要消化器官，是生命从外界获取营养的重要场所。如果保护不好，不仅影响食物的消化，而且也容易发生胃病，引起腹痛、腹胀、恶心、呕吐、烧心、吐酸水等。而且随着年龄的增加，胃的肌肉层和黏膜层逐渐萎缩退化，消化能力及抗病能力日趋降低，如果不加强保护，很容易发生胃炎、胃下垂、胃溃疡、胃癌等疾病，影响健康。

【原文】

《素问·灵兰秘典论》：大肠者，传道之官，变化出焉。小肠者，受盛之官，化物出焉……三焦者，决渎之官，水道出焉。膀胱者，州都之官，津液藏焉，气化则能出矣。

【解析】

气化，是指以肾阳气为主的五脏、三焦之气对膀胱所藏津液的蒸腾作用。水液代谢与肾、肺、脾、膀胱、三焦密切相关，临床上出现水液代谢异常导致的水肿，可责之于上述脏腑。

【原文】

《素问·灵兰秘典论》：肾者，作强之官，伎巧出焉。

《素问·六节藏象论》：肾者，主蛰，封藏之本，精之处也，其华在发，其充在骨。

【解析】

肾功能完善，能增进智慧，做出精巧的动作。肾主蛰伏，是收藏的根本，为五脏六腑精气储藏的地方，它的荣华表现在发，功能充实骨髓。肾藏精舍志，主骨生髓，主司生育，其功能强大。临床上髓海不足之眩晕、肾虚之腰腿发软、婴幼儿五迟五软等，均可采用填精方法治疗。

肾藏精，肾精损伤则影响生长、发育、生殖；肾主水，肾受损则导致水液代谢病变；肾主纳气，肾受损伤则纳气无能，出现气喘，气不得续，或是张口抬肩，倚息不得卧的情况。

【原文】

《素问·灵兰秘典论》：胆者，中正之官，决断出焉。

《素问·六节藏象论》：凡十一脏，取决于胆也。

【解析】

胆司勇怯而主决断。正直无私，不偏不倚，具有正确的判断能力。

春气生则万化安。胆主少阳春升之气，如胆气升发正常，则其余十一脏生机勃发，欣欣向荣。也有人认为十一为土字之误，土乃脾胃，为后天之体，诸脏腑皆有赖于脾胃精微之濡养。

《素问·四气调神大论》解析

【原文】

春三月，此谓发陈，天地俱生，万物以荣，夜卧早起，广步于庭，被发缓形，以使志生，生而勿杀，予而勿夺，赏而勿罚，此春气之应，养生之道也。逆之则伤肝，夏为寒变，奉长者少。

【解析】

发陈，有推陈出新之意，王冰注："春阳上升，气潜发散，生育泽物，陈其姿容，故曰发陈。"

春季的三个月是万物推陈出新的时候，天地间的生机萌动，万物欣欣向荣，入夜即睡，早些起床，庭院中散步，披开头发，舒展形体，要让情志活泼，要让万物生存不要杀害，要给予不要剥夺，赏心悦目而不摧残，这样能适应春天，如果违背就会伤肝，夏天就会生寒病，使夏季的盛长之力减少。

【原文】

夏三月，此谓蕃秀，天地气交，万物华实，夜卧早起，无厌于日，使志无怒，使华英成秀，使气得泄，若所爱在外，此夏气之应，养长之道也。逆之则伤心，秋为痎疟，奉收者少，冬至重病。

【解析】

蕃秀，有繁荣秀丽的意思。

夏季的三个月，是万物繁荣秀丽的时候，天气下降与上升的地气交合，植物开花结果。人们要晚些睡觉，早些起床，不要厌恶天气炎热，要保持心情愉快，不要生气，像植物一样秀美，使阳气向外宣发，适合夏季的调养之道。违反了这个道理，就会损伤心气。

【原文】

秋三月，此谓容平，天气以急，地气以明，早卧早起，与鸡俱兴，使志安宁，以缓秋刑，收敛神气，使秋气平，无外其志，使肺气清，此秋气之应，养收之道也。逆之则伤肺，冬为飧泄，奉藏者少。

【解析】

"容平"一词，容是盛受的意思，平是平定的意思。

秋季的三个月是万物成熟的时候，天气已凉，风声劲急，地气清肃，万物变色。人们应当早睡早起，与鸡的活动一样，意志安宁，缓解秋天清肃之气对人体的影响，收敛神气，使人体得以平和，不让意志外泄，也使肺气保持清净。这样做适合秋季的调养，违反这个道理就要损伤肺气，到冬天肺气就会被消耗，使人适应、收藏的能力减弱。

【原文】

冬三月，此谓闭藏，水冰地坼，无扰乎阳，早卧晚起，必待日光，使志若伏若匿，若有私意，若已有得，去寒就温，无泄皮肤，使气亟夺，此冬气之应，养藏之道也。逆之则伤肾，春为痿厥，奉生者少。

【解析】

闭藏，指万物生机潜藏，坼是地面裂缝的意思。

冬季的三个月是万物生机潜伏闭藏的时候，河水结冰，地面裂缝，不要扰动阳气，早睡晚起，起床时间在日出之后，使意志好像埋伏藏匿般的安静，像有隐私，又像获得秘密一样愉快，远寒近暖，不要使皮肤出汗，而使阳气受损。这适合冬季的调养，不遵守就会损伤肾气。至春天发生痿厥，使人适应春天的能力减少。

经 典 解 析

【原文】

所以春夏养阳，秋冬养阴。

【解析】

"春夏养阳，秋冬养阴"是根据人体在四时气候变化中的生理特点而总结的养生之道，其如张介宾所说："今人有春夏不能养阳者，每因风凉生冷，伤此阳气，以致秋冬多患疟泄，此阴性之病也，有秋冬不能养阴者，每因纵欲过热，伤此阴气，以致春夏多患火证，此阳胜之病也。善养生，宜切佩之。"

【原文】

是故圣人不治已病治未病，不治已乱治未乱，此之谓也。夫病已成而后药之，乱已成而后治之，譬犹渴而穿井，斗而铸锥，不亦晚乎。

【解析】

"四气调神"就是顺四时气象调养五脏之气，四时气象本于天，摄养之法用于人。

春之发陈，夏之蕃秀，秋之容平，冬之闭藏，阐发四时生长收藏的气象特点。所谓象，即万物形态容貌的征象，现于外，是有形的；气则藏于内，是象之表征的内在依据，是无形的。

《素问·四气调神大论》除了强调适应四时阴阳的重要性外，同时指出事先预防的积极意义，又提出了"治未病"观点，这充分说明了中医学重视预防疾病发生的思想。即使在现在看来仍是非常正确的，也是超前的科学理论，殊为可贵。

《素问·举痛论》解析

【原文】

帝曰：原闻人之五脏卒痛，何气使然？岐伯对曰：经脉
流行不止，环周不休。寒气入经而稽留，泣而不行，客于脉
外则血少，客于脉中则气不通，故卒然而痛。

【解析】

人体经脉之中的气血，周流全身，循环不息，寒邪侵犯
了经脉，气血运行受阻，寒邪侵犯到脉外，血管血流减少，
若侵入脉中，则脉气不畅，故突发疼痛。

临床突发疼痛，往往与感受寒邪相关，寒邪引起血流凝
滞，不通则痛。但不通则痛是疼痛的共有病机，不是所有疼
痛都是寒邪引起的。

【原文】

寒气客于脉外则脉寒，脉寒则缩踡，缩踡则脉绌急，绌
急则外引小络，故卒然而痛，得炅则痛立止。

【解析】

寒邪侵于经脉之外，脉因寒而收缩，导致经脉拘急收
引，并牵引在外的小络脉，所以突然发生疼痛。但受热则疼
痛会立即停止。

【原文】

寒气稽留，炅气从上（之），则脉充大而血气乱，故痛

甚不可按也……寒气客则脉不通，脉不通则气因之，故喘动应手矣……寒气客于背俞之脉则脉泣，脉泣则血虚，血虚则痛。

【解析】

寒邪侵犯到经脉，与经脉中的热相搏结，血脉邪气充盈（气逆）而血流阻滞，所以疼痛明显而绵绵无休。寒邪侵犯则脉不通，脉不通则气的流动随之受阻，所以痛处蠕动应手（气滞）……寒邪侵犯背俞之脉，经脉凝滞不通，脉涩不通可导致局部血虚，血虚则经脉失养而疼痛（血虚）。

因寒邪为患，治疗提出"炅"，温则能通。《素问·调经论》："血气者，喜温而恶寒，寒则泣不能流，温则消而去之……"马莳在《黄帝内经素问注证发微》中说"温则消释而易"，即言温法可温通经脉，消散瘀血，使气血运行恢复正常。西苑医院麻柔教授受此启发，采用温通法治疗血液病，收到很好的疗效。

温通法不单可以散寒通瘀，还可以祛散许多病邪。如温经通痹治痹证，症见肢体关节疼痛，痛有定处，得热痛减，遇寒痛增，关节不可屈伸，局部皮色不红，舌质淡红，舌苔薄白，脉弦紧。此乃寒邪痹阻，经络不畅为患，治拟温经散寒，通痹止痛，投乌头汤。又可温化痰饮平眩晕，症见眩晕而头重如蒙，胸闷恶心，食少多痰，舌质淡红，舌苔白腻，脉滑。由痰饮内停，上蒙清空为罪，治以温化痰饮，清利头目，投苓桂术甘汤。还可温阳利水消水肿，症见身肿，腰以下尤甚，按之凹陷不起，尿量减少，怯寒神疲，舌质淡胖，苔白，脉沉细。此乃肾阳不足，水道不利所致，治以温补肾阳，利水消肿，用真武汤。

《素问·痿论》解析

【原文】

肺热叶焦，则皮毛虚弱急薄著，则生痿躄。

【解析】

肺有郁热，长期受熏灼而发生痿证。其病理有两种情况：一是肺痿，以咳吐浊唾涎沫为主症；二是手足痿弱，以皮毛、肌肉枯萎，以及四肢无力、不能举动为主症。

【原文】

论言治痿者，独取阳明何也？阳明者，五脏六腑之海，主润宗筋，宗筋主束骨而利机关也。冲脉者，经脉之海也，主渗灌溪谷，与阳明合于宗筋，阴阳揔宗筋之会，会于气街，而阳明为之长，皆属于带脉而络于督脉。故阳明虚，则宗筋纵，带脉不引，故足痿不用也。

治之奈何？各补其荥而通其俞，调其虚实，和其逆顺，筋脉骨肉，各以其时受月，则病已矣。

【解析】

"痿"即痿证，亦称"痿躄"，是指肢体筋脉弛缓、软弱无力，甚至痿废不用的病证，多见于下肢痿软无力。引起痿证的原因有过度悲哀、过思房劳等，其病机主要有热盛津伤，或湿热蕴结，四肢筋脉失养，痿弱不用。所谓痿者，萎也，水枯则萎，水湿过多亦萎。

关于"治痿独取阳明"的论点，阳明即足阳明胃经，由于胃为水谷之海，气血生化之源，因此"阳明多气多血"（《灵枢·九针论》），脾主运化，胃主受纳，脾胃将饮食水谷化生为水谷精微，并借心肺之气将水谷精微布散全身，润泽肌肤，滑利关节，充养筋脉。关于"阳明者，五脏六腑之海，主润宗筋，宗筋主束骨而利关节也"，宗筋，指众筋汇聚之处，又泛指全身的筋膜，《素问·五脏生成》云："诸筋者，皆属于节。"宗筋具有约束骨骼、主司关节运动的作用。由于"阳明多气多血"，故阳明充盛，气血充足，筋脉得以濡养，则筋脉柔软，关节滑利，运动灵活。而阳明胃的功能又与脾的运化密不可分，如《素问·太阴明论》所言："四肢皆禀气于胃而不得至经，必因于脾有得禀也。今脾病不能为胃行其津液，四肢不得禀水谷气，气日以衰，脉道不利，筋骨肌肉皆无气以生，故不用焉。"因此，脾胃亏虚，气血不足，则宗筋失养，纵缓不收，而见肌肉、关节痿弱不用。

张景岳认为《黄帝内经》所列五脏之证皆言为热，而又总由肺热叶焦，以致金燥水亏，乃成痿证。然细察经文中的脉痿、筋痿、肉痿之类，则又非尽为火证，认为《黄帝内经》有言犹未尽之意。因而他根据自己的临证经验提出："若概从火论。则恐真阳亏败。及土衰水涸者，有不能堪，故当酌寒热之浅深，审虚实之缓急，以施治疗，庶得治痿之全矣。"可谓独具慧眼，一语中的。

张子和提出"风、痹、痿、厥"四证的鉴别："夫四末之疾，动而或劲者，为风；不仁或痛者，为痹；弱而不用者，为痿；逆而寒热者，为厥；此其状未曾同也。故其本源，又复大异。"

痿证形成的病因繁多，但正虚仍是其主要的原因。"阳明"不仅指十二经脉中"多气多血"的足阳明胃经，还包括中焦脾胃乃至大小肠，此"独取"不能理解为"只取"阳明，而是指应当重视阳明在治痿中的重要地位，在实际临床上还应配合其他脏腑，如治肺、治肾等。由于所侵犯的脏腑不同，痿证的症状也不尽相同，故在具体治疗要观其脉证，知犯何逆，在顾护阳明基础上，不管是内服外治、针灸推拿，仍需辨证论治，灵活加减运用。

西医学所称的多发性神经炎、急性脊髓炎、重症肌无力、周围神经麻痹、多发性硬化症、肌营养不良症、运动神经元病的某些类型、脱髓鞘疾病的某些症状、神经系统感染性或遗传性病症，凡出现生理性瘫痪或癔症性瘫痪，则临床表现与痿证类似。

《灵枢·百病始生》解析

【原文】

黄帝曰：积之始生，至其已成，奈何？岐伯曰：积之始生，得寒乃生，厥乃成积也。

肠胃之络伤，则血溢于肠外，肠外有寒，汁沫与血相搏，则并合凝聚不得散，而积成矣。卒然外中于寒，若内伤于忧怒，则气上逆，气上逆则六输不通，温气不行，凝血蕴裹而不散，津液涩渗，著而不去，而积皆成矣。

【解析】

积为赘生肿物，现今临床之癌症多属于积的范畴。目前与人类生活方式或生活行为有关的癌约占 80%，其病机主要是寒凝、气滞、血瘀、痰饮，四者并合凝聚不得散，日久成积。治疗方法包括攻毒散结法、理气活血散结法、理气逐瘀散结法、化痰散结法、软坚散结法。《素问·五常政大论方》对此有明确的阐述："大积大聚，其可犯也，衰其大半而止，过者死。"又云："大毒治病，十去其六；常毒治病，十去其七；小毒治病，十去其八；无毒治病，十去其九；谷肉果菜，食养尽之，无使过之，伤其正也。"

结合临床，针对不同部位的病变，在中医辨证基础上，配合一些临床证实有效的对症药物治疗，如食管癌可选白花蛇舌草、藤梨根、冬凌草，胃癌可选重楼、藤梨根、三七等，肺癌选用鱼腥草、麦冬、五味子，膀胱癌可配合半枝莲、鸡血藤、覆盆子，胆管癌选配溪黄草、叶下珠、柴胡，宫颈癌可选配广豆根、长春花、红豆根，淋巴瘤可选配山慈菇、菝葜、黄药子，乳腺癌可选配重楼、绞股蓝、漏芦等。

《灵枢·水胀》解析

【原文】

水与肤胀、鼓胀、肠覃、石瘕、石水，何以别之？岐伯答曰：水始起也，目窠上水肿，如新卧起之状，其颈脉动，时咳，阴股间寒，足胫肿，腹乃大。其水已成矣。以手按其腹，随手而起，如裹水之状，此其候也。

肤胀何以候之？岐伯曰：肤胀者，寒气客于皮肤之间，空空然不坚，腹大，身尽肿，皮厚，按其腹凹而不起，腹色不变，此其候也。

【解析】

肤胀的临床特点是腹部膨大，叩之中空不实，身肿，用指按压腹部，被压处凹陷不应手而起，皮厚而色泽无异常变化。肤胀为阳气不足，寒气留于皮肤的肿胀之证。《医醇剩义》谓因宗气失守，虚气无归，寒气流窜周身皮肤，故见腹大身肿皮厚。治以扶正祛寒，理气化浊，用祛寒建中汤等方。

【原文】

鼓胀何如？岐伯曰：腹胀身皆大，大与肤胀等也，色苍黄，腹筋起，此其候也。

【解析】

鼓胀系指肝病日久，肝、脾、肾功能失调，气滞、血瘀、水停于腹中所导致的以腹胀大如鼓、皮色苍黄、脉络暴露为主要临床表现的一种病证。本病在古籍中又称单腹胀、臌、蜘蛛蛊等。鼓胀为临床上的常见病，亦为临床重证，治疗上较为困难。《景岳全书·肿胀》云：“凡水肿等证，乃肺、脾、肾三脏相干之病。盖水为至阴，故其本在肾；水化于气，故其标在肺；水惟畏土，其制在脾。今肺虚则气不化精而化水，脾虚则土不制水而反克，肾虚则水无所主而妄行。”

鼓胀主要见于西医学的肝硬化腹水。另外，结核性腹膜炎、腹腔内肿瘤等疾病发生腹水也会出现类似鼓胀的证候。

【原文】

肠覃何如？寒气客于肠外，与卫气相搏，大如鸡卵，如怀子状，按之则坚，推之则移，月事以时下。

【解析】

肠覃是一种病名，指妇女下腹部有块状物，而月经又能按时来潮的病证，多因七情内伤、肝气郁结、气滞血瘀，积滞成块所致，治以攻坚散寒、行气活血，用桂枝茯苓丸。

【原文】

石瘕，生于胞中，寒气客于子门，状如怀子，月事不以时下，皆生于女子。

【解析】

本病多因经期或产后胞宫空虚或伤于风冷，或情志内伤、脏腑失和、气血不调、气滞血瘀所致。主要症状为子宫内有块状物形成，日渐增大，如怀孕状，并有闭经等，因其包块如石故名。类似现代医学的子宫粘连。治以温经行气、活血逐瘀，方用琥珀散或桂枝茯苓丸加减。

《黄帝内经》关于脉诊的指导

【原文】

气口独为五脏主。

【解析】

气口之义，其名有三。手太阴肺经脉也，肺主诸气，气之盛衰见于此，故曰气口；肺朝百脉，脉之大会聚于此，故曰脉口；脉出太渊，其长一寸九分，故曰寸口。《难经》云："独取寸口。"

独取寸口脉，是指单独切按桡骨茎突内侧一段桡动脉的搏动。根据其脉动形象，以推测人体生理、病理状况的一种诊察方法。单独诊寸口脉，可诊知全身疾患。

【原文】

诊法常以平旦，阴气未动，阳气未散，饮食未进，经脉未盛，络脉调匀，气血未乱，故乃可诊有过之脉。

【解析】

平旦者，阴阳之交也。阳主昼，阴主夜，阳主表，阴主里。凡人身营卫之气，一昼一夜五十周于身，昼则行于阳分，夜则行于阴分，及至平旦，复皆会于寸口。故《难经》曰："寸口者脉之大会，五脏六腑之所终始也。"

清晨时尚未劳作，阴气未被干扰，阳气也未耗散，饮食未曾进入，经脉未充盛，络脉之气很平静，气血未受扰乱，因此可查有病之脉象。

【原文】

切脉动静，而视精明，察五色，观五脏有余不足，六腑
强弱，形之盛衰，以此参伍，决死生之分。

【解析】

所谓"参伍"，指望色与切脉的配合，两者结合才能进
行较全面的诊察。

色与脉的关系像是根与叶的关系，根生则叶茂，根死则
叶枯。脉与色结合，判断疾病预后。

【原文】

夫脉者，血之府也。长则气治，短则气病，数则烦心，
大则病进，上盛则气高，下盛则气胀，代则气衰，细则气
少，涩则心痛，浑浑革至如涌泉，病进而色弊，绵绵其去如
弦绝，死。

【解析】

脉是血液汇聚所在，长脉为气血流畅和平，故为气治；
短脉为气不足，故为气病；数脉属热，热则心烦，大为邪气
盛，病势向前发展；上部脉盛，为邪气在上，可见呼吸急
促；下部脉盛，邪在于下，可见胀满之病；代脉为元气衰；
细脉为正气不足；涩脉为气滞血少，主心痛；脉来急促如泉
水上涌者，为病势正在进展，有危险；脉来隐约不现，微细
无力，或如弓弦猝然断绝而去，为气血已绝，生机已无，故
主死。

【原文】

夫五脏者，身之强也，头者，精明之府……腰者，肾之

府……膝者，筋之府……骨者，髓之府。

【解析】

脑为髓海，肾主骨生髓，所以头是肾精汇聚的地方。"心者，君主之官也，神明出焉"，脑和心，一个为精明之府，一个为神明之地，精化气，气生神，精旺则神足，精亏则神衰，脑为神之体，心为神之用。腰的本字是"要"，取人体枢要之意。天为阳，地为阴，腰以上为天，腰以下为地，腰以上为阳，腰以下为阴，腰是人体小天地阴阳气的运转中枢。腰为肾所养，所以临床上腰酸痛属于虚证者，大多由于肾虚。筋之府，指膝部。筋主管关节屈伸，是大关节之一，膝部周围有不少牢固的肌腱（筋）附着，膝外侧下的阳陵泉又有"筋会"之称，故名。髓汇聚于骨内而养骨，髓充实则骨骼强壮，可支撑身体，行动稳健，形体轻强。

【原文】

以春应中规，夏应中矩，秋应中衡，冬应中权。

【解析】

春应中规：春季脉象应圆滑流畅，如圆规一样。王冰注："春脉软弱轻虚而滑，如规之象，中外皆然，故以春应中规。"

夏应中矩：夏季气候炎热，人体阳气盛强，脉象应洪大，像方形的矩一样。

秋应中衡：衡，即秤杆。秋季阳气收敛，脉象轻浮，如秤杆之平衡。马莳注："秋时之脉。其应如中乎衡。秋脉浮毛，轻涩而散，如衡之象，其取在平，故曰秋应中衡也。"

冬应中权：冬季恶寒，阳气固密，脉象相应沉伏，像秤锤一样下垂。

【原文】

是故持脉有道，虚静为保，春日浮，如鱼之游在波，夏日在肤，泛泛乎万物有余，秋日下肤，蛰虫将去，冬日在骨，蛰虫周密，君子居室。故曰：知内者按而纪之，知外者终而始之。此六者持脉之大法。

【解析】

诊脉是有一定方法和要求的，诊脉者必须虚心静气，才能保证诊断的正确。春天的脉应该浮而在外，好像鱼游在水波之中；夏天的脉在肤，洪大而浮，泛泛然充满于指下，就像夏天万物生长的茂盛状态；秋天的脉处于皮肤之下，像蛰虫一样将要伏藏；冬天的脉沉在骨，就像冬眠之虫闭藏不出，人们也都深居简出一样。所以，要知道内脏情况，可以从脉象上判断出来。要知道外部经气情况，可以从经络上诊察而知其终始，春、夏、秋、冬、内、外六方面，是诊脉的大法。

《黄帝内经》其他经典名句解析

【原文】

胃不和则卧不安。

【解析】

出自《素问·逆调论》，主要是讲吃得太多导致食积或者失眠，所以说胃不和则卧不安。本句主旨是论述阳明之气上逆，使胃气不得下行，导致"胃不和"，形成"卧不安"的病理机制。

缓解这种情况应该做到以下几点：首先，饮食要有规律，不要暴饮暴食，不要膏粱厚味，即大鱼大肉之类，养成良好的生活方式是改善胃不和最主要的原则；其次，要避免劳累，包括体力和脑力工作，避免熬夜以及其他有害身体的不良生活方式；第三，晚餐不宜过多或者太过丰盛，应该吃七八分饱即可，因为晚上吃得太饱会导致胃部消化不良，出现胃胀、胃酸而导致失眠，所以说以上几个方面是缓解"胃不和则卧不安"的主要方法。

临床实践中，凡以失眠为主的神经衰弱患者，在其发病过程中多兼纳差、脘腹胀满、胸闷嗳气、呕吐吞酸、大便失调等胃气不和的症状，这和经文所论相吻合。据此以调和胃气之法治疗，收效较佳。

【原文】

饮食自倍，肠胃乃伤。

【解析】

出自《素问·痹论》，这句话强调了饮食失节的致病因素，指的是毫无节制地暴饮暴食，当超过胃肠的消化功能时，胃肠就会受到损伤。食物滞留在胃肠之间，不能及时消化和吸收，则出现胃部胀满、疼痛拒按、呕吐不消化食物、不思饮食、泄泻等症状。

今天的社会物质生活丰富，过饱的情况经常出现，人们只知道摄取营养，不考虑合理的饮食方式，膏粱厚味营其口腹，或饮食种类单一，出现胃肠情况十分常见。脾胃为后天之本，气血生化之源，是五脏气机升降的枢纽，有形之血和无形之气都需要水谷精微的滋养，所以说"有胃气则生，无胃气则死"。

临床上高血压、高脂血症、高尿酸、高血糖、肥胖等，都与饮食结构不合理有密切关系，饮食过量、油脂过多容易产生痰、湿、浊、毒，阻碍气血运行，影响五脏六腑之功能。

【原文】

百病皆生于气。

【解析】

出自《素问·举痛论》，原文为：

"余知百病生于气也，怒则气上，喜则气缓，悲则气消，恐则气下，寒则气收，炅则气泄，惊则气乱，劳则气耗，思则气结。"

以上九种气机失调的形式被统称为"九气为病"，旨在说明许多疾病的发生都是由于脏腑经脉气机失调所致，正如张介宾《类经·疾病类》所说："气之在人，和则为正气，不和则为邪气。凡表里虚实，逆顺缓急，无不因气而生，故百病皆生于气。"

气是构成和维持人体生命活动的最基本物质，其功能主要表现在推动、温煦、防御、固摄和气化等方面，而气的运动又是脏腑、经络、组织功能活动的体现。气布散全身，无处不在，无时不有，运动不息，不断地推动和激发脏腑、经络、组织器官的生理活动。外感六淫、内伤情志、过度劳累等因素均可导致气机失常，引起脏腑、经脉功能的紊乱，从而发生诸多病证，因而气的运动失常是很多病证发生的内在机理。

气的运动失常主要有以下两种形式：一是气虚，二是气机失调。

气虚的形成原因主要有两方面：一是气的化源不足，如禀赋不足，先天精气匮乏；或是脾胃虚弱，纳运失常，水谷精气亏虚；或是肺之功能减弱，吸入清气减少，致使气的生化乏源。二是气的消耗太过，如后天失调，外邪耗伤正气，久病重病消耗等。

气机失调是指气的升降出入运动失常。在疾病过程中，由于致病因素的影响，或脏腑功能发生障碍，导致气运行不畅或升降出入运动失常，气机失调在《黄帝内经》中的表现主要有气机郁滞、气机逆乱、气机下陷和气机闭阻等。

气机郁滞指气的运行不畅，或是处于停滞郁阻的病理状态。气机郁滞多因情志不遂而脏气不舒所致，以全身气机不畅或局部气机郁阻为特征。因气机郁滞所在部位不同，其证候表现各具特点，但临床总以胀闷疼痛为主。

气机逆乱之含义有二。一是方向相反，如不降反升或上升太过称上逆，二是妄行称逆乱。《黄帝内经》所论气机逆乱，包括全身阴阳、清浊、营卫之气运行逆乱，如"怒则气上"当属脏腑气机上逆之类。另外，若因致病因素干扰人体，影响人体之"神"，则会出现脏腑气机逆乱，气血运行失常，即"惊则气乱"，使心失所养，神无所依，从而产生"气乱"的病证。

气机下陷指气的下降运动太过或上升运动不及的病理状态，多由气虚病变发展而来。气陷以脾、肾两脏为常见，如"恐则气下"，肾虚而封藏失职，出现二便失禁、遗精滑泄等病证。《素问·阴阳应象大论》所云："清气在下，则生飧泄"也是脾气下陷所产生的病证。

气机闭阻指全身气机闭郁或重要脏腑气机闭塞不行的病理状态。轻者昏厥呈一过性，重者多以突然意识丧失、呼吸窒息、二便不通或四肢厥逆为特征。《黄帝内经》所论的暴厥、薄厥、尸厥、大厥即是以阴阳气血逆乱、闭阻不行为其病机，其证尤甚于"思则气结"，与气机逆乱有密切联系。

"九气为病"中，由情志因素引起的有六种，由此可见情志致病的广泛性，情志活动是以五脏气机活动的外在表现。一般情况下，情志活动是人体正常生理表现，不会致病，只有突然、强烈或持续的情志刺激，超过人体自身的调控能力，才会使人体气机运行紊乱，导致脏腑经络的气血、阴阳失调而发病，直接伤害内脏，即所谓七情内伤。同时，不良情志活动可造成卫外御邪和抗病康复能力的降低，这不仅可引起疾病发生，也可使病情恶化加剧，在许多疾病的过程中，常有因患者情志异常波动而使病情加重。可见，情志因素是导致人体疾病的重要因素，且其致病机理在于扰乱人体的气机。既然如此，那么我们也可以采用调理气机的方法来治疗情志疾病。

做为外来情志刺激，惊是突然而短暂的，恐是长期而过度的，惊来自外界，恐多发自内心，"惊者为内身不短故也，恐者自知也""思胜恐惊者平之。"

【原文】

风者百病之始也，是故风者，百病之长也。

【解析】

前者出自《素问·骨空论》，后者出自《素问·玉机真藏论》。

概括诸多医家对于"风为百病之长"的认识，主要包括风邪为外感六淫之首、风邪为外邪致病的先导、风邪常与他邪兼夹为患、风邪所致病证变化多端等内容。

风为阳邪，其性开泄，具有升发（向上向外）的特性。故风邪常侵袭人体的上部和肌表，而见汗出、恶风、头痛、面部浮肿等症状。风性善行数变，具有发病急、变化快、病位行走不定、症状变幻无常的特性。风邪主动，致病具有动摇不定的特征。如风邪侵入头面，可见到口眼歪斜的风中经络病证，金刃外伤、复受风毒而出现四肢抽搐、角弓反张等症状的破伤风。

对于"长"的理解，王冰认为"长，先也，先百病而有也"。风邪为六淫病邪的主要致病因素，凡寒、湿、燥、热诸邪多依附于风而侵犯人体，如外感风寒、风热、风湿等，所以风邪常为外邪致病的先导。

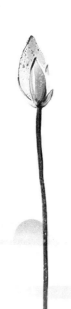

临床验案

口疮案一

陈某，女，29岁，主因口腔溃疡反复发作2年，加重1周，于2010年7月8日，就诊于唐山市丰润区中医医院。

患者2年前始发口腔溃疡，而后反复发作，迁延不愈。刻下症：双颊黏膜有多个溃疡，舌边尖溃疡，呈椭圆形，小如米粒，大如黄豆，色红而肿，表面黄色，中央凹陷，触痛，口苦口臭，牙龈胀痛，大便秘结，小便色赤，舌质红，苔黄腻，脉滑数。患者素嗜辛辣，心脾积热，热盛化火，循经上攻于口舌而发，故溃疡色红而肿，湿热上蒸，则口臭口苦，牙龈肿胀而痛，热灼肠津则便干，心火下移小肠则尿赤，苔黄腻、脉滑数皆为湿热之象。中医诊断为口疮。辨证为心脾积热。西医诊断为复发性口疮。治以清热解毒，消肿止痛。

处方：导赤散加味。

生地黄 20g	木通 12g	淡竹叶 9g	牡丹皮 10g
黄连 6g	连翘 10g	当归 10g	大黄 9g
川朴 8g	生甘草 9g	知母 10g	血竭 3g
儿茶 3g	黄芪 30g	升麻 15g	

5剂，每日1剂，2次分服，嘱饮食清淡富有营养，忌辛辣肥甘厚味。

服药5天后，大便通，牙龈胀痛明显减轻，溃疡灶减少，红肿减轻。复诊去大黄、川朴，再服 5 剂后诸症消失。随诊 6 个月，无复发，痊愈。

按：中医学认为"口疮"实证多为心脾积热，《圣济总录》说："口舌生疮者，心脾经蕴热所致也。"导赤散清热利水，导热下行，使心火由小便而去；知母、黄连清泻脾胃之热，大黄、厚朴通腑泻热；以连翘、升麻清热解毒，升麻还可引药上行；血竭、儿茶活血生肌；黄芪益气扶正，托毒排脓；诸药配合，具有清泻心脾、凉血解毒、活血生肌的作用，本方加减，临床反复应用，屡试屡效。

口疮案二

杜某，女，42岁，主因反复口舌生疮，灼热疼痛2年余，于2011年2月16日就诊于唐山市丰润区中医医院。

患者2年来口舌生疮，此起彼伏，灼痛难忍，发无间隔，曾多方治疗，疗效不显著。刻下症见舌边、两颊黏膜散在溃疡面，溃面灰白，周围不红，神疲乏力，心悸失眠，口渴咽干，大便干燥，舌淡红，边有齿痕，苔薄，脉细。患者"年四十而阴气自半"，劳伤过度，真阴亏损，虚火内生，上炎口腔而发病，口疮反复发作2年不愈，实为真阴不足，稍为劳碌即引起虚火上炎，故口疮此起彼伏，因为虚火，溃疡面灰白，周围不红，反复发作，伤及气血，伴神疲乏力、心悸失眠、神疲乏力等症，灼津伤液则口渴咽干，大便干燥，舌淡脉细，为阴血不足之象。中医诊断为口疮。辨证为阴虚火旺。西医诊断为复发性口腔溃疡。治以滋阴清热，补气。

处方：

生黄芪30g　　生地黄20g　　人参粉10g　　沙参9g

麦冬12g　　　石斛15g　　　知母10g　　　赤芍12g

仙灵脾12g　　莲子心6g　　　苍耳子12g　　辛夷15g

白花蛇舌草15g　　　　　　　生甘草9g

此方加减治疗1个月，诸恙全消，嘱饮食宜清淡且富有营养，忌辛辣肥甘厚味。

292

按：口疮之为病，外感邪毒，内伤脏腑，化火上攻为其主要因素。发病之初多以实证为主，而口疮缠绵反复非实火所能解释，多因虚火所致，为机体阴阳失调之结果。《寿世保元·口舌》所说："口疮连年不愈者，此虚火也。"本案虚火兼气虚为关键，明辨病机，益气养阴清火，调整阴阳为其治疗大法。重用生黄芪补气，兼托毒生肌；人参补脾益肺，大补元气；滋液汤配石斛滋阴清热生津；知母、赤芍、莲子心清热凉血降火；仙灵脾温补肾阳，以疗阴损及阳；苍耳子、辛夷为风药，载药上行，并兼疏邪，结合现代药理研究，苍耳子、辛夷、白花蛇舌草具有抗炎、止痛、抑菌等作用；生甘草清热解毒，兼调和诸药。虽为痼疾缠绵，方证相宜，贵在坚持，一朝得治。

咳喘证案

杨某，女，64岁，主因咳喘数十年加重1周，于2016年2月28日就诊于唐山市丰润区中医医院。

患者有咳喘病史数十年，时轻时重，近1周受凉后加重。刻下症见精神差，面色偏暗，咳嗽，吐黄痰，质稠，周身乏力，恶寒，纳可，便调，寐可，舌红，苔白厚，脉寸浮关滑。胸部X片示：左下肺感染。患者痼疾数十载，正气已虚，故精神差，乏力；复感风寒，卫阳受阻，肌肤失温则恶寒；入里化热，肺失宣降加重，故咳喘加重；灼津为痰则吐黄痰，苔白厚、脉象关滑为内停痰饮之征。中医诊断为咳喘。辨证为肺气不足，痰热内阻。西医诊断为慢性支气管炎急性感染。治以解肌平喘，补益脾肺，清热化痰。

处方：

桂枝 12g	白芍 15g	炙甘草 15g	生姜 10g
大枣 20g	厚朴 15g	金荞麦 20g	僵虫 20g
地龙 20g	杏仁 15g	鱼腥草 20g	法半夏 15g
黄芩 15g	黄连 9g	干姜 10g	人参粉 15g (冲)
生黄芪 30g	防己 20g	旋覆花 20g (包)	车前子 15g (包)

7剂，日1剂，水煎服。

二诊（2016年3月10日）：患者咳嗽，咳黄痰明显减轻，继续用药治疗。

按：患者有咳喘病史数十年，复感外邪而加重，《伤寒论》云："喘家作，桂枝汤加厚朴杏子佳。"本方解肌祛风，降气定喘，僵虫、地龙化痰散结，解痉平喘；金荞麦、鱼腥草清肺热；用半夏泻心汤辛开苦降，黄连、黄芩清热，半夏配旋覆花降气化痰，"病痰饮者，当以温药和之"，用干姜温肺化饮。半夏泻心汤非为痞、呕、利而专设，而是"观其脉证，知犯何逆，随证治之"，有是证，用是药。人参、黄芪补益肺脾，防己利水祛湿。方证相宜，收到较好效果。

头痛案

王某，男，52 岁，主因后枕部刺痛 1 个月，于 2009 年 2 月 6 日就诊于唐山市丰润区中医医院。

患者 1 个月前感冒后出现后枕部疼痛，多方治疗无效。其头痛部位在后顶枕部，疼痛性质为刺痛、痉挛痛。刻下症见后枕部疼痛如刺，沉重如裹，纳差，口干渴，便调，少寐，舌苔薄黄，脉浮弦。患者为外感风寒湿邪，客于足太阳膀胱经，经气不能输利，故而作痛。湿为阴邪，其性沉重，故头沉重如裹。湿邪碍胃，胃失受纳则纳差，久而郁滞化热则见口干渴，苔黄，舌脉与证相符。中医诊断为头痛。辨证为寒湿外袭。西医诊断为枕大神经痛。治以散寒化湿，活血止痉。

处方：羌活胜湿汤加减。

羌活 12g	防风 12g	葛根 30g	黄芩 15g
川芎 30g	蔓荆子 30g	藁本 12g	生龙牡各30g
太子参 20g	生黄芪 30g	地龙 20g	僵虫 12g
甘草 9g			

5 剂，水煎，分服。

二诊（2009 年 2 月 12 日）：患者自述头痛已止，切脉平和，不再服药。

按：患者以头痛为主症，故诊断为头痛。头痛首载于

《黄帝内经》，称之为"首风""脑风"，汉代张仲景在《伤寒论》中论及太阳、阳明、少阳、厥阴病头痛见症，《丹溪心法·头痛》提出引经药"太阳川芎，阳明白芷，少阳柴胡，太阴细辛，厥阴吴茱萸"。本案头痛有明确外感史，后枕部疼痛，为太阳经所属，即太阳头痛，痛如刺，符合寒邪凝滞、疼痛较重的特点，沉重如裹，即湿邪为患的特点。有云"高巅之上，唯风可及"，且"风为百病之长"，故头痛与风相关密切。

本例羌活胜湿汤祛风散寒，胜湿止痛，葛根、黄芩解肌清热生津，佐前药之辛热，地龙、僵虫为血肉有情之品，搜剔通络止痛，生龙牡潜镇安神。患病1个月正气渐亏，加太子参、生黄芪益气扶正。上药共奏散寒、祛风、胜湿、止痛之效，兼扶正气。

耳鸣案

朱某，女，34岁，汉族，主因耳鸣2个月，于2016年4月18日就诊于唐山市丰润区中医医院。

患者劳累而发耳鸣，逐口服甲钴胺等，症状时轻时重。刻下症见：耳鸣如蝉，腰膝酸软，心烦易怒，口干苦，烧心反酸，腹胀嗳气，夜寐安，二便调，舌质红，苔薄黄，脉弦细。耳镜检查示外耳道、鼓膜未见异常。患者劳累过度，精血暗耗，肾开窍于耳，失其所养，故耳鸣如蝉；腰为肾之府，失其所主，则腰膝酸软；情志不遂，气机郁滞，肝郁化火，胆腑失降，精汁上逆，则口苦；横犯于胃，则烧心反酸；气机不降则腹胀嗳气；苔黄为内有热之象。中医诊断为耳鸣。辨证为肾精不足。西医诊断为神经性耳鸣。治以补肾填精，清利肝胆。

方药

柴胡12g	磁石30g	山茱萸15g	山药15g
茯苓12g	牡丹皮12g	泽泻20g	人参粉15g （冲）
当归15g	枸杞子15g	骨碎补30g	路路通15g
蝉蜕12g	僵蚕15g	炙甘草12g	

7剂，水煎，日1剂，分服。

二诊（2016年4月25日）：患者耳鸣明显减轻，舌红，少苔，脉细数，考虑阴虚火旺，加知母15g，黄柏6g滋阴降火。

三诊（2016年5月3日）：患者耳鸣轻微，时作时止。守方治疗。

电话随访疾病痊愈。

按：耳鸣，有虚实之分，实证一般音调低，如潮水般；虚证为高音调，鸣声如蝉。本案虽为青年女性，但耳鸣如蝉，腰膝酸软，属肾虚，选六味地黄丸补肾填精，因熟地黄滋腻碍胃，又素有胃疾，故去之。蝉蜕、僵蚕、路路通通畅耳络，枸杞、磁石、骨碎补补肾，柴胡、牡丹皮清利肝胆。复诊时，舌红少苔，脉细数，虚火明显，故加知母、黄柏清退虚火。

胸痹案一

于某，女，50岁，主因阵发性胸闷、气短1年，于2016年10月31日就诊于唐山市丰润区中医院。

患者1年前始发胸闷气短，口服欣康、血栓心脉宁等治疗无效。刻下症：发作性胸闷、气短，常因情志不遂而加重，心烦，口干苦，偶有胸部刺痛，瞬间即过，乏力，下肢轻度浮肿，夜寐安，二便调，舌质暗红，苔厚微黄，脉象弦。心电图示T波改变。患者因情志不遂而致肝郁气滞，气机不畅，胸阳不振，而发胸闷、气短；日久不解，肝郁化热，扰心则烦，胆失和降，精汁上逆则口干苦；气滞则血瘀，脉络不畅而发胸部刺痛；气郁而不达则乏力；气机升降失常，水运不利则下肢肿，舌脉与证相符。中医诊断为胸痹、水肿。辨证为肝胆郁热，气虚水停。西医诊断为心神经症。治以清肝利胆，凉血活血，利水消肿。

处方：

牡丹皮 15g	栀子 12g	当归 15g	白芍 30g
柴胡 12g	茯苓 15g	生姜 10g	薄荷 9g
葛根 20g	黄芩 15g	黄连 15g	炙甘草 15g
丹参 30g	郁金 20g	生黄芪 30g	水蛭粉 3g (冲)
防己 12g	辛夷 12g		

7剂，水煎服，日1剂。嘱患者忌食生冷、油腻、辛辣

之品

二诊（2016年11月9日）：患者胸闷气短明显减少，无心烦口苦，下肢浮肿消退，但平素腰以下怕凉，受凉则腿沉，酸痛。此乃脾肾阳虚之证，口干渴为仍有胃热，上方以丹栀逍遥散加减，减去生黄芪，改用蜜黄芪30g，加用狗脊30g，羌活9g，菟丝子30g，肉桂6g，牛膝20g，用以温补脾肾；加石斛15g，用以滋阴益胃，生津止渴。7剂，水煎服，日1剂。

三诊（2016年11月20日）：患者偶有胸闷气短发作，乏力，畏寒减轻，舌质暗，苔薄黄，脉弦，前方巩固治疗。

后随访患者症状基本缓解。

按：汉代张仲景《金匮要略》正式提出胸痹名称，强调以宣痹通阳为其治疗大法，并创立瓜蒌薤白半夏汤等诸多方剂。现在受现代医学影响，常用活血化瘀法治疗本病。本案患者胸痹原因不在痰、瘀，而是因情志失调，导致肝胆郁热所致，故选用丹栀逍遥散清肝利胆，实脾和营，葛根、辛夷为风药，升阳散火，以去郁热，黄芩、黄连助牡丹皮、栀子清泻郁热，丹参、郁金、水蛭凉血活血，黄芪、防己益气利水消肿，随肝胆郁热消退。脾肾阳虚证再加温补脾肾之品，尽管是虚实夹杂、寒热错杂之证，亦能向愈。

胸痹案二

周某，女，50岁，主因心前区闷痛、心动悸半年，于2010年2月14日就诊于唐山市丰润区中医医院。

患者诉半年前出现胸部闷痛、心悸气短，自觉有间歇，时轻时重，动辄喘促，未进行系统诊治。查心电图示T波低平，室性早搏。刻下症见发作性胸闷短气，心悸乏力，面色㿠白，纳可，便调，寐可，舌质淡，有瘀斑，舌苔滑腻，脉结代。患者年过五旬，脾胃渐虚，运化失健，聚湿成痰，痰阻胸络，气滞血瘀，胸阳不振，发为胸痹，脾胃虚弱，精微乏源，气血不足，心失所养则心悸气短，面失所荣则㿠白，舌脉与证相符。中医诊断为胸痹。辨证为痰瘀阻胸，气血不足。西医诊断为冠状动脉硬化性心脏病，室性早搏。治以化痰活血，益气养血。

处方：炙甘草汤合瓜蒌薤白桂枝汤加减。

炙甘草18g	生地黄15g	黄连10g	桂枝10g
人参粉10g(冲)	陈皮10g	云苓15g	丹参24g
红花6g	赤芍12g	苦参10g	远志15g
黄芪20g	薤白9g	瓜蒌15g	半夏10g

5剂，日1剂，水煎，早晚分服

二诊（2010年2月20日）：患者自诉胸部闷痛、气短，乏力症状改善；自觉心脏跳动间歇感减少，能干较轻的家务，继服原方调治 1 个月。

　　按：《金匮要略》云"胸痹不得卧，心痛彻背者，栝蒌薤白桂枝汤主之"，此方为痰涎壅塞胸中之胸痹所设。《伤寒论》云"伤寒，脉结代，心动悸，炙甘草汤主之"，此方为阴阳气血两虚，心失所养，鼓动无力，而见脉结代、心悸所设。方证相宜，加红花、赤芍、丹参、黄芪活血益气，黄连、苦参经现代医学药理研究证实对心律失常有明显改善作用。全方益气养阴以固本宣痹、化痰通络而治标，常服久治收效。

胸痹案三

季某，男，68 岁，主因上楼时气短 4 个月，于 2017 年 6 月 4 日就诊于唐山市丰润区中医医院。

患者近 4 个月以来，上楼时感觉气短。心电图示 V_3、V_4、V_5、V_6 导联 T 波倒置。刻下症见精神差，上楼时感觉胸闷气短，心下痞满，面色偏暗，周身乏力，两小腿肿胀，纳可，便调，寐少，舌红，苔白厚且中有裂纹，脉细弱。患者年近七旬，脾肾渐虚，脾失健运，痰浊内生，上阻胸膈，胸阳痹阻则胸闷气短，气机升降不利，结于心下则痞满，气为血之帅，气虚则血瘀，周身乏力、面暗。脾主运化，失健则水湿内停。肾主水，失其所主，下注则肢肿。脾胃失健，气血乏源，心失所养则少寐，舌脉与证相符。中医诊断为胸痹，水肿。辨证为痰瘀阻络，脾肾两虚。西医诊断为冠状动脉硬化性心脏病。治以通阳散结，补肾和胃。

处方：

薤白 15g	枳实 15g	桂枝 12g	瓜蒌 15g
当归 15g	红花 15g	赤芍 20g	法半夏 15g
麦冬 15g	防己 20g	牛膝 20g	五味子 12g
蜜黄芪 30g	车前子 15g	骨碎补 30g	淫羊藿 20g
巴戟天 15g	水蛭 5g	丹参 30g	
西洋参粉 15g (冲)			

7付，水煎，日1剂，分服。

二诊（2017年6月12日）：患者上楼气短症状有所缓解，但不适感觉仍很明显，继续用药治疗。

按：《金匮要略·胸痹心悸短气病脉证治》云："胸痹心中痞，留气结在胸，胸满，胁下逆抢心，枳实薤白桂枝汤主之。"本方通阳开结，泄满降浊，因病变波及胃脘，故属瓜蒌薤白半夏汤证。痰阻则血行不畅，加当归、红花、赤芍、水蛭、丹参、牛膝以活血化瘀；配合防己、黄芪取防己黄芪汤之意，加车前子益气利水消肿；西洋参、五味子、麦冬益气养阴，且防利水而伤阴；骨碎补、淫羊藿、巴戟天补肾温阳。

胃痛案

王某，女，32 岁，主因阵发胃痛 2 年，加重 1 周，于 2016 年 8 月 4 日就诊于唐山市丰润区中医医院。

患者因饮食不节而诱发胃痛，口服奥美拉唑肠溶片可暂时缓解。刻下症：阵发胃痛，进食生冷加重，恶心欲吐，伴烧心反酸，腹胀嗳气，口干苦，精神食纳可，夜寐安，小便调，大便干，舌质红，苔薄黄，脉弦。患者有胆结石病史 5 年。偶发胁痛、腹胀，平素性情急躁。胃镜示胃窦局部黏膜糜烂，胃窦有黄色胆汁。患者素体虚弱，脾胃虚寒，喜温恶寒饮，胃失温养则痛，失于和降，则恶心欲吐，情志不遂，肝郁化热致肝胃郁热证，故烧心反酸、腹胀嗳气、口干苦、胁痛、苔黄，大肠液亏则大便干，舌脉与证相符。中医诊断为胃痛。辨证为肝胃虚寒，郁而化热，治以清肝利胆，温中暖胃。

处方：

柴胡 12g	黄芩 15g	木香 15g	枳壳 15g
法半夏 15g	黄连 9g	干姜 10g	吴茱萸 6g
党参 30g	当归 15g	白芍 20g	香附 15g
白术 15g	金钱草 30g	大黄 3g	鸡内金 20g
郁金 15g	海金沙 30g		

5 剂，水煎服，日 1 剂。

二诊（2016年8月9日）：5天内晨起口苦1次，腹胀、嗳气减轻，胃痛未作，口干渴，纳呆，体倦，舌质略红，苔薄黄，脉弦细。患者邪气大去，胆热已清，减去金钱草、海金沙、大黄、香附等清热利胆之品，但患者素体虚弱，火热未尽，伤耗阴津，故口干渴，加用西洋参、牡丹皮、玉竹、熟地黄、炙甘草、生姜、大枣以养阴清热。

处方：

柴胡 12g	黄芩 15g	木香 15g	枳壳 15g
法半夏 15g	黄连 9g	干姜 10g	吴茱萸 6g
党参 30g	当归 15g	白芍 20g	白术 15g
鸡内金 20g	郁金 15g	牡丹皮 10g	西洋参粉 10g(冲)
玉竹 15g	熟地黄 15g	炙甘草 12g	生姜 10g
大枣 10g			

5剂，水煎服，日1剂。

三诊（2016年8月15日）：患者精神食纳可，夜寐安，二便调，无胃痛、烧心反酸等症，偶腹胀嗳气，舌质淡红，苔薄白，脉弦。疾病基本痊愈。

按：本案反复发作胃痛2年，每因饮食不节而诱发，先属虚寒，而后郁而化热，证属虚实夹杂，寒热错杂，病机复杂，选方吴茱萸汤、小柴胡汤、逍遥散合半夏泻心汤加减。吴茱萸汤温胃散寒；小柴胡汤、逍遥散和解少阳，疏肝健脾；半夏泻心汤和胃降逆，开痞散结。四方加减，寒热并施，清补兼用，香附、郁金配合逍遥散理气解郁，金钱草、海金草、海金砂、鸡内金、大黄清热，兼有化石之功。诸药合用，并随证加减，病情虽然复杂，终得向愈。

腹痛腹泻案

赵某，男，36岁，主因腹痛、腹泻6个月，于2016年11月10日就诊于唐山市丰润区中医院。

患者6个月前因饮食不节致腹痛腹泻，经治一直未愈，曾服左氧氟沙星。刻下症见腹痛即泻，大便溏稀，食生冷可诱发，大便每日1～4次，面色萎黄，伴畏寒，喜热饮，腰膝冷凉，精神、食纳可，夜寐安。舌质淡，苔白腻，脉沉。便常规未见异常。患者食凉饮冷，损伤阳气，脾肾阳虚而发病，阳虚寒凝，胃肠失于温养则腹痛；运化不利，清浊不分则腹泻，喜热饮；肾阳虚则机体畏寒，腰膝冷凉；舌脉为阳虚湿盛之象。中医诊断为泄泻。辨证为脾肾阳虚，西医诊断为肠应激综合征，治以温肾补脾，化湿止泻。

处方：

川芎 30g	防风 12g	白芷 20g	辛夷 15g
法半夏 15g	黄芩 15g	黄连 9g	干姜 10g
党参 30g	白术 15g	陈皮 15g	茯苓 15g
白扁豆 15g	山药 20g	炙甘草 15g	益智仁 30g
炒薏苡仁 30g	砂仁 9g	补骨脂 15g	肉豆蔻 20g
吴茱萸 6g	杜仲 20g	川续断 15g	五味子 12g
鹿角霜 15g	蜜黄芪 30g	升麻 6g	柴胡 6g

5剂，水煎服，日1剂。医嘱忌食生冷、油腻食物。

二诊（2016 年 11 月 15 日）：偶有小腹隐痛，大便溏稀带沫，每日大便 1～2 次，矢气频频，病情明显减轻。患者仍阳气未复，湿邪未清，上方加用川芎 15g，防风 15g。5 剂，水煎服，日 1 剂。

三诊（2016 年 11 月 22 日）：大便微溏，无畏寒、腹痛及其他不适，舌质淡红，苔白腻，脉滑。效不更方。5 剂，水煎服，日 1 剂。

共调治 2 个月而愈。

按： 腹泻多由外感寒邪、饮食所伤、情志不畅和久病脏腑虚弱而引发。《景岳全书·泄泻》："肾中阳气不足，则命门火衰……阴气盛极之时，即令人洞泻不止也。"本案因饮食不节、脾失运化所致，久病脾肾阳虚，肠道失于温养，且有湿浊内伏、虚实夹杂之候，四神丸温肾健脾，涩肠止泻；补骨脂温补肾阳；肉豆蔻、吴茱萸温中散寒；五味子收敛止泻；理中汤温中散寒；患者久泻不止，中气不足，加无比山药丸益气健脾；加黄芪、升麻、柴胡取补中益气之意，升提中气；加鹿角霜、益智仁补肾；胃不和，用半夏、干姜、黄连、黄芩以和之。应用风药的原因是：

1）风药其性轻扬，有利于阳气的升发，可发越被湿邪郁阻的阳气，缓解畏寒、腰膝冷凉等寒症。

2）风，五行属木；湿，五行属土。故风能胜湿，风药有利于湿邪的消散。

腹痛血证案

孙某，男，22岁，主因腹部疼痛、便血1个月余，于2008年12月12日就诊于唐山市丰润区中医医院。

患者1个月前无任何原因出现上腹、下腹隐痛，未经系统诊治，症状无明显改善。刻下症：腹部隐痛，喜温喜按，时有反酸，大便带血，血色鲜红，面色萎黄，形体消瘦，苔白厚腻，脉浮细弦。查上腹及左下腹压痛，胃镜、肠镜检查：胃窦炎，十二指肠球部霜斑样溃疡，溃疡性直肠炎伴出血，乙状结肠充血性炎症。患者饮食不节，胃肠乃伤，中焦虚寒，失于温养，故隐痛，喜温喜按；土虚木克，而反酸；脾失健运，精微乏源，气血不足，且伴失血，肌体失濡，则面色萎黄，形体消瘦；脾虚生湿，郁而化热，下灼于肠，脉络损伤则血外溢，故便血，色鲜红。中医诊断为腹痛，血证。辨证为虚寒，湿热下注。西医诊断为溃疡性直肠炎，胃窦炎，十二指肠球部溃疡。治以温中散寒，健脾化湿，凉血止血。

处方：

党参20g	生黄芪30g	苍白术各15g	云苓15g
草豆蔻15g	厚朴9g	藿香15g	佩兰15g
羌活6g	防风9g	当归15g	生地榆30g
血竭5g(冲)	儿茶3g	棕榈炭15g	生地黄20g

甘草 9g　　　元胡 15g　　　煅瓦楞子 30g

5 剂，水煎，分服。

二诊（2008 年 12 月 17 日）：患者腹部疼痛减轻，便血停止，舌苔变薄，脉象缓和。

处方：

党参 20g　　　生黄芪 30g　　　苍白术_各15g　　　云苓 15g，

藿香 15g　　　佩兰 15g　　　厚朴 9g　　　生地榆 30g

血竭 6g　　　儿茶 3g　　　当归 15g　　　乳没_各15g

大黄粉 5g_(冲)　　元胡 15g　　　黄芩 9g　　　甘草 9g

煅瓦楞子 30g

5 剂，水煎，分服。

三诊（2008 年 12 月 23 日）：患者自述一切正常，苔薄白，脉平和，上腹仍有轻度压痛，再进 5 剂，以巩固疗效。后随访 3 个月，无复发。

按：溃疡性结肠炎的发病近年来有增多趋势，往往与饮食不节、肝郁气滞、六淫内侵、劳倦等有关，脾胃虚弱，毒邪蕴热，损络腐肉，故而腹痛便血。每因外感、内伤、饮食不节而加重。四君子汤，《医方集解》言其"治一切阳虚气弱，脾衰肺损"。配黄芪力增效专，苍术、厚朴、藿佩、草蔻芳香化浊，醒脾除湿，羌活、防风为风药，风能胜湿，兼能通滞，使腑气通畅，当归、生地榆、儿茶、血竭、黄芩、大黄粉等凉血、活血、止血、生肌、解毒。病情好转，效不更法，加减跟进，终获良效。

汗证案一

刘某，男，66岁，汉族，主因自汗2周，2016年5月28日就诊于唐山市丰润区中医医院。

患者2周前感冒后始发自汗，未予诊治。刻下症：自汗出，畏寒，精神不振，纳呆乏力，心烦寐差，二便调，舌质淡，苔薄白，脉浮细。患者素体虚弱，外感风寒，营卫失和，卫外不固，营阴外泄，则自汗出；气随汗泄，肌肤失温则畏寒乏力；邪气入里，胃失和降则纳呆；汗为心之液，汗血同源，汗出过多，心血不足，失其濡则心烦少寐；舌脉为气虚之象。中医诊断为自汗，辨证为营卫不和。治以调和营卫，固表止汗。

处方：

桂枝 12g	白芍 12g	生龙骨 30g	生黄芪 40g
白术 15g	防风 12g	生姜 10g	大枣 20g
知母 15g	浮小麦 30g	麻黄根 15g	山茱萸 30g
五味子 12g	乌梅 15g	炙甘草 12g	

二诊（2016年6月4日）：患者畏寒，乏力，心烦，脉细，为阳气不足，阴血亏虚，治以温阳益气，滋阴养血。

处方：

桂枝 12g	白芍 12g	生龙骨 30g	生黄芪 40g
白术 15g	防风 12g	生姜 10g	大枣 20g

浮小麦 30g	麻黄根 15g	山茱萸 30g	知母 15g
乌梅 15g	五味子 12g	炙甘草 12g	熟地黄 15g
生地黄 15g	淫羊藿 20g	巴戟天 15g	黄柏 9g
当归 15g	西洋参粉 15g（冲）		

5 剂，水煎服，日 1 剂。

三诊（2016 年 6 月 11 日）：偶有自汗，1～2 日发作 1 次，守方治疗。5 剂，水煎服，日 1 剂。

四诊（2016 年 6 月 18 日）：自汗出 2 日未作，精神食纳可，乏力轻微，心烦阵作，守方治疗。5 剂，水煎服，日 1 剂。

按:《伤寒论》云："病常自汗出者，此为荣气和。荣气和者，外不谐，以卫气不共荣气和谐故尔。以荣行脉中，卫行脉外，复发其汗，荣卫和则愈，宜桂枝汤。"桂枝汤善于治疗外感风寒、有汗表证，或自汗出证属表虚不固、营卫不和证。加玉屏风散益气固表，加麻黄根、浮小麦、山茱萸、五味子、乌梅等收敛之品可敛汗外出。"精血同源""汗血同源"，久汗必伤血伤精。二次复诊加生地黄、熟地黄、淫羊藿、巴戟天补肾，加当归养血，加西洋参益气生津，黄柏与知母退虚热以除烦。方证相宜，疾病得除。

汗证案二

黄某，女，40岁，主因夜寐汗出近半年，于2016年3月5日就诊于唐山市丰润区中医医院。

患者半年以来，晚上睡觉出汗，醒后有时感觉衣服潮湿。刻下症见精神差，夜寐汗出，醒则汗止，周身乏力，行经腹痛，时觉小腹凉，腰痛，面色偏暗，右侧少腹有压痛，纳可，便调，寐欠安，舌红，苔薄白，脉细尺滑。患者中年女性，劳伤阴血，虚火内生，逼津外泄则盗汗；阴血不足则脉象细；素体阳虚，下焦失温则痛经，小腹凉，腰痛；湿浊趋下，郁久化热，则少腹有压痛。中医诊断为汗证，痛经。辨证为阴虚火旺，胞宫虚寒。治以滋阴泻火，固表止汗，暖宫，清下焦湿热。

处方：

黄芪 30g	熟地黄 15g	当归 15g	生地黄 15g
黄芩 15g	黄连 9g	黄柏 10g	浮小麦 30g
麻黄根 15g	山茱萸 20g	大红藤 20g	败酱草 30g
薏苡仁 30g	香附 15g	乌药 15g	杜仲 20g
川续断 20g	炙甘草 15g	枸杞 15g	鹿角胶 15g（烊化）
吴茱萸 6g	肉桂 6g		

7剂，日1剂，水煎分服。

二诊（2016年3月15日）：患者夜间出汗明显减少，

效不更方，继续用药治疗。

按：盗汗首见于《三因极·病证方论》"无问昏醒，浸浸自出者，名曰自汗；或睡着汗出，即名盗汗。"《临证指南医案》明确指出："阳虚自汗，治宜补气以卫外；阴虚盗汗，治当补阴以营内。"本案当归六黄汤滋阴清热，固表止汗，配合浮小麦、麻黄根、山茱萸收敛止汗；鹿角胶、吴茱萸、肉桂、枸杞、杜仲、川续断温暖下焦，补肾止痛；香附、乌药疏肝理气；予以大红藤、败酱草、薏苡仁清热解毒，活血利湿；炙甘草调和诸药。针对病机，寒温并用，清补兼施，综合治疗，收到较好疗效。

淋证案

沈某，女，50 岁，主因小便淋沥涩痛 1 年，腰酸痛、尿血 10 余天，于 2009 年 3 月 11 日就诊于唐山市丰润区中医医院。

患者 1 年前始发小便淋沥涩痛，时作时止，遇劳易发。10 余天前始发腰痛，痛后则尿血，无寒热。已停经。患者 5 年前有尿道炎史。查：小腹压痛，两髋压痛，两肾区叩击痛。尿常规：白细胞 30/HP、红细胞满视野。刻下症：腰痛，尿血，纳可，大便调，寐可，舌质暗淡，边有齿痕，舌苔薄白，脉虚，尺脉浮滑。患者小便淋沥涩痛 1 年有余，反复发作，以致脾肾两虚，遇劳而发，证属劳淋，因脾虚不摄，血溢脉外，故尿血。舌脉与证相符。中医诊断为劳淋，辨证为脾肾两虚。西医诊断为慢性泌尿系感染，盆腔炎，治以健脾益肾，理气活血。

处方：清心莲子饮加减。

生黄芪 50g	莲子 15g	车前子 15g	柴胡 12g
地骨皮 20g	瞿麦 15g	杜仲 20g	淫羊藿 30g
巴戟天 15g	桑寄生 15g	川续断 20g	莪术 15g
香附 12g	乌药 15g	骨碎补 20g	麦冬 15g
大小蓟各 15g	甘草 9g	西洋参粉 15g (冲)	

5 剂，水煎，分 2 服。

二诊（2009年3月18日）：患者精神好转，小便淋沥涩痛及腰酸痛减轻，脉象转有力。继服原方，共服药18余剂。

三诊（2009年4月10日）：症状基本消失，尿常规检验正常。

按： 淋证之名，始于《黄帝内经》。《金匮要略》云："淋之为病，小便如粟状，小腹弦痛，痛引脐中。"《外台秘要》将其具体分为五淋，即石淋、气淋、膏淋、劳淋、热淋。本案小便淋沥涩痛反复发作，而后出现血尿，证属劳淋、血淋范畴。尿痛的有无，是区别淋证和尿血的要点。本案的清心莲子饮（西洋参换人参，去黄芩）益气养阴，清心利尿，配合柴胡、瞿麦清热利尿，加杜仲、桑寄生、川续断、淫羊藿、巴戟天、骨碎补益肾，莪术、香附、大蓟、小蓟活血止血，血止而不留瘀。效不更方，痼疾向愈。

痞证案

刘某，女，31岁，主因心下痞满2年，加重1个月，于2016年11月7日就诊于唐山市丰润区中医医院。

患者2年来始发心下痞满，曾查胃镜示萎缩性胃炎，口服铋剂、胃黏膜保护剂效差。刻下症见心下痞满，腹胀，食后加重，纳呆，烧心，嗳气，口苦，寐差，大便干结，倦怠乏力，畏寒喜热饮，头晕，口干渴，面色萎黄，形体羸弱，声低气怯，月经量少色淡，舌有裂纹，舌暗红，苔黄厚剥，脉沉细。胃镜示局部胃黏膜萎缩，糜烂，有出血点。患者胃病2年，受纳无权，故纳呆；胃气不降，上逆则嗳气，腑气不畅，则腹胀；食后加重，脾失运化，精微乏源，气血不充，故面黄头晕、形体羸弱、经色淡、乏力；畏寒喜热饮，为中焦虚寒之象，烧心、口苦为内有郁热之征，属寒热错杂所致；心神失养则少寐，腑气不降，肠失濡润则便干；湿热阻滞、痰瘀互结于少腹则压痛。中医诊断为痞满。辨证为寒热错杂，气机痞塞。西医诊断为慢性胃炎。治以和中补虚，降逆消痞，清热散结。

处方：

川芎 30g	防风 12g	白芷 20g	牛膝 20g
法半夏 15g	黄芩 15g	黄连 9g	干姜 10g
党参 30g	白术 15g	生薏苡仁 30g	白芍 20g

枳壳 15g	肉苁蓉 15g	火麻仁 30g	土鳖虫 6g
莪术 15g	旱莲草 20g	炙甘草 12g	人参粉 10g(冲)
乌梅 15g	枸杞子 15g	淫羊藿 20g	肉桂 6g
升麻 9g	栀子 12g	僵蚕 12g	牡丹皮 15g
白及粉 10g(冲)			

7剂，水煎服，日1剂。医嘱忌食生冷、油腻、黏滞、腥辣不易消化之物。

二诊（2016年11月14日）：患者乏力减轻，进食增多，但服药后舌尖刺痛，微心烦。人参性温助热，上方减去人参粉。7剂，水煎服，日1剂。

三诊（2016年11月24日）：患者精神可，食纳增多，腹胀减轻，夜寐安，无心烦口苦，口干渴、大便调，舌红干有裂纹，苔白略厚，脉细。患者大便如常，减去火麻仁30g。7剂，水煎服，日1剂。

四诊（2017年12月2日）：患者共调治3个月，诸症痊愈。

按：痞满最早见于《黄帝内经》。《素问·五常政大论》说："备化之纪……其病痞。"由外邪内陷、饮食不化、情志失调、脾胃虚弱等导致中焦气机不利、升降失常所致。半夏泻心汤和中降逆消痞，栀子配合芩、连以清热；党参、白术、薏苡仁健脾化湿；升麻入阳明胃经，配合补气之品，升提中气；牛膝引湿热下行；旱莲草、淫羊藿、枸杞子、肉苁蓉补肾强体；莪术、土鳖虫、僵蚕、牡丹皮、白及清热凉血，化痰散结；乌梅在《神农本草经》记载："下气、除烦满、安心……"本案虽寒热错杂，虚实夹杂，终得痊愈。

水肿案

李某，女，24岁，主因颜面水肿6年，加重3天，2016年5月8日就诊于唐山市丰润区中医医院。

患者6年前始发颜面水肿，时轻时重，受凉感冒后诱发加重。刻下症：颜面水肿，面色苍白，畏寒，鼻塞，流清涕，口干渴，腹胀纳呆，烧心，精神不振，夜寐可，尿少，大便溏泄，食凉则加重，舌质红，苔白黄厚，脉沉细。实验室检查尿液分析示尿蛋白（++）。患者风寒袭表，内舍于肺，肺气不宣，鼻窍不通则发鼻塞；肺不布津，为痰为饮，故流清涕；水道不畅，风遏湿阻，风湿相搏，泛溢肌表而发颜面水肿；日久邪郁化热，伤津耗液则口干渴，尿少；下元虚寒不温，则便溏且饮凉加重；脾胃虚弱，肝木克之则烧心；脾气虚则腹胀，胃失受纳则纳呆，舌脉与证相符。中医诊断为水肿。辨证为风水泛溢。西医诊断为慢性肾炎。治以疏风清热，宣肺行水，益气固表。

处方：

川芎 20g	防风 12g	白芷 20g	辛夷 15g
升麻 9g	党参 30g	白术 15g	生黄芪 50g
黄芩 15g	黄连 9g	干姜 10g	菟丝子 30g
生地黄 30g	沙参 20g	麦冬 15g	玄参 20g
姜黄 9g	僵蚕 15g	桔梗 12g	芦根 20g

炙甘草20g　　大黄9g(后下)　　金樱子30g

5剂，水煎服，日1剂。医嘱慎起居，避风寒，忌劳累。

二诊（2016年5月17日）：患者颜面水肿明显消退，可见眼睑轻度浮肿，偶发烧心，腹胀，精神食纳可，二便调，病情减轻，仍口渴，加用葛根20g，用以生津止渴。7剂，水煎服，日1剂。

三诊（2016年5月25日）：患者颜面水肿完全消退，无鼻塞、流涕，腹胀纳呆，烧心，色淡红，苔白腻，脉沉。复查尿液分析：尿蛋白示阴性。

按：风水最早记载于《黄帝内经》，《金匮要略·水气病》云："风水，脉浮身重，汗出恶风者，防己黄芪汤主之。"其发病主要与风邪外袭、肺失宣降有关。风为阳邪，易袭阳位，故风水发病常最先出现颜面浮肿，或单纯眼睑水肿，治疗宜宣肺行水。川芎、防风、白芷、辛夷、升麻、桔梗祛风宣肺；病情日久，卫阳已虚，配黄芪、党参、白术益气固表；沙参、生地黄、麦冬、芦根养阴生津止渴；黄芩黄连干姜汤清上温下，配合升降散（去蝉蜕）散郁热，升清阳，降浊邪，调畅气机，行气活血；炙甘草调和药性，兼补中土；病情日久，伤及于肾，加菟丝子、金樱子补肾益精。

泄泻案

杨某，女，63 岁，主因腹泻 2 年余，于 2016 年 2 月 27 日就诊于唐山市丰润区中医医院。

患者 2 年前行直肠癌切除术，术后出现长期腹泻，腹痛不明显。患者数年前有腔隙性脑梗死病史。刻下症：腹泻，大便不成形，有时为水样便，每日数次不等，纳差，乏力，少寐，两小腿肿胀，小便可，舌红，苔白厚，脉滑。患者年高体弱，术后元气大伤，脾虚不运，水谷并下则腹泻，胃失受纳则纳差，脾胃为后天之本，精微乏源，气血不充则乏力，心神失养则少寐，脾虚运化水湿不利，下注则肢体浮肿，水湿阻滞，血行不畅，加重水肿。舌苔、脉象与证相符。中医诊断为泄泻。辨证为脾胃虚弱，水湿内停。西医诊断为胃肠功能紊乱。治以益气健脾，渗湿止泻，利水。

处方：

党参 30g	白术 20g	扁豆 15g	陈皮 15g
山药 20g	炙甘草 12g	莲子 20g	薏苡仁 30g
砂仁 10g	生黄芪 30g	防己 20g	车前子 15g (包)
牛膝 20g	茯苓 15g	旋覆花 15g	西洋参粉 15g (冲)
桔梗 15g	防风 12g	川芎 6g	当归 15g
骨碎补 30g			

7 剂，水煎，日 1 剂，分服。

二诊（2016 年 3 月 5 日）：患者腹泻有所减轻，小腿肿胀减轻，继续用药治疗。

党参 30g	白术 20g	扁豆 15g	陈皮 15g
山药 20g	炙甘草 12g	莲子 20g	薏米 30g
砂仁 10g	生黄芪 30g	防己 20g	车前子 15g(包)
牛膝 20g	茯苓 15g	旋覆花 15g	西洋参粉 15g(冲)
桔梗 15g	防风 12g	川芎 6g	当归 15g
骨碎补 30g			

7 剂，水煎，日 1 剂，分服。

后电话回访，腹泻基本痊愈。

按：导致泄泻的主要因素有感受外邪、饮食所伤、情志失调、脾胃虚弱、肾阳虚衰，脾虚湿盛是本案的基本证候。应用参苓白术散补气健脾，和胃渗湿；配黄芪、西洋参、防己、车前子益气健脾，利水消肿；加防风祛风药，取风能胜湿之意；牛膝、骨碎补补肾壮骨；仲景云"血不利则为水"，小腿血行不畅，瘀血阻滞，加重肿胀，加用川芎、当归活血化瘀，改善循环。

眩晕案

王某，女，57 岁，汉族，主因头晕半个月，于 2016 年 8 月 29 日就诊于唐山市丰润区中医医院。

患者因情志不遂而发眩晕，口服多种药物治疗，症状加重，有慢性胃炎病史。刻下症见头晕阵作，甚则恶心、干呕，视物旋转，纳呆，烧心，反酸，夜寐可，倦怠无力，畏寒，二便调。舌质暗淡，苔白厚，脉沉弦。经颅多普勒超声示大脑前动脉、大脑中动脉、基底动脉轻度痉挛。患者情志不遂致肝郁化火，故使阴精暗耗，阴不敛阳，肝阳上亢而化风。患者脾胃虚弱，运化不足，痰湿内生，风挟痰上扰清宫则头晕；胃失受纳则纳呆，失和降，上逆则恶心呕吐；肝气犯胃，则烧心反酸；肾阳不足，形体失温则怕冷。舌脉与证相符。中医诊断为眩晕。辨证为风痰上扰。西医诊断为后循环缺血。治以化痰息风，和胃降逆。

处方：

天麻 15g	钩藤 20g	防风 12g	白芷 20g
辛夷 15g	川芎 30g	法半夏 15g	黄芩 15g
黄连 12g	干姜 10g	党参 30g	白芍 20g
当归 15g	淫羊藿 20g	夏枯草 30g	桑寄生 30g
益母草 30g	泽泻 15g	川牛膝 20g	生黄芪 30g
骨碎补 30g	鸡血藤 20g		

5 剂，水煎服，日 1 剂。忌食生冷、油腻，进食清淡、温热、易消化食物。

二诊（2016 年 9 月 3 日）：现患者头晕偶作，精神转佳，食纳增，偶有烧心、反酸，舌质淡，苔白略厚，脉沉弦。守方治疗。5 剂，水煎服，日 1 剂。

三诊（2016 年 9 月 10 日）：患者精神可，时觉腹胀，轻微头晕，舌质淡，苔白微腻，脉沉。巩固治疗。5 剂，水煎服，日 1 剂。

后诸症缓解，疾病痊愈。

按：患者以头晕目眩为主症，故诊断为眩晕。眩晕有情志不遂、年高肾虚、病后体虚、饮食不节、跌仆损伤瘀血内阻等病因，其病理变化不外虚实两端。虚者为髓海不足或气血不足，清空失养；实者为风、火、痰、瘀扰于清窍。肝乃风木之脏，其性主动主升，肝肾亏虚，水不涵木，阴不维阳，阳亢于上，上扰头目，则发为眩晕，乃本虚标实之证。此患者即为肝肾不足、风阳上扰之证。治疗以平肝潜阳，方用天麻钩藤饮加减。方中天麻、钩藤平肝息风，为君药；川芎、白芷、防风、辛夷，为崔金海主任医师经常合用的风药药对，高巅之处唯风可及，风药可引药至病所，且风药能胜湿醒脾，以绝生痰之源，石决明咸寒，加强平肝息风之功，川牛膝引血下行，共为臣药；杜仲补益肝肾以治本，黄芩清肝泻火，白芍酸甘敛阴，以折其亢阳，白术、甘草培补中气，益气血生化之源，葛根升清，配合枳壳降浊，清阳得升，浊阴得降，僵蚕散风热。复诊时，少寐加远志、酸枣仁安神。本案潜阳之时，固护中土，培补后天，虽病机虚实夹杂，得以向愈。

脉痹案

王某，女，59 岁，主因左乳下疼痛 1 周，于 2009 年 1 月 2 日就诊于唐山市丰润区中医医院。

患者自述左乳下疼痛 7 天。查左乳房外下方胸壁长一约 5cm 的条索状肿物，按之疼痛，质硬中空，两端扯拉可显现条状沟。既往患糖尿病 10 余年。刻下症：左侧乳房下疼痛，左乳下有条索状肿物，按之痛，纳可，便调，寐可，舌质红，苔薄白，脉弦滑。患者素有消渴痼疾，清热内生，气血瘀滞，脉络滞塞不通，故见条索状肿物且疼痛。中医诊断为脉痹。辨证为湿热瘀阻。西医诊断为左胸壁血栓性浅表静脉炎。治以益气活血，清热利湿。

处方：四妙勇安汤加味。

生黄芪 30g	金银花 30g	元参 20g	当归 30g
柴胡 9g	黄芩 15g	党参 20g	鬼箭羽 15g
鸡血藤 30g	桃红各 15g	地龙 20g	水蛭粉 6g (冲)
甘草 9g			

7 剂，水煎，日 1 剂，分服。

二诊（2009 年 1 月 8 日）：局部疼痛减轻，血管变软，脉和缓，苔薄白。因患者便秘，上方加大黄 9g，制首乌 30g，再进 5 剂，脉痹痊愈。

按：血栓性浅静脉炎，中医学称之为"脉痹""恶脉"

等名称，本病好发于下肢或盆腔内静脉。本例患者消渴病10余年，气阴两虚，湿浊内停，郁而化热；气滞血瘀，脉络滞塞不通，故见条索状肿物且疼痛。四妙勇安汤具有清热解毒、活血止痛之效，配合生黄芪、党参益气扶正。黄芪温而不燥，推动血液运行，如《黄帝内经》所云"血气者，喜温而恶寒，寒则泣而不能流，温则消而去之"；少阳经脉循胁肋分布，柴胡、黄芩引药至病所，清利少阳经络；桃红、鬼箭羽、当归、水蛭、地龙、鸡血藤等活血通络，诸药共奏其功。

《金匮要略》云"夫病痼疾加以卒病，当先治其卒病，后乃治其痼疾也"，即急则治其标，缓则治其本。本例消渴日久，临床上可合并多种疾病，应分清标本缓急，抓主证兼顾整体而治之，效果显著。

血痹案

李某，女，39 岁，主因双上肢麻木数月，于 2016 年 2 月 28 日就诊于唐山市丰润区中医医院。

患者数月以来，感觉双上肢麻木，尤以手部为甚，且发现坐位血压比卧位血压高 20mmHg 以上。颈椎 X 线片示：颈椎增生。既往体健。刻下症：双上肢发作性麻木，卧时明显，活动后轻，纳可，便调，寐可，舌红，苔白厚，脉浮。患者血痹，阴阳俱弱，脉诊寸口关上微，尺中小紧。外症不仁，如风痹状，营卫气血不足，感受风寒，双上肢脉络不畅，故见麻木。中医诊断为血痹，辨证为气血不足，风寒湿阻。西医诊断为颈椎病，治以祛风除湿，活血补肾。

处方：

川芎 30g	防风 12g	羌活 12g	白芷 20g
辛夷 15g	葛根 30g	威灵仙 30g	骨碎补 30g
熟地黄 15g	桂枝 12g	白芍 20g	炙甘草 15g
当归 15g	地龙 20g	黄芪 40g	桑枝 20g
伸筋草 20g			

7 剂，日 1 剂，水煎，分服。

二诊（2016 年 3 月 10 日）：患者感觉上肢手麻减轻，发现坐位血压比卧位血压高的情况有所好转，继续用药治疗。

川芎 30g	防风 12g	羌活 12g	白芷 20g
辛夷 15g	葛根 30g	威灵仙 30g	骨碎补 30g
熟地黄 15g	桂枝 12g	白芍 20g	炙甘草 15g
当归 15g	地龙 20g	黄芪 40g	桑枝 20g
伸筋草 20g			

7剂，日1剂，水煎，分服。

按：血痹，名称源于《金匮要略》，以肢体局部麻木为主症，是由于气血不足、感受外邪所引起。其与痹证有所区别，后者以肢体筋骨疼痛为主症，多由风、寒、湿三气杂感所致。治疗选代表方黄芪桂枝五物汤加减，本方温阳行痹，配合川芎、防风、羌活、白芷、辛夷、桑枝、伸筋草、威灵仙辛温之品，能够祛风散寒，除湿活络。加当归、地龙活血通络；熟地黄养血补阴；骨碎补活血补肾壮骨；葛根长于缓解外邪郁阻、经气不利、筋脉失养所致的项背强痛，对于现代医学的颈椎病有很好的临床疗效。

不寐案

乌某，男，67 岁，主因失眠半个月余，于 2008 年 12 月 29 日就诊于唐山市丰润区中医医院。

患者半个月前因情志不遂始发失眠，曾服枣仁安神胶囊、乌灵胶囊、朱砂安神丸无效。刻下症：少寐多梦，难入寐，醒后难眠，面红目赤，纳呆，大便秘结，2～3 天行 1 次，小便黄赤，舌苔白厚，脉右关浮弦，体格检查示血压 160/100mmhg。患者情绪急躁，肝郁气滞，横犯脾胃，胃失受纳则纳呆，脾失健运，内生痰浊，郁而肝阳上亢，阳亢化热则面红目赤，内扰心神则少寐多梦，热灼肠道津液则便干，热趋膀胱则尿黄赤，苔白厚为湿浊内阻之象。中医诊断为不寐，辨证为肝胆郁热，脾虚痰阻，西医诊断为失眠，治以清利肝胆，化痰通便。

处方：

天麻 15g	钩藤 15g	丹参 30g	半夏 15g
炒白术 15g	茯神 20g	牛膝 30g	生龙牡各 30g
厚朴 12g	石菖蒲 9g	远志 15g	肉苁蓉 30g
制首乌 30g	枳壳 15g	栀子 9g	甘草 9g

7 剂，水煎，口服，日 1 剂，分服。

二诊（2009 年 1 月 7 日）：诉晚上睡眠可达 5 小时，大便通畅。原方效不更方，继服 7 剂，水煎，口服。

按：患者以少寐为主症，故诊断为不寐。五脏均可致不寐，心神守舍、阴阳交泰则眠安。人之寤寐由心神控制，而营卫阴阳的正常运作是心神调节睡眠的基础。少寐的发生与饮食不节、情志失常、劳逸失调、病后体虚等因素有关，如心神不安，神不守舍，不能由动转静则而致不寐。此案患者情志不疏，肝胆郁滞，郁而化热，扰动心神而发不寐。本案天麻、钩藤、栀子清肝潜阳；茯神、远志、龙牡安神；白术、石菖蒲、半夏、枳壳、厚朴健脾化湿，理气降浊；肉苁蓉、何首乌润肠通便；丹参凉血除烦；牛膝引火下行。诸药相伍，郁热得清，腑气得通，夜寐得安。

但欲寐案

郝某，女，21 岁，未婚，主因但欲寐 10 天，于 2010 年 5 月 1 日就诊于唐山市丰润区中医院。

患者 10 天来但欲寐。刻下症：但欲寐，乏力，时有头晕症状，四肢冷，鼻塞，时流浊涕，二便调，苔薄白，舌质淡，脉沉细。按压额窦、上颌窦在体表投影处明显压痛。患者素体虚弱，阳气不足，故但欲寐，四肢冷。风寒客于鼻窍，脉络不畅则鼻塞，郁久化热则流浊涕。中医诊断为少阴证，辨证为阳气虚证。西医诊断为慢性额窦炎，上颌窦炎。治以温阳散寒，补益中气，清利通窍。

处方：

附子 9g	干姜 10g	炙甘草 10g	生黄芪 30g
当归 15g	升麻 12g	柴胡 9g	黄芩 15g
陈皮 15g	辛夷 15g	白芷 20g	羌活 6g
川芎 30g	西洋参粉 10g (冲)		

初服 5 剂，每日 1 剂，水煎，早晚分服。

二诊（2010 年 5 月 7 日）：患者嗜睡已愈，头晕减轻，手足变温，脉象平和有力，效不更方，继服 5 剂痊愈。

按：《伤寒论》云"少阴病，脉微细，但欲寐"。本例患者为女性，素体阳虚，四肢逆冷，脉沉细，证属少阴病，阳气虚衰，又云"少阴病，脉沉者，急温之，宜四逆汤"，故选用四逆汤加味。脾胃为后天之本，气血生化之源，加黄芪、当归、升麻、柴胡取补中益气丸之意，培补中气，考虑上额压痛，流浊涕，郁而化热，去人参之干温，加西洋参之清润，加配黄芩以清热利湿，"高巅之上，唯风可及"，配合川芎、辛夷、白芷、羌活等风药，引药至病所，通络除滞，且辛夷为鼻渊之圣药。诸药合用，温阳益气，清利鼻窍，方证相宜，切中病机，欲寐得解，厥逆得缓，头晕及颌部压痛得除。

郁证案

白某，男，26 岁，主因心烦、易紧张 1 年余，于 2017 年 7 月 14 日就诊于唐山市丰润区中医医院。

患者近 1 年易出现心烦、紧张，情绪变化时加重。曾就诊于某医院，诊为焦虑症，未坚持治疗。刻下症：心烦易怒，紧张，情绪波动时加重，手足心热，腰膝酸软，纳差，少寐多梦，二便调，舌质暗红，苔白厚，脉浮滑。患者素体虚弱，脏阴不足，营血暗耗，虚火内生，扰心则心烦易怒，手足心热，少寐多梦；肾阴不足，腰膝失养则酸软；脾胃虚弱，胃失受纳则纳差；脾失健运，痰湿内生，则苔白厚，舌质暗红，为瘀血之象，脉证相符。中医诊断为郁证。辨证为阴虚火旺，痰湿内阻。西医诊断为焦虑症。治以滋阴清火，安神活血，健脾化痰。

处方：

知母 15g	黄柏 12g	熟地黄 15g	党参 30g
白术 15g	法半夏 12g	炙甘草 12g	杏仁 15g
竹茹 15g	枳实 15g	陈皮 15g	茯神 30g
当归 15g	丹参 30g	牛膝 20g	巴戟天 15g
鳖甲 15g	远志 20g	石菖蒲 15g	淫羊藿 15g
柏子仁 30g	地骨皮 20g		

7 剂，水煎，日 1 剂，分服。

二诊（2017年7月22日）：患者心烦、紧张等症状有所缓解，服药期间未出现明显不适反应，效不更方，继续用药治疗。7剂，水煎，日1剂，分服。

后电话随访，心烦紧张基本缓解，嘱其调畅情志，定期随诊。

按：焦虑症属于郁证范畴，《素问·六元正纪大论》指出"木郁达之"，故疏通气机为治疗郁证总则，此病同时与痰、瘀、火有关。本案选知母、黄柏、地骨皮、鳖甲、熟地黄补肾阴降火，温胆汤清热化痰。现代医学研究表明，焦虑症发病与胃有关。肠胃是人的第二大脑，丹溪主张"凡郁皆在中焦"，其治重在调中焦而升降气机，党参、白术培补中土，中土旺则清气自升。石菖蒲、远志化湿痰，湿痰去则浊气自降；阴损及阳，加巴戟天、淫羊藿温补肾阳，加当归、丹参、牛膝活血化瘀。诸药合用，虚火得清，痰瘀得去，正虚得养。现代心理学认为，焦虑症与成长经历、生活环境有关，调整心态，坚持心理咨询有助于缓解焦虑症状。

脏躁案

王某，女，48 岁，已婚，主因情志失常 2 个月，于 2010 年 3 月 14 日就诊于唐山市丰润区中医医院。

患者诉 2 个月前出现精神抑郁，心烦易怒，悲伤欲哭。刻下症见心烦易怒，悲伤欲哭，烘热汗出，夜寐不安，纳谷不馨，胃脘部痞满，面色灰滞，精神委顿，舌苔白腻，舌质略红，脉弦细数。患者正值更年期，经期紊乱，情志不畅，肝气郁结，失于条达，久郁不解，化热扰神则心烦易怒、悲伤欲哭、少寐；热逼津泄则烘热汗出；肝气失其柔顺，横犯脾胃，胃失受纳则纳谷不馨；气机不畅，升降失宜，滞于胃脘则痞满。舌脉与证符。中医诊断为脏躁，西医诊断为围绝经期综合征，治以健脾和胃，疏肝理气，养心安神。

处方：

半夏 15g	黄芩 15g	黄连 9g	干姜 10g
陈皮 15g	云苓 20g	当归 15g	人参粉 10g (冲)
白芍 20g	柴胡 9g	石菖蒲 9g	远志 15g
合欢皮 30g	夜交藤 30g	肉桂 6g	浮小麦 30g
炙甘草 9g	郁金 15g	炒枣仁 30g	生龙牡 各30g (先煎)

5 剂，日 1 剂，水煎，早晚分服。

二诊（2010 年 3 月 19 日）：患者自诉诸症大减，精神愉快，心情亦舒畅，效不更方，继服 10 剂。

按：本病多因情志不遂，累及肝、脾、肾，最终影响到心，导致心主神明失职。《金匮要略·妇人杂病脉证并治》云："妇人脏躁，喜悲伤欲哭，象如神灵所作，数欠伸，甘麦大枣汤主之。"本方补益心脾，安神宁心，配合远志、合欢皮、夜交藤、炒枣仁、龙牡养心安神，半夏泻心汤和胃消痞，用人参、陈皮、云苓补脾健脾；肝为刚脏，体阴而用阳，今郁而不达，用当归、白芍、柴胡、郁金疏肝理气，解郁畅滞；由于心失肾水上济，呈现心火偏亢、心神不宁的证候；"心者，君主之官，神明出焉"，黄连清心火，配合石菖蒲、远志化痰开窍，醒神明志，小加肉桂引火归元。诸药合用，共奏奇效。

遗尿案

亢某，男，9岁，主因尿失禁一个半月，2017年11月24日就诊于唐山市丰润区中医医院。

患者一个半月前，学习跆拳道时由于恐惧出现尿失禁，以后每遇恐惧时容易出现尿失禁。现症：每遇恐惧时出现尿失禁，纳可，便调，寐安，舌红，苔薄白，脉细弱。患者年幼，肾气未充，由于"恐伤肾""肾司二便"，因恐导致肾失所主，出现尿失禁。中医诊断为遗尿。治以补肾止遗。

处方：

桑螵蛸9g　　海螵蛸9g　　生龙骨9g　　人参粉6g(冲)

石菖蒲6g　　金樱子9g　　菟丝子6g　　远志9g

益智仁9g　　茯神9g　　　当归9g　　　龟甲9g

7剂，水煎，日1剂，分服。

二诊（2017年11月29日）：患者因恐惧而遗尿的情况明显减轻，继续用药治疗。

三诊（2017年12月8日）：患者因恐惧而遗尿的情况明显好转，因近日出现鼻出血，加用白茅根15g，同时改人参为西洋参，继续用药治疗。

按：遗尿是指超过3岁，特别是5岁以上的幼童，不能自主控制排尿，熟睡时经常遗尿，多与肾和膀胱相关。本案

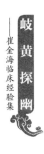

少年为受恐惧而出现尿失禁，因"恐伤肾"导致肾失司职所致，予以桑螵蛸散调补心肾，固精止遗，加益智仁、海螵蛸、金樱子、菟丝子加强补肾收涩作用，取得较好效果。

痹证案

杜某，男，60岁，主因肢体痛2天，2016年3月4日就诊于唐山市丰润区中医医院。

患者起居不慎，外感风寒而发病，服布洛芬无效。刻下症：头痛，肢体疼痛，疼痛剧烈如针刺，周身沉重，口干渴，汗出，精神可，夜寐差，大便稀，肛门灼热感，小便调，舌质红，苔厚微黄，脉沉紧。实验室检查、血液分析未见异常。患者年老体虚，气血不足，风寒湿侵袭体表，邪阻经脉，气血不利，则头痛，肢体疼痛，周身沉紧，口干渴；心悸，舌质红，苔厚微黄，为湿热内盛之象；汗出，脉沉为阳气不足、阴血亏虚、正气亏虚之象。中医诊断为痹证，辨证为风寒湿阻，里热下注，西医诊断为流行性肌痛，治以祛风散寒，除湿清热。

处方：

独活 12g	牛膝 20g	川芎 30g	黄芩 15
黄连 9g	黄柏 10g	熟地黄 15g	生黄芪 30g
瞿麦 15g	木瓜 20g	葛根 30g	骨碎补 30g
防风 12g	人参粉 5g（冲）	甘草 9g	

5剂，水煎服，日1剂。

二诊（2016年3月13日）：患者服药后症状缓解，遂停药观察，观察4天，症状未愈，继续治疗。现患者精神食纳可，夜寐安，口干苦，轻度身痛，二便调，无口渴，舌质略红，苔微黄，脉紧。血压150/80mmhg。患者内热减轻，于上方去黄连、黄柏、熟地黄、生地黄、生黄芪、浮小麦、人参、瞿麦、木瓜，加用温经通脉、益气养血、散寒止痛之品。羌活9g，葛根30g，当归15g，白芍20g，柴胡12g，西洋参10g，桂枝12g，桑枝20g，威灵仙20g，淫羊藿30g。3剂，水煎服，日1剂。

患者服药2剂而愈。

按：老年体弱、汗出身痛、脉沉细者，为虚人外感，寒为阴邪，其性凝滞，故身痛如刺；湿性重浊，故身体有沉重感、独活、川芎、瞿麦、木瓜、防风祛风散寒，除湿止痛，人参、黄芪、熟地黄补气血，牛膝、骨碎补补肾壮骨，标本同治。外感后阴寒化热入里，迫汗而出，泄泻，肛门灼热，证属"协热利"，乃里热兼表之证，故选葛根芩连汤加黄柏，表里两解，清热止利。邪热得清之后，加温经通脉、除痹补肾之品以调治，诸症向愈。

脱疽案

　　辛某，男，62岁，主因右下肢小腿肿痛5年，加重伴溃烂1个月，于2016年4月6日就诊于唐山市丰润区中医医院。

　　患者5年始发右足趾麻木，怕凉，继则出现下肢小腿肿胀疼痛，逐渐加重，1个月前小腿内侧出现溃疡，曾服多种药物治疗，疗效差。刻下症：右下肢肿痛，内侧溃烂，上覆脓苔，中心凹陷，周边皮色黑，间有紫暗或暗红色，疼痛较重，精神食纳可，夜寐差，二便调。舌质暗红，苔黄腻，脉弦滑。血常规示白细胞 $11 \times 10^9/L$，中性粒细胞79%。患者劳逸失度，气虚血瘀，瘀久不解，邪热内盛，瘀热互结，脉络闭阻，不通则痛，化热蕴毒，血败肉腐，而发下肢肿痛，溃烂化脓，舌脉为瘀热内盛之象。中医诊断为脱疽，辨证为瘀热互结，西医诊断为右下肢血栓闭塞性脉管炎，治以清热解毒，活血通脉，化瘀排脓。

　　处方：

金银花30g	玄参30g	当归30g	蒲公英20g
鸡血藤20g	没药15g	乳香15g	血竭2g
儿茶1g	生黄芪50g	元胡30g	徐长卿30g
牛膝30g	甘松30g	三棱15g	王不留行15g
莪术15g	皂角刺15g	肉桂9g	水蛭粉6g (冲)

生甘草 15g

5 剂，水煎服，日 1 剂。

二诊（2016 年 4 月 6 日）：加王不留行 15g，用以活血通经；减去生甘草、水蛭粉。5 剂，水煎服，日 1 剂。

三诊（2016 年 4 月 12 日）：上方加牛膝 20g，熟地黄15g，用以滋阴补肾，强筋壮骨；黄芪减量至 30g。5 剂，水煎服，日 1 剂。

四诊（2016 年 4 月 21 日）：服药后腹胀，考虑药物刺激，滋腻碍脾，故减去熟地黄、乳香、牛膝、血竭，加生甘草 15g，独活 15g，用以散寒解毒。

五诊（2016 年 4 月 30 日）：加熟地黄 15g，用以补肾养血；生黄芪加量至 50g，用以托毒生肌排脓；血竭减量至1g，防药物刺激胃腑。7 剂，水煎服，日 1 剂。

六诊（2016 年 5 月 7 日）：守方，7 剂，水煎服，日 1 剂。

七诊（2016 年 5 月 16 日）：加骨碎补 30g，海马 1 条，用以温阳补肾填精。7 剂，水煎服，日 1 剂。

八诊（2016 年 5 月 23 日）：守方，7 剂，水煎服，日 1 剂。

九诊（2016 年 5 月 30 日）：患者自觉趾尖冷凉，为阳虚经脉失养，加淫羊藿 30g，用以温阳补肾。

共加减治疗半年，下肢红肿消退，足背动脉搏动应指，较对侧略弱，疾病基本痊愈。

按：脱疽，又称脱骨疽，《灵枢·痈疽》云："发于足趾，名脱痈，其状赤黑，死，不治。"本病好发于四肢末端，初起苍白、麻木，继则疼痛剧烈，久则变黑，甚则足趾脱落。本案为热毒炽盛之脱疽，用四妙勇安汤合仙方活命饮加减，用以清热解毒，活血排脓。患者左足拇趾缺血坏死，重用生黄芪补气托毒；鸡血藤、血竭、儿茶、三棱、莪术、水蛭、牛膝活血生肌，破血散结；牛膝引血下行，药至病所；徐长卿既能活血，又能解毒；下肢发凉，加用肉桂温通经脉。遵循"大病用大药"原则，全方味多而量大，随证加减，历时半年，患者病情逐渐好转稳定。

紫癜案

张某，女，20岁，农民，主因双下肢出现紫癜半月余，于2009年1月19日就诊于唐山市丰润区中医医院。

患者半个月前双下肢出现血斑，小腿内侧居多，曾在某医院住院20余天无效。查两下肢内侧皮肤大量紫癜，按之不褪色，斑点块高出皮肤。刻下症：双肢瘀斑，腹痛，时有尿血，纳可，大便尚可，寐可，苔薄白，质边尖赤，脉象浮细数。尿常规示红细胞满视野，蛋白质（+++）。患者风邪外袭，化热入里，伏于血分，内搏营血，灼伤络脉，迫血妄行，络伤则血溢，滞于肌肤，积于皮下而成紫癜，内伤肾阴，热迫膀胱，络脉受伤则尿血，热灼胃肠则腹痛，舌脉与证相符。中医诊断为紫癜证。辨证为风邪外袭，化热入里。西医诊断为过敏性紫癜，紫癜性肾炎。治以散风解毒，凉血活血。

处方：犀角地黄汤加减。

桂枝 9g	白芍 20g	羌活 9g	防风 9g
金银花 20g	连翘 15g	水牛角粉 30g	生地黄 20g
牡丹皮 15g	赤芍 20g	牛膝 30g	龙胆草 15g
柴胡 9g	黄芩 12g	生黄芪 30g	甘草 9g

5剂，水煎分服。

二诊（2009年2月4日）：症状减轻，紫癜数减少，脉渐平和。化验：尿蛋白（++），红细胞 20/HP，在原方基础上加减。

处方：

生地黄 30g	牡丹皮 15g	白芍 15g	水牛角粉 20g
牛膝 30g	旱莲草 20g	女贞子 15g	生黄芪 30g
金银花 20g	连翘 15g	龙胆草 15g	黄芩 15g
栀子 12g	独活 9g	羌活 9g	鸡血藤 15g
甘草 9g			

10 剂，水煎分服。

三诊：紫癜消失大半，脉平和。尿常规示：蛋白质、红细胞消失。为巩固疗效，再进 5 剂。

按：紫癜属于血证范畴，古代医籍中所记载的"葡萄疫""肌衄""斑毒"与之相似，一般与血热妄行、气不摄血关系密切。结合现代医学，本病为外邪内侵，毒邪损伤脉络、肾脏，故而出现紫癜、血尿、蛋白尿，治疗以散风解毒、清热凉血、活血之法。羌活、防风、独活散风祛湿；金银花、连翘、黄芩、龙胆草清热解毒，并引药入肝胆经；生地黄、赤白芍、牡丹皮、水牛角粉、鸡血藤、旱莲草凉血止血，活血解毒；黄芪益气升阳，益卫固表，利水消肿，诸药合奏散风解毒、凉血活血消癜之功。

崩漏案一

刘某，女，35岁，主因月经淋沥不止5个月，于2016年9月2日就诊于唐山市丰润区中医医院。

患者近5个月经期延长，色淡量少。刻下症见月经淋沥不止，伴小腹冷痛，腰膝酸软无力，白带色白量多，色微黄，有异味，面色萎黄，时觉腹胀腹痛，烧心反酸，鼻塞，舌质红干，苔薄黄，脉沉细。患者有胃炎、鼻炎病史，彩超示子宫、附件未见异常。患者饮食不节，形寒饮冷，以致脾肾阳虚而发病，阳虚不复，阴精无以化生，日久致阴阳两虚，故月经淋沥，小腹冷痛，腰膝酸软；脾失健运，水湿内停，下趋则带下量多；湿浊化热则色黄，有异味；气血乏源则面色萎黄；腑气不畅则腹胀腹痛；中焦寒热错杂，胃失和降则反酸烧心。中医诊断为崩漏，烧心。辨证为肾虚精亏，寒热错杂。治以补肾壮阳，滋阴填精，和胃畅中。

处方：

川芎 30g	防风 12g	白芷 20g	辛夷 15g
黄芩 15g	黄连 10g	干姜 10g	法半夏 15g
党参 30g	白术 15g	菟丝子 30g	枸杞子 15g
覆盆子 15g	五味子 12g	滑石粉 15g	当归 15g
熟地黄 15g	生地黄 20g	白芍 20g	紫石英 15g
牛膝 20g	甘草 6g		

7剂，水煎服，日1剂。

二诊（2016年9月11日）：患者服药4天后月经已止，但白带量多，带血丝，小腹冷痛，腰膝酸软减轻，烧心次数减少。守方治疗，7剂，水煎服，日1剂。

三诊（2016年9月19日）：患者白带量少，无色，小腹凉无腹痛，腰膝酸软轻微，腹胀，烧心偶作，病情大减，舌质略红，舌苔略白厚，脉沉。守方治疗，7剂，水煎服，日1剂。

按：本案选五子衍宗丸去车前子，合四物汤去川芎。五子衍宗丸补肾益精，四物汤补血活血，本例去车前子、川芎，补益之功效宏力专，精血同源，血充则精足；牛膝补肝肾，且有活血化瘀之功，代替川芎，使前者补而不滞；党参、白术、甘草培补中土，而半夏泻心汤调和畅中，缓解腹胀烧心之症；川芎、防风、白芷、辛夷为崔金海主任医师常用的药对，风药适合于多种疾病，此处配合半夏泻心汤调畅中焦，行气导滞；加生地黄养阴生津；滑石味甘淡，性寒，代车前子有补而不滞之功，可清利下焦湿热；加紫石英温肾助阳。方证相应，故有桴鼓之效。

崩漏案二

张某，女，50岁，已婚，主因月经淋沥不尽3个月，于2011年2月4日就诊于唐山市丰润区中医医院。

患者3个月来经行时而量多如崩，时而淋沥难尽，服用多种药物，疗效不佳。刻下症：月经淋沥不尽，色红，乳房胀痛，头晕，腰酸，心悸气短，夜寐多梦，舌苔薄白，舌中有裂纹，舌质红赤，脉虚大而数，重按则无力。患者年已五旬，肝肾渐亏，虚火灼络，冲任不固，则见月经淋沥不尽；血亏气虚，则头晕，心悸气短，多梦；肝血不充，疏泄失职，气机不畅则乳房胀痛；腰为肾府，肾虚失养则酸。中医诊断为崩漏。辨证为气血两亏，肝肾不足，冲任不固，西医诊断为功能性子宫出血，治以益气养阴，滋阴清热，调理冲任。

处方：

党参 15g	黄芪 30g	白芍 15g	女贞子 15g
旱莲草 15g	牡丹皮 10g	知母 12g	生熟地黄各15g
黄柏 12g	紫石英 9g	贯众炭 12g	黄芩 12g
荆芥穗 12g	仙鹤草 15g		

5剂，水煎，日2服。

二诊（2011年2月10日）：血止，乳房胀痛消，仍有头晕泛恶，夜寐多梦。证属气阴两伤。治以益气养阴，清热固经。

处方：

党参 15g　　白术 15g　　白芍 15g　　女贞子 15g

旱莲草 15g　牡丹皮 10g　龟板 10g　　生熟地黄_各15g

香附 12g　　郁金 10g　　仙鹤草 15g　麦冬 10g

上方随症加减，调理 1 个月后月经来潮，经量中等，4
天净，诸症均减。

按：崩漏指非经期出血，临床多与热、虚、瘀关系密
切，尤以虚热、肾虚多见。本案以黄芪、党参、白芍、熟地
黄益气养血，调补冲任；知母、黄柏、女贞子、旱莲草清热
补肾；牡丹皮、生地黄、贯众、黄芩、荆芥穗、仙鹤草凉血
止血。诸药合用，虚热得清，冲任得固，崩漏痊愈。急则治
标，缓则治本，血止后培元固本，兼以疏肝为法，以绝后
患。崔金海主任医师谓此类患者不必执意调整周期，顺其自
然，治疗关键为固本止血。

经间期出血案

张某，女，34 岁，主因经间期出血半年，于 2016 年 2 月 28 日就诊于唐山市丰润区中医医院。

患者半年以来每 2 次月经之间有少量出血，色红，月经期有腰骶部疼痛。刻下症见经间期少量出血，色红无块，腰膝酸软无力，月经期腰骶部疼痛，纳可，便调，寐安，舌红，苔白黄厚，脉寸浮尺滑。患者情志不畅，肝郁气滞，横犯脾胃，水谷不化，精微乏源，湿浊内生，蕴而化热，热伤冲任而出血，平素腰膝酸软，为肾虚之象，苔白厚，脉象寸浮尺滑，为湿浊内伏之象。中医诊断为经间期出血。辨证为湿热内伏，肾气亏虚，西医诊断为排卵期出血，治以清热利湿，补肾强骨。

处方：

川芎 30g	防风 12g	白芷 20g	辛夷 15g
法半夏 15g	黄芩 15g	黄连 10g	干姜 10g
党参 30g	白术 15g	炙甘草 12g	太子参 30g
旱莲草 30g	女贞子 15g	川续断 20g	杜仲 20g
生黄芪 30g			

7 剂，水煎，日 1 剂，分服。

二诊（2016 年 3 月 15 日）：患者用药 10 余剂后月经排卵期未出血，继续用药治疗。

按： 凡在两次月经之间周期性出血者，称为经间期出血。本病应与月经先期鉴别，月经先期的出血一般不在经间期，经量正常或偏多，而经间期出血一般周期正常，病因多与肾阴虚、湿热、血瘀相关。患者湿热与肾虚并存，故选半夏、黄芩、黄连、干姜取半夏泻心汤之意，清热化湿，和胃畅中；川芎、防风、白芷、辛夷等风药，风能胜湿，舒畅气机；党参、白术、太子参、甘草、黄芪调补中土，健脾化湿；旱莲草、女贞子、川续断、杜仲补肾壮骨。综合治疗，使湿热得去，肾虚得补，冲任调和，出血自止。

痛经案

张某，女，24岁，主因痛经1年余，于2016年2月27日就诊于唐山市丰润区中医医院。

患者近1年来每次来月经时疼痛，感觉小腹发凉，腰痛。刻下症：行经腹痛，经期5～7天，有血块，带下色白量多，面色偏暗，小腹发凉，腰痛酸软，纳可，便调，寐安，舌红，苔薄白，脉浮。患者素体阳虚，阴寒内盛，冲任虚寒，瘀血阻滞，而发痛经。下元不温，则小腹发凉，络脉不畅则腰痛，腰为肾府，失其濡则酸软。寒湿趋下，则白带量多。中医诊断为痛经。辨证为寒凝胞中。治以温经散寒，暖宫止痛。

处方：

吴茱萸 9g	当归 12g	白芍 15g	川芎 30g
人参粉 9g (冲)	桂枝 12g	牡丹皮 12g	生姜 10g
阿胶 9g (烊化)	甘草 12g	法半夏 15g	麦冬 15g
白术 20g	山药 20g	苍术 15g	车前子 15g (包)
陈皮 15g	乌药 15g	杜仲 20g	川续断 20g
香附 15g			

7剂，水煎，日1剂，分服。

二诊（2016年3月6日）：患者痛经减轻，小腹凉减轻，继续用药治疗。

按： 痛经辨证先要识别属性，即辨虚实寒热，《景岳全书·妇人规》"实者，或因寒湿，或因气滞，或因热滞；虚者，有因血虚，有因气虚。"本案小腹发凉，素体虚弱，当为虚寒。痛经治疗原则，以调理冲任气血为主，肾为冲任之本，应当益肾固本。温经汤功能温经暖宫，止痛；配合白术、山药、苍术、陈皮、车前子、杜仲、川续断补肾；香附、陈皮、乌药温中理气。诸药合用，温经散寒，暖宫止痛。

月经不调案一

冯某，女，25岁，主因月经量少3个月，2016年8月26日就诊于唐山市丰润区中医医院。

患者因精神紧张及劳累，见月经色淡量少，未予系统诊治。刻下症：月经色淡量少，精神不振，倦怠无力，畏寒肢冷，夜寐安，腰膝酸软，烧心反酸，胃灼痛，二便调，舌质淡，苔黄白腻，脉沉细。妇科彩超未见异常。患者贪凉饮冷，中阳乃伤，脾失健运，精微不足，气血乏源，血海不充，故经少色淡；肌体失濡则精神不振，倦怠乏力；阳气不足，肌肤失温则畏寒肢冷；肾失所养则腰膝酸软；土虚为木所克，肝胃不和，则烧心反酸，胃灼痛。舌脉与证相符。诊断为月经不调。辨证为脾肾阳虚，气血不足，肝胃不和。治以温肾调经，补脾和胃。

处方：

川芎 30g	防风 12g	白芷 20g	辛夷 15g
党参 30g	白术 15g	炙黄芪 30g	当归 15g
柴胡 6g	升麻 6g	淫羊藿 20g	巴戟天 15g
人参粉 15g（冲）	知母 12g	干姜 10g	黄芩 15g
法半夏 15g	黄连 10g	炙甘草 15g	

5剂，水煎服，日1剂。嘱慎起居，节饮食，保暖，忌食生冷。

二诊（2016 年 9 月 1 日）：诸症减轻，守方治疗。5 剂，水煎服，日 1 剂。

三诊（2016 年 9 月 7 日）：患者精神食纳可，夜寐安，二便调，无倦怠无力，鼻塞，畏寒肢冷轻微，腰膝酸软，时觉酸痛，守方治疗。5 剂，水煎服，日 1 剂。

四诊（2016 年 9 月 14 日）：患者轻度腰膝酸痛，畏寒肢冷，无其他不适，舌质淡，苔薄白，脉沉，脾气虚已复，故减去人参粉、知母。阳虚寒凝、经脉不畅而发腰膝酸痛，畏寒肢冷。治以温阳散寒，通经活络。加用葛根 30g，威灵仙 30g，骨碎补 30g，桂枝 12g，白芍 20g，地龙 20g，伸筋草 30g。5 剂，水煎服，日 1 剂。

服药第 3 天时，月经来潮，色红，经量正常，经期 5 天止，病愈。

按： 本病在《诸病源候论·月水不调候》中有"月水……乍少"的记载，临床有虚有实。虚者或因化源不足，血海亏虚，或因精血衰少，血海不盈。实者多由瘀血内停，或痰湿阻滞，经脉壅涩，血行不畅。本例患者为青年女性，经量少，气短乏力，形寒肢冷，为虚寒之象，并见腰膝酸软，伤及于肾，素有痼疾烧心，胃痛。经云"间者并行，甚者独行"，病势非急，共而谋之。半夏泻心汤清热温中，调和中土，理中汤温中散寒。川芎、白芷、防风、辛夷为风药，风药作用广泛，不仅能胜湿、能疏肝，还有引经等作用。胃病应用风药乃崔金海主任医师一大特色。当归补血汤益气补血，补中益气丸升举中气，加淫羊藿、巴戟天、知母

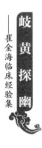

补肾坚阴。本案虽为血虚经少,"有形之血不能速生",气血相生,故重在培补中气,益气以生血。后根据病情,增减药物,方证相宜,而疾病向愈。崔金海主任医师强调治疗月经失调要综合治疗,上中下三焦同治,治疗和调理并重。

356

月经不调案二

许某，女，38 岁，主因月经延迟近 2 个月，于 2017 年 4 月 23 日就诊于唐山市丰润区中医医院。

患者自上次行经后，至今 50 多天未来月经，既往月经也延迟 1 ～ 2 周，量少，色暗有块，经前腹痛。妇科 B 超示子宫内膜厚约 2.5mm。刻下症见经期延迟，色暗有块，经前腹痛，面色㿠白，周身乏力，纳差，少寐，二便调，舌红，苔薄白，脉细弱。患者月经延迟，色暗有块，为血瘀之象；脾胃虚弱，纳化无权，故纳差；精微乏源，气血不足则面色㿠白，周身乏力；心失所养则少寐。脉与证符。中医诊断为月经不调。辨证为血瘀，气血不足。治以活血调经，益气养血。

处方：

生黄芪 30g	当归 15g	白术 15g	茯苓 15g
熟地黄 15g	白芍 20g	益母草 30g	香附 15g
柴胡 12g	党参 30g	炙甘草 12g	桃仁 15g
红花 15g			

7 剂，水煎，日 1 剂，分服。

二诊（2017 年 4 月 30 日）：4 月 29 日来月经，耳鸣，脉浮细，查乙肝五项 HBsAg（＋）。加蝉蜕 15g，漏芦 20g，磁石 30g，路路通 15g，骨碎补 30g，败酱草 20g，叶下珠

30g，治疗耳鸣及护肝。7剂，水煎，日1剂，分服。

按：患者月经延迟，色暗有块，为血瘀内阻之象，选用桃红四物汤活血养血，四君子汤加黄芪培补中气，加香附、柴胡、益母草疏肝理气活血。本病虚多实少，即使血液瘀滞，切不可恣投攻破，以免重伤气血。肝主疏泄，调畅气机，佐以疏肝之品，理气行瘀，瘀去病愈，复原方加减，巩固疗效。

子痛案

郭某，男，33岁，主因睾丸肿痛1个月，于2016年3月6日就诊于唐山市丰润区中医医院。

患者感冒后睾丸肿痛，静点左氧氟沙星治疗后肿痛减轻。刻下症：睾丸肿痛轻微，触之灼热，腰膝酸痛，遇热加重，性欲减低，精神、食纳可，心烦失眠，尿黄，舌质红，苔黄腻，脉沉细。精液常规示精子液化不良，精子量少。患者嗜酒纵欲，湿邪内生，日久郁而化热，湿热内盛，阻滞脉络故睾丸肿痛；纵欲伤精，阴血亏虚，肾脏失养，则腰膝酸痛，性欲减退；阴血不足，虚火内生，加之湿热，扰心则烦而少寐。舌苔黄腻为湿热蕴结之象。中医诊断为子痛。辨证为肾虚，虚火湿热，西医诊断为睾丸炎，治以滋阴壮阳，清热利湿。

处方：

熟地黄15g	山茱萸15g	山药15g	泽泻9g
知母10g	黄柏9g	菟丝子30g	覆盆子10g
枸杞子15g	车前子10g	五味子9g	败酱草30g
萆薢20g	人参粉10g（冲）	巴戟天15g	淫羊藿20g

7剂，水煎服，日1剂。

二诊（2016年3月16日）：睾丸肿痛减轻，余症平稳，处方如前，14剂，水煎，日1剂，分服。

三诊（2016 年 4 月 7 日）：患者睾丸肿痛减轻，以手触之已不痛，舌质淡红，苔白厚腻，脉沉细。内热渐去，湿邪停留，去清热之黄柏，加利水渗湿之萆薢用量。

熟地黄 15g	山茱萸 15g	山药 15g	泽泻 9g
知母 10g	黄柏 9g	菟丝子 30g	覆盆子 10g
枸杞子 15g	车前子 10g	五味子 9g	败酱草 30g
萆薢 20g	人参粉 10g（冲）	巴戟天 15g	淫羊藿 20g

7 剂，水煎服，日 1 剂。

四诊（2016 年 4 月 15 日）：患者睾丸肿痛完全消退，性功能恢复正常，舌质淡红，舌苔略白，脉缓。肾脏阳气阴精渐复，减去知母、覆盆子、五味子，加王不留行 15g 以活血通经，淫羊藿加量至 30g 以温补肾阳。7 剂，水煎服，日 1 剂。

后电话随访，患者疾病痊愈。

按：中医称睾丸为肾子，子痈是指睾丸及副睾的急性化脓性感染，与肝、肾关系密切，多由湿热下注，气血壅滞，经络阻膈而成，或由跌打损伤、络脉血瘀所致。本案患者嗜酒纵欲，湿热蕴结，肾精亏损，虚火内生，选知柏地黄丸（去牡丹皮、茯苓）滋阴清火，配五子衍宗丸补肾益精，加巴戟天、淫羊藿补肾助阳，加败酱草、萆薢清热利湿、消痈止痛，人参大补元气。诸药合用，阴阳双补，清虚火，固肾精，祛湿热，使子痈与阳痿等诸病向愈。